머리 좋고
키 잘 크고
건강한 아이로 키우는

하루
20분
소아마사지요법

하루20분 소아마사지요법
따라하기 쉬운 소아추나마사지

초판1쇄 / 2012년 03월 28일
재판1쇄 / 2012년 04월 28일
재판2쇄 / 2017년 09월 29일

저 자 | 이주엽·신예순

발행인 | 윤승천
발행처 | (주)건강신문사
등록번호 | 제25110-2010-000016호

주소 | 서울특별시 은평구 응암동 578-72
전화 | 305-6077(대표)
팩스 | 0505-115-6077 / 02-305-1436

E-mail | kksm305@hanmail.net
홈페이지 | www.kksm.co.kr

ISBN 978-89-6267-048-6 (03510)

정가 | 20,000원

잘못된 책은 바꾸어 드립니다.
이 책에 대한 판권과 모든 저작권은 모두 (주)건강신문사에 있습니다.
허가없는 무단인용 및 복제·복사·인터넷게재를 금하며 인지는 생략합니다 우리아이 **건강·두뇌·성장**에 필수!

머리 좋고
키 잘 크고
건강한 아이로 키우는

하루 20분
소아마사지요법

> 따라하기 쉬운 소아추나마사지

공저 이주엽 대한소아추나협회 회장 / 신예순 한국임산부요가협회 회장
감수 강재만 前 대한한의사협회 수석부회장 / 김지영 마산 참여성병원 소아과 원장

건강신문사
kksm.co.kr

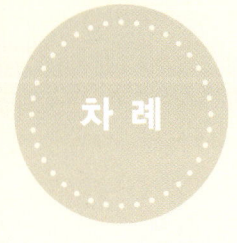

차 례

| 감수 |

강재만 前 대한한의사협회 수석부회장 — 8

김지영 마산 참여성병원 소아과 원장 — 10

| 책머리에 |

이주엽 대한소아추나협회 회장 — 12

신예순 한국임산부요가협회 회장 — 15

1부 소아추나 마사지란?
CHAPTER ONE

1. 소아추나마사지란? — 20
   1) 생명을 기르고 질병을 치료하는 추나의 힘 — 20
   2) 소아추나마사지와 소아마사지는 다르다 — 21
   3) 소아추나마사지의 역사 — 22
   4) 소아추나마사지의 일반적 주의사항 — 23

2. 따라하기 쉬운 마사지 기술 8가지 — 25
   1) 일자로 밀기 직추법 — 26
   2) 마찰하기 찰법 — 27
   3) 쓰다듬기 마법 — 28
   4) 누르기 안법 — 29
   5) 돌리며 주무르기 유법 — 30
   6) 잡아서 당기기 나법 — 31
   7) 일지선추법 — 32
   8) 곤법 — 33

3. 효과만점 우리아이 혈자리 51 35

　1) 손·팔 부위 37

　2) 얼굴·머리 부위 38

　3) 가슴·복부 부위 39

　4) 하지 부위 40

　5) 어깨·등 부위 41

4. 효과만점 혈자리 익히기 42

손, 팔

비경脾經·44 / 간경肝經·45 / 심경心經·46 / 폐경肺經·47 / 신경腎經·48 / 대장大腸·49 / 소장小腸·50 / 판문板門·51 / 내팔괘內八卦·52 / 내로궁內勞宮·53 / 소천심小天心·54 / 총근總筋·55 / 대횡문大橫紋·56 / 사횡문四橫紋·57 / 합곡合谷·58 / 삼관三關·59 / 천하수天河水·60 / 육부六腑·61

얼굴, 머리

백회百會·62 / 천문天門·63 / 감궁坎宮·64 / 태양太陽·65 / 영향迎香·66 / 풍지風池·67 / 천주골天柱骨·68

가슴, 복부

천돌天突·69 / 전중膻中·70 / 중완中脘·71 / 복복腹·72 / 제臍·73 / 천추天樞·74 / 관원關元·75 / 두각肚角·76

하지

족삼리足三里·77 / 양릉천陽陵泉·78 / 후승산後承山·79 / 태충太衝·80 / 용천湧泉·81

어깨, 등

대추大椎·82 / 견정肩井·83 / 폐수肺俞·84 / 심수心俞·85 / 간수肝俞·86 / 비수脾俞·87 / 위수胃俞·88 / 신수腎俞·89 / 대장수大腸俞·90 / 협륵脇肋·91 / 칠절골七節骨·92 / 구미龜尾·93 / 척주脊柱·94

2부 건강, 두뇌, 성장마사지

CHAPTER TWO

1. 몸도 튼튼 마음도 튼튼 건강마사지16   98

보 비경 따라하기·99 / 보 대장 따라하기·99 / 보 폐경 따라하기·100 / 안 합곡 따라하기·100/ 유 판문 따라하기·101 / 개 천문 따라하기·101 / 추 감궁 따라하기·102 / 유 태양抹太陽 따라하기·102 / 유 중완 따라하기·103 / 마 복摩腹 따라하기·103 / 나 천추 따라하기·104 / 안유 족삼리 따라하기·104 / 나 견정 따라하기·105 / 유 폐수 따라하기·105 / 안유 대장수 따라하기·106 / 추 척주 따라하기·106

2. 머리를 좋아지게 하는 뇌 발달 마사지16   107

보 비경 따라하기·109 / 청 간경 따라하기·109 / 안 합곡 따라하기·110 / 청 천하수 따라하기·110 / 안 소천심 따라하기·111 / 분 음양 따라하기·111 / 개 천문 따라하기·112 / 추 감궁 따라하기·112 / 유 태양抹太陽 따라하기·113 / 안 백회 따라하기·113 / 마 복摩腹 따라하기·114 / 안유 족삼리 따라하기·114 / 나 견정 따라하기·115 / 나 천주골 따라하기·115 / 유 풍지 따라하기·116 / 추 척주 따라하기·116

3. 쑥쑥 자라게 하는 성장마사지14   117

보 비경 따라하기·118 / 유 판문 따라하기·118 / 보 신경 따라하기·119 / 분 음양 따라하기·119 / 추 심관 따라하기·120 / 유 중완 따라하기·120 / 마 복摩腹 따라하기·121 / 안유 족삼리 따라하기·121 / 나 견정 따라하기·122 / 유 비수 따라하기·122 / 유 신수 따라하기·123 / 추 척주 따라하기·123 / 안 후승산 따라하기·124 / 발신양퇴·124

우리아이 튼튼하게 하는 증상별 맞춤마사지   126

1 감기·127 / 2 영아설사·133 / 3 변비·137 / 4 아토피·141 / 5 밤에 우는 아이·146 / 6 허약체질·152 / 7 밥 안 먹는 아이·158 / 8 기침·164 / 9 야뇨·170 / 10 비염·176 / 11 틱장애·182 / 12 자폐아이·188 / 13 뇌성마비·195/ 14 어린이 시력저하·201 / 15 신증후군·209

3부
증상별
맞춤마사지

CHAPTER THREE

| 감수 |
정통 소아추나마사지 지침서

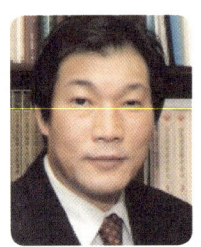

　중국에서 전통적으로 활용되어 오던 한의학적 치료 분야인 소아추나 마사지에 대한 책이 대한소아추나협회 이주엽 회장과 한국 임산부요가협회 신예순 회장의 공저로 출간되는 것은 의미가 깊다고 하겠다.

　생명이 태어나서 자라 어린이가 되는 과정에서 상호 보완적인 역할을 담당하는 전문가들이 이 책을 펴내는 것은 정통 소아추나 마사지요법의 보급을 위해서도 반가운 일이다. 지금까지 어린이 마사지가 유행되어 많은 책이 나와 있지만 정통적이고 체계적이지 못한 점이 아쉬웠다.

　'어린이'란 말의 뜻은 '어른이 되기 전 가장 아름다운 삶을 만들어 가는 알찬 존재'라는 뜻이다. 이런 어린이가 어린이답게 살아야 하는 것은 너무도 당연한 일인데도 현대는 점점 갈수록 어린이의 건강과 정서를 해치는 좋지못한 환경 속에 놓여 있다. 어린이는 어린이가 되기 전 이미 생명이 잉태되는 산모의 자궁 안에서부터 시작된다.

　어머니로부터 오염된 물과 인스턴트음식, 소음, 환경공해 등으로 인한 수많은 독소들이 스펀지가 물을 빨아들이듯 걸러지지 않고 그대로 태아에게 흡수될 수밖에 없었다. 그리고 태어나서도 수많은 불량한 건강의 환경에 놓이게 된다. 그로 인한 아토피성 피부염, 알레르기성 비염 등의 환경성 질병도 이제는 흔한 질병이 되었다.

또한 핵가족화와 맞벌이로 태어난 지 1년도 안된 유아가 놀이방이나 어린이집에 맡겨져 사회적 제도 속에서 사랑의 부재를 겪게되고 있다.

이로인해 부모의 사랑 속에서 커가야 할 시기에 스트레스를 받아 우울증, 대인기피증, 주의력 결핍증, 과다행동장애, 틱장애 등의 예전에는 듣지도 보지도 못한 이상한 어린이 질병들이 등장한지도 오래이다. 귀한 여린 생명들이 받아야 하는 이런 아픔들이 어떻게 시작되었으며 이는 누구의 탓일까? 이 모든 것이 우리 어른들의 책임임을 통감하지 않을 수 없다.

어른들은 누구를 막론하고 어린이에 대해서는 책임의식을 가져야 한다. 그리고 실천해야 한다. 실천해야 할 첫 번째는 가족 간의 관계를 사랑으로 복구하는 일이다. 둘째는 환경을 살리고 친 자연적으로 삶을 바꾸어 나가는 것이다. 한의학에서 많은 한의사들이 여러가지 요법으로 소아의 질병들을 치료하고 보살피고 있지만 그보다 더 중요한 요소는 "사랑"이란 천연 치료약이라 할 수 있다. 이는 어린이가족과 어머니가 충분히 담당할 수 있는 부분이다.

이 책을 길잡이로 삼아 어머니의 손길로 어린이 사랑이 이루어지고 가족애와 함께 우리나라의 50년, 100년 뒤를 책임 질 어린이들이 행복해지길 기원한다.

전 대한한의사협회 수석부회장 강재민

| 감수 |

소아추나마사지로
아이와 정신적, 육체적 교감

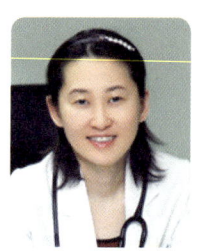

현대의학을 공부한 소아과 의사로서 많은 어린이 환자들을 치료하고 또 관리하고 있으면서도 안타까운 마음을 늘 가지게 되었다. 그것은 어린이 질환들이 부모사랑의 부재에서 오는 경우가 많기 때문이다.

특히 자연분만으로 태어난 아기보다 제왕절개나 비자연분만으로 태어난 아이들이 질병에 노출되기 쉽고 질병의 예후도 좋지 않다는 것을 경험할 때마다 소아과 의사로서 많은 것을 생각하게 된다.

필자는 소아추나 마사지를 전문적으로 공부한 전문가는 아니지만 이 책의 내용을 살펴보니 엄마와 아이의 접촉과 교감이 주제라는 사실에 믿음이 간다. 그동안 필자가 안타깝게 생각해온 부모 사랑의 부재에 대한 해답을 이 책으로부터 얻을 수 있을 것이기 때문이다.

전 세계 어린이들의 대모인 마리아 몬테소리박사는 어린이는 흡수정신을 소유하고 있다고 주장했다. 또한 어린이는 환경에 대해 감정적 정신적으로 반응하는 영적 감각을 소유하고 있다고 했다. 그 첫째가 엄마와 함께 나눈 사랑의 경험을 통해 엄마와의 사랑의 교류가 원만한 어린이가 다른 모든 사람들과 원만한 사랑을 나눌 줄 알게 되며 나아가서 영적인 신에 대한 사랑까지 발전시켜 나간다는 것을 주장했다. 몬테소리 박사의 교육철학에서처럼 아이들은 사랑 받는다는 느낌을 받을 때 자신감을 가지게 되며 남을 이해하고 사랑하면서 바르게 자라게 된다.

소아추나 마사지를 받을 수 있는 연령이 0세부터 13세 아이라면 사춘기 이전의 어린이인데 부모의 지지와 보호와 사랑이 절대적인 시기이다. 이 시기에 부모의 따뜻한 손길로 아이를 만지면서 신뢰를 쌓아가면 아이는 훨씬 건강하고 바르게 커갈수 있다.

특히 이주엽 회장은 추나의 본거지인 중국에서 다년간 공부한 전문인이라는 점에서 실질적인 노하우와 체계적인 추나마사지의 진수를 느낄 수 있다. 공저자인 신예순 회장은 오랜 세월동안 임산부의 생명탄생을 도와왔는데 태어나는 생명에게 추나마사지 요법을 통해 자궁 속과 연결된 또 하나의 사랑을 실천하고자 노력하는 진정성을 높이 평가한다.

이 책이 많은 엄마들에게 사랑을 실천하면서 가정을 회복하는 지침서가 될 것으로 믿는다.

마산 참여성병원 소아과 원장 김지영

| 책머리에 |

소아체표 자극 통해
건강, 두뇌, 성장 효과

나는 1993년 봄 중국행 비행기를 타고 남경으로 향하게 되었다. 학문에 대한 포부보다는 세상에서 방황하는 한 청년의 모습이었다. 중국에서도 마음이 불안정 했던 나는 선교단체 선교사님과의 일대일 성경공부를 통하여 생활이 안정되어 갔고 학문에서도 많은 은혜를 입게 되었다. 나의 신앙 또한 회복할 수 있었다. 그러던 중 1993년 중의대에서 추나 마사지 특강으로 처음 추나 마사지를 접하게 되었고 그 후 나의 관심은 온통 추나 마사지로 향하게 되었다. 이 모든 것에 감사할 뿐이다.

나와 같이 추나 마사지를 연구하였던 남경중의학대학 추나 동아리 회원들 또한 나에게 매우 소중한 분들이다. 나를 자식같이 보살펴 주시고 직접 추나를 사사해주신 장극검 노사부님께 감사드린다. 또한 나에게 추나 기술을 전수해 주신 여러 선생님들께도 감사드린다.

소아추나라는 것은 소아체표의 일정한 혈자리 또는 그 외의 부위에 일종의 물리적 자극을 통해 소아 신체에 자기 자신의 조절기능을 고양高揚시켜 경락經絡상의 여러 불안정성을 조정시키고, 정기精氣를 올려줌으로서 사기邪氣를 몰아내는 것을 말한다.

　이를 통해 소아의 장부기능을 조절시키고 소아신체의 면역능력을 강화시켜 질병의 예방과 치료에 일정한 효과를 준다. 아이들의 피부는 마이너스 소체라는 특수한 감각 수용기를 가지고 있는데 청년기의 4배 노년기의 20배이다. 그러므로 풍부하고 다양한 정보가 피부를 통해 뇌를 자극하므로 소아추나 마사지는 어른에 비해 좋은 효과를 거둘 수 있다

　소아추나는 소아의 여러 질병에 사용될 수 있는데, 소화기계통의 설사, 구토, 적체, 식욕부진, 각종 발육장애, 성장, 위축증, 출산외상 및 후유증, 아토피, 틱장애, ADHD 등에 널리 사용될 수 있다.

　소아추나는 약물이나 주사기, 침을 사용하지 않아 약물에 대한 부작용이나 소아의 공포심을 적게 할 수 있다. 또한 소아의 면역능력과 소아발육에 좋은 영향을 줄 수 있다. 특히 소아추나는 질병의 치료뿐만 아니라 소아와의 피부 접촉을 통해 친근감으로 소아에게 접근, 가족 간의 대화가 부족한 현대인들에게 자연스러운 '스킨십'을 통해 건강과 사랑을 함께 이룰 수 있는 요법이다.

　현재 국내 추나 요법은 중국 추나 요법이 아닌 미국 카이로프락틱척추교정술이 대부분이다. 나는 중국 대학병원에서 소아추나의 믿기지 않는 효과에 매료되었고 중국에서 8년 동안의 유학생활을 마치고 그동안 배운 정통소아추나를 한국에 보급하기 위해서 푸른 꿈을 안고 돌아왔다. 2003년 비영리협회를 설립했으며 '네 이웃을 네 몸과 같이 사랑하라'는 성경말씀에 의지하여 대학과 복지관, 병원, 교회, 단체 등을 찾아다니며 강의를 시작했다. 또한 한의학중의학의 범주 안에서 의료인들과 학술적, 이론적 교류를 하고 나아가 다양한 소아 추나 임상실험을 확보하는 등 차별화된 전략을 펼치고 있다.

　우리나라의 경우 아이들이 과다한 학습이나 환경, 스트레스로 우울증, 주의결핍증, 과다행동 같은 소아신경증에 노출되어 있다. 소아 추나 보급이 아이들의 정신적 건강에도 많은 도움을 주며 또한 사회전반에 걸쳐 이를 보급

하는 것이 국민건강에 일조하는것이라 생각한다.

더불어 사랑이 매 말라 있는 이 시대에 조금이나마 사랑이 회복되고 관계성이 회복되는 그리고 아름다운 교제가 다시 일어날 수 있도록 하는 것이 나의 희망이자 소아 추나 보급 이유이다. 이를 위해 한국에 돌아와서 소아추나 마사지 임상을 시작한지 올해로 어언 9년이 되었다.

그동안 영아에서부터 성장하고자 하는 어린이, 수험생까지 시술하며 그 효과가 이미 입증되었다. 그 동안의 검증된 결과를 어떻게 하면 어머니들이 쉽게 이해하고 따라 할 수 있는 실용적인 책을 출간할 수 있을까 고민해 왔다. 일반적인 유아마사지에 관한 책은 이미 많이 출간되었기에 이런 마사지책과는 다르게 이책은, 다년간 직접 시술하고 또 가르쳐주신 스승님들의 임상경험을 총정리 하여 쉽게 다루기 어려운 질병을 중심으로 증상별로 정리했다.

이 책의 제목이 "하루 20분 소아마사지요법"인데 제목을 또 하나 정한다면 "아빠손 건강법 20분"이라고 정하고 싶다. 아빠손도 약손이 될 수 있기 때문이다. 아빠가 어린 자녀들을 몸으로 함께 놀아주듯이 사랑의 터치인 아빠손 마사지를 병행하면 아이들은 더 행복하고 건강해질 것을 믿는다.

이 책 "따라하기 쉬운 하루 20분 소아마사지요법"을 통해 한국의 영아, 유아, 어린이, 청소년의 성장과 뇌 발달, 건강 증진에 도움이 되기를 바란다.

이주엽

대한소아추나협회 회장

| 책머리에 |

엄마의 약손으로
우리아이 일석삼조

어머니의 약손으로 자란 어린 시절

　엄마라면 누구나 아이를 기르면서 숨이 꽉 막힐 것 같은 고통을 체험한다. 그것은 아이가 아플 때이다. 천사 처럼 곱고 사랑스러운 내 아이가 고열이 날 때, 정성들여 먹인 음식을 모두 토하고 설사 할 때마다 "아이 대신 아플 수 만 있다면" 어미의 가슴은 쓰리고 아프다. 급한 마음에 아기를 들쳐 업고 맨발로 병원으로 뛰기도 한다. 또한 먹는 만큼 살로 가지 않고 키도 자라지 않는 것도 엄마의 죄 같아 속상하기만 하다. 그럴 때 마다 본능적으로 뭐라도 해줄 수 있는 행위는 '마사지"이다. 아이가 아플 때 마다 아픈 곳을 쓸어 내려주고 돌려 문지르고 마음을 모아 가만히 누르게 되는 엄마의 사랑의 약손이 있다.

　나도 어릴 적 몸이 아플 때마다 치유의 힘이 되었던 어머니의 약손이 있었다. 열이 나면 녹두 자루를 베개처럼 만들어 내 이마 위에 얹어 놓으시고 어머니의 따뜻한 손으로 내 손을 주물러 주셨다,

　다음날 아침에 일어나면 심한 열로 인해 눈자위는 퀭했지만 열은 감쪽같이 사라졌다. 배가 아플 때도 어머니 손을 내배 위에 올려놓으시고 "신령님 우리

아기 배 아픈데 얼른 낳게 해주시오" 주문처럼 외시며 마냥 문지르면 통증이 싹 가라앉곤 했다. 이렇듯 병원에 안가고도 질병 없이 쑥쑥 자라면서 엄마 손은 약손임을 확실하게 믿게 되었다. 자연적인 것과 사랑만큼 강한 약은 세상에는 없다. 그 믿음은 결혼하기 전에 지압이나 마사지 요법을 공부하는 계기를 만들었으며 나의 세 아이들에게도 그대로 실천되었다.

상처를 꿰매는 것, 치아에 관한 것을 빼고는 아이들이 흔히 앓는 웬만한 잔병들은 내손에서 모두 해결하게 되었고 세 아이 모두 병원에 간 적은 몇 번 안 된다. 아이들이 웬만큼 자라자 요가를 공부했다. 그 후 특히 20년 동안 골반의 균형에서부터 시작해서 태내 환경을 정신적 육체적으로 행복한 조건으로 승화시키는 "골반튼튼 임산부 요가"를 보급하는데 나의 인생을 걸었다. 그 현장에서 직접 보고 듣고 체험하면서 태어난 아기에게 절실하게 필요한 것은 엄마의 사랑을 전해 주는 소아추나 마사지라는 것을 깨닫고 깊은 관심을 가지게 되었다

프로그래밍 되는 태내 기억과 추나

그 이유는 아기들이 임신기간 10달 동안에 엄마 자궁에서 받은 다양한 독소, 불량한 영양상태, 골반의 불균형, 엄마로부터 받은 심리적, 정서적 불안 요소 등이 태어나서의 삶에 영향을 주기 때문이다. 엄마 목소리의 진동이 태아와 교감되고 호르몬과 엄마 심장박동수의 진동이 태아의 뇌가 형성될 때 해마라는 기억의 뇌에 저장되어 자궁환경이 프로그래밍 된다는 사실이 입증되고 있다. 그 중에서도 비자연적인 출산의 고통들은 더욱 강력한 고통으로 저장 된다는 사실에 주목하게 되었다. 태내 고통스러운 기억은 태어나서 육체적 정신적 질병의 원인이 될 뿐만 아니라 내면에서 어두운 그림자로 작용한다는 것이다.

일본에서는 이미 "퍼스트 트라우마"란 이름으로 많은 연구와 실천이 행해지고 있지만 아직 우리나라는 잘 알려지지도 않고 있다. 나는 개인적으로 요즘 사회적으로 이슈가 되고 있는 자살, 약물중독, 수많은 범죄도 그 근본 뿌리는 출산과 태내에서의 어떤 기억의 충동이나 그 이전의 전생에서의 영향력 때문이라고 생각한다. 그러면 아기들의 출산과 태내 상처를 뇌로부터 지우는 방법은 무엇일까? 태내로 다시 돌아갈 수 도 없으니 말이다. 그것은 계획임신에서부터 10달동안의 자궁환경을 좋은 환경으로 만드는 것이 첫째이다. 둘째는 태어나서는 엄마의 사랑을 느끼게 하는 가장 효과적인 것이 피부자극을 통한 마사지이다. 잘못 쓴 글을 지우개로 지우고 새로운 글을 쓰듯이 엄마의 약손으로 다시 쓰는 사랑의 파동은 세상에서 가장 강한 해독제이며 가장 좋은 성장 촉진제이기 때문이다.

이런 이유로 나는 날마다 수 십 여명의 임산부들을 만나면서 소아추나 마사지에 대해서 얘기하며 엄마 손이 약손임을 확신 있게 권유한다. 소아추나 협회 이주엽 회장은 우리 아이들의 이런 문제들을 임상에서 치유하고 실천하는 분이다. 이주엽 회장을 만나 소중한 자료를 바탕으로 세 아이를 낳아 기른 엄마의 입장에서 이 책을 엮었다. 이 책을 쓰면서 알게 된 중요한 사실은 추나 마사지를 하게되면 엄마의 마음의 상처도 함께 치유 된다는 것이다. 소아추나 마사지는 하늘이 모자母子를 위해 축복해 주신 생활 속의 지혜이다. 아무쪼록 많은 엄마들이 "하루 20분 소아마사지요법"책을 자주 보면서 자녀들에게 추나 마사지를 실천하여 우리아이의 건강, 두뇌발달, 성장까지 일석 삼조의 효과로 엄마와 자녀가 더욱 건강해지고 행복해지기를 기대한다.

신예순
한국임산부요가협회 회장

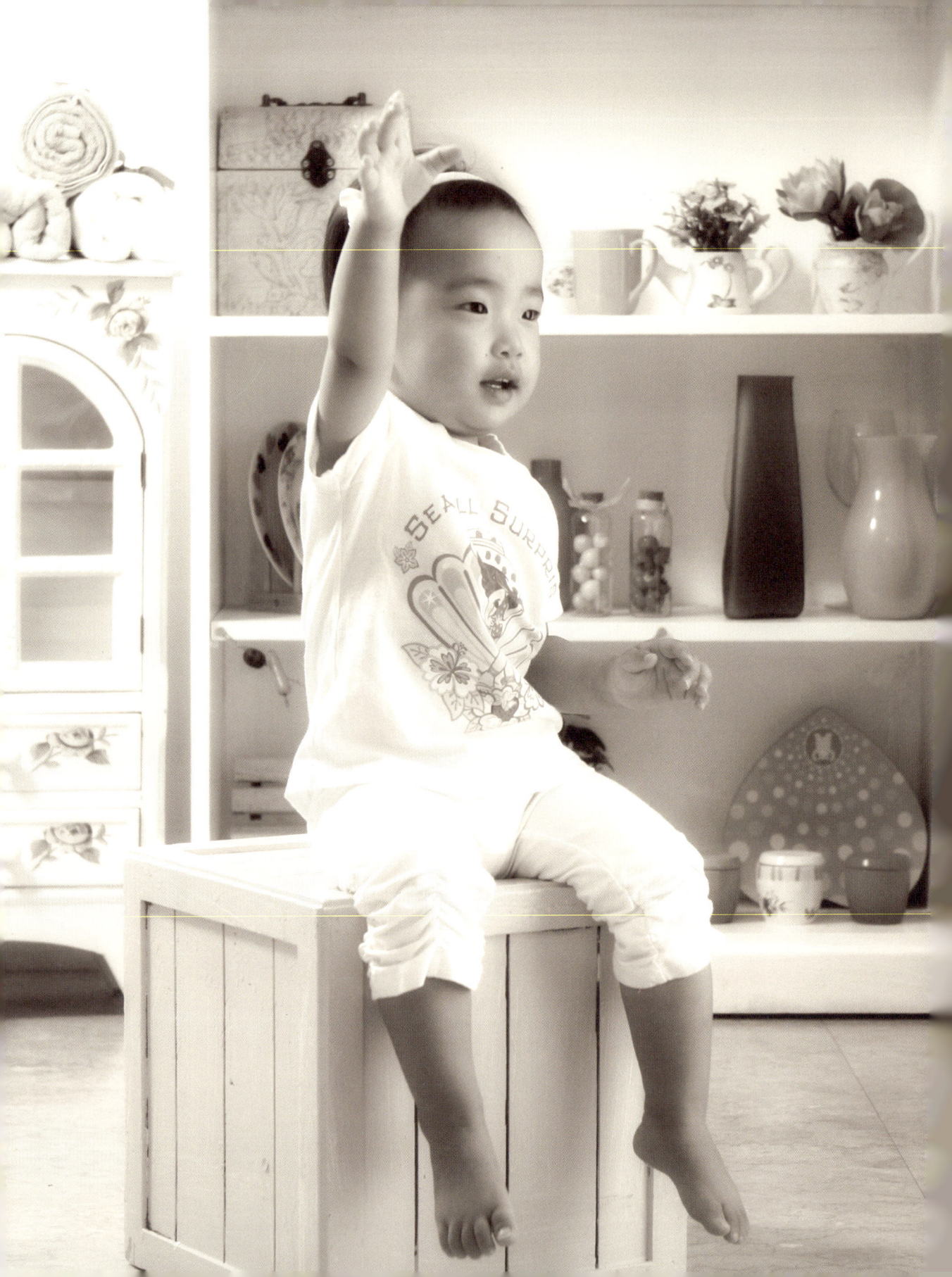

CHAPTER **1부** ONE

소아추나마사지란?

소아추나마사지란?
따라하기 쉬운 마사지 기술6
효과만점 우리아이 혈자리50
효과만점 혈자리 익히기

CHAPTER ONE / THING 1 소아추나마사지란?

1) 생명을 기르고 질병을 치료하는 추나의 힘

누구든지 어렸을 때 배앓이를 한번쯤 해보지 않은 사람은 없을 것이다. 그때 어머니는 어떤 의약품이나 기계적 요법을 사용하기 전에 엄마 손은 약손이란 글자처럼 우리 배를 쓰다듬어 주신 적이 있을 것이다. 그러면 놀랍게도 통증 증상이 완화 되는 것을 여러 번 체험했을 것이다. 추나 마사지는 의학이기 전에 인류의 건강을 유지시켜주는 생활의 지혜였던 것이다. 마사지는 꼭 남이 해주는 것만이 아니다. 우리가 실수로 손을 찌었을 때 자신도 모르게 그 부위를 다른 손으로 감싸 누른다든지 하방으로 찔은 손을 터는 등의 동작을 하는데 그것도 일종의 자가 마사지 이다. 우리가 여기서 배울 마사지는 학문이기 이전에 우리 조상들의 건강을 유지시켜 주는 생활의 지혜인 것이다. 의학의 지식을 배우는 차원을 넘어서 생명의 힘을 끌어내는 하나의 자극 요법을 학습하고자 하는 것이다.

추나推拿라는 말이 우리에게는 하나의 어려운 의학용어처럼 들릴수 있으나 사실상 추나라는 이름은 마사지의 두 가지 테크닉을 묶어 하나의 마사지의 뜻을 전하고 있는 것이다. 추推는 밀다push라는 의미이고 나拿는 잡는다

grasp의 뜻이다. 소아추나 또는 소아추나 마사지는 0세에서 중·고등학교 학생까지를 대상으로 육체적, 정신적 건강 및 성장촉진과 여러 질환에 대한 치료개선 효과와 면역체계 강화에 목적을 두고 몸의 각 부위를 다양한 수기법을 사용하여 여러 증상에 대한 진단, 치료, 예방효과를 기대할 수 있는 마사지이다.

소아추나마사지는 소아의 여러 질병에도 효과를 볼 수 있다. 소화기 계통에서는 설사, 구토, 식욕부진, 변비 등에 사용할 수 있고 호흡기 계통에는 감기, 천식, 기관지염등에 효과가 있다. 그 밖의 뇌성마비, 각종 발육장애, 외상후유증 등에도 응용할 수 있다. 소아추나 마사지의 특징은 복잡한 준비가 필요 없다. 간편한 복장 상태에서 시술하므로 장소의 제약이 거의 없다. 약물이나 주사기, 침을 요구하지 않는다. 소아에게 약을 반복해서 복용시켰을 때 일어나는 여러 부작용도 없다. 주사나 침 등을 사용하지 않기 때문에 소아의 공포심을 감소시키고 효과를 극대화 시킬 수 있다.

2) 소아추나마사지와 소아마사지는 다르다

기존 마사지 책들을 살펴보면 간단하고 편리함에 초점을 맞추고 있다. 쉽고 간단하고 인스턴트 같은 날림식 베이비, 유아, 키즈 마사지가 판을 친다. 실제로 마사지 강사들이 학원에서 몇 주 코스로 자격증을 획득하거나 간단한 마사지 기술을 익혀서 엄마들을 상대로 교육을 하는 실정이다. 인스턴트 음식이 편리하고 감칠맛은 있지만 인체에 얼마나 이로움을 주고 있는지는 생각해 볼일이다.

소아추나는 중국의 중의학에 그 뿌리를 두고 체계화되고 검증 되어온 고전적 가치와 심오한 생명의 원리에 의해서 발전 되어온 학문이며 의학이다. 황제내경 소문 피부론에는 "온갖 병이 발생할 때는 먼저 피모皮毛에서부터 시작되는데 그때를 놓치면 장부에 들어가고 잘 치료하지 않으면 병을 조속히 완치 시킬 수 없다"고 했다.

피부에는 12경맥의 체표 반응 점들이 모여 있고 그 반응 점은 인체의 중요한 장기들을 보호하는 혈자리들이다. 소아 혈자리는 일생의 건강의 기반을 이루는 보석 같은 곳으로 좀 더 정확하게 혈자리를 알고 마사지를 하는 만큼 그 효과적 측면에서 기존의 일반적인 마사지와는 다르다.

예를 들어 세계적인 유명 메이커제품은 경제면에서 큰 대가를 치르면서 구입한다. 그만큼 만족도와 상품의 가치가 크기 때문이다. 그래서 명품을 선호하고 구매하려 하듯이 세상에서 하나뿐이고 위대한 우리아이 생명에 관한 소아추나 마사지도 명품 같은 역할을 할 것을 믿는다. 소아추나 마사지는 독특한 혈자리와 마사지 방법이 있기 때문에, 건강, 뇌 발달, 성장 및 질병치료의 효과 면에서 단연 우수함을 보장하는 명품이다.

3) 소아추나마사지 역사

중국 당나라 때의《천금요방》에서는 "소아가 비록 병이 없을지라도 아침에 일어나서 항상 소아의 대천문信門과 손, 발바닥의 중심점을 고약을 사용해서 바르며 문질러 주면 한사寒邪와 풍사風邪를 피할 수 있다"라고 하였다. 송宋나라 때 소시蘇軾가 쓴《소침양방蘇沈良方》을 보면 "한 노옹老翁이 친일풍갓난아이의 경련을 일으키게 하는 풍을 겹법손톱을 사용해서 피부에 강한자극으로 누르는 수기법을 통하여 수많은 아이들을 치료했다"고 기술 하고 있다.

소아추나의 전문서적으로는 1601년 명나라 때 처음 출간된《침구대성》에 기술되어 있는《소아안마경》이 그것이다.

여기에는 "병病은 허虛와 실實이 있는데 허虛하면 그 모母를 보補하고 실實하며는 그 자子를 사瀉하라"고 기술하였고, "소아의 질병은 칠정七情과는 상관이 없으며 간경肝經에 이상이 없으면 비경脾經에 문제가 있고 비경脾經에 문제가 없으면 간경肝經에 문제가 있다"라고 기술하였으며 "진법診法에서는 먼저 형색을 살핀 후 맥脈을 짚어야 한다."라고 하였다.

다음으로 소아추나 전문 단행본으로 1604년에 출간된 공전현의《소아추나방맥활영비지전서》가 있다. 이 두 권의 책은 소아추나 뿐만 아니라 추나 전체 출간 역사에 있어서도 가장 먼저 출간된 고서이다. 1605년에 출간된 주악보周岳甫의《소아추나비결小兒推拿秘決》은 후세에 큰 영향을 미쳤다. 청나라 때에는 출판이 더욱 활발하여,《소아추나광의》《유과추나비서》《소아추나직록》《이정안마요술》등 다수가 출간 되었다.

4) 소아추나마사지의 일반적 주의사항

소아추나 마사지는 아이와 사랑의 관계를 맺는 일이 무엇보다 중요하다. 엄마는 우선 자신의 마음을 살펴보고 아이의 마음 상태도 살펴보아야 한다. 정신적으로 화가 나있거나 마음이 긴장되어 있으면 엄마의 손길에 그대로 나타나기 마련이다. 강압적이거나 억지로 하면 아이는 접촉하는 것을 싫어할지도 모른다. 편안한 시간대인 잠들기 전이나 목욕시킨 후가 좋을 것이다. 먼저 엄마 손을 청결히 하고 손을 비비고 문질러서 따뜻하게 한다. 심호흡을 5회 이상 들이쉬고 내쉬며 우리아이에게 생명을 기르는 시간이 되도록 기도하면서 엄마의 마음을 안정시키는 것이 좋다. 아이에게 따뜻한 미소로 "엄마는 너를 많이많이 사랑 한단다. 추나 마사지로 우리 행복해지자"고 말하면서 눈을 맞춘 다음 아래 내용대로 시작한다.

1) 소아추나 마사지는 심한 피부마찰을 피하기 위해서 매개물베이비파우더 또는 마사지오일 등을 사용 할 수도 있다.

2) 추나 시간은 30분 내로 하며 일주일 단위로 계산할 때 적게는 주1회에서부터 많게는 매일 마사지를 시행 할 수 있다.

3) 소아추나 마사지 순서는 원칙적으로 신체의 머리 쪽에서 발쪽으로 내려가며 추나 마사지를 하지만, 우리아이와 친밀한 교감을 위해서 마사지의 첫 시작 부위는 손에서부터 시작 한다.

4) 아이가 심하게 울거나 반항하면 일단 마사지를 정지하고 어린이가 안정을 할 수 있도록 돕는다.

5) 마사지 후에는 아이에게 약간의 따뜻한 물을 마시도록 한다.

6) 마사지 도중 아이가 운다고 해서 사탕이나 음식물을 제공하지 않는다.

7) 질병의 치료는 우선적으로 전문의에게 상담 및 치료를 받아야 하며, 본 추나 마사지는 건강증진과 질병치료에 있어서 보조적 요법으로 활용할 수 있다.

따라하기 쉬운 마사지 기술 8가지

CHAPTER ONE · THING 2

마사지 기술하면 "특별한 테크닉이 필요하겠지"라는 생각이 들 수도 있지만 엄마의 사랑의 마음만 있다면 이 보다 더 중요한 것은 없다. 흔히 놀이를 할 때도 좀 더 재미있는 놀이를 하기 위해서 아주 쉬운 기본 규칙을 염두에 두고 놀이를 하면 훨씬 더 재미있듯이 마사지도 마찬가지다. 엄마의 따뜻한 손과 아기의 순수한 몸과 사랑의 에너지가 몇 가지 손동작을 통해서 연결되면 더 효과적이면서 아름다운 교감이 이루어진다. 결국 엄마 손은 사랑을 표현하는 본능적 기술을 보유하고 있기 때문에 편안함 가운데 기氣가 흐르는 통로를 하나하나 열어 주면 된다. 아이에게 마사지를 실행하기 전에 기본 기술을 먼저 남편이나 식구들에게 연습해 보면 너 쉽게 마사지 기술을 익힐 수 있다.

쉽게 기억하도록 일자로 밀기, 마찰하기, 쓰다듬기, 누르기, 돌리기, 잡아서 당기기 순서로 실어 놓았다.

1 일자밀기 직추법의 마사지기술

가장 많이 사용되는 방법으로 일명 직추법이라고 한다. 일자로 밀기는 엄지의 안쪽 면이나 지문면 부위 혹은 검지, 중지 두 손가락을 모아서 동시에 사용하여 특정 혈자리에 밀착 시킨다. 직선으로 밀어주는데 한부위에 10~50회 이상 실시한다.

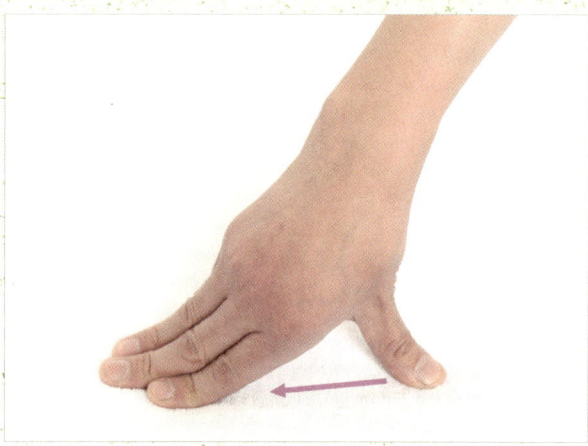

일자로밀기1

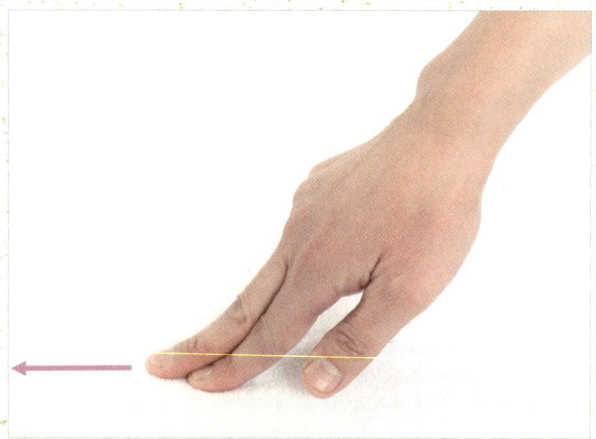

일자로밀기2

일자로 밀기 이렇게 좋아요.
풍風, 한寒을 몰아낸다.
열을 떨어뜨리고 통증을 멈추게 하는 일석이조의 효과가 있다.

엄마의 손 바닥면이나 엄지 아래 불룩한 곳대어제, 혹은 소지 아래 도톰한 부위소어제를 우리아이 혈자리에 댄다. 직선 방향으로 왕복 반복운동을 통해서 마찰열을 일으킨다.

2
마찰하기 찰법
마사지기술

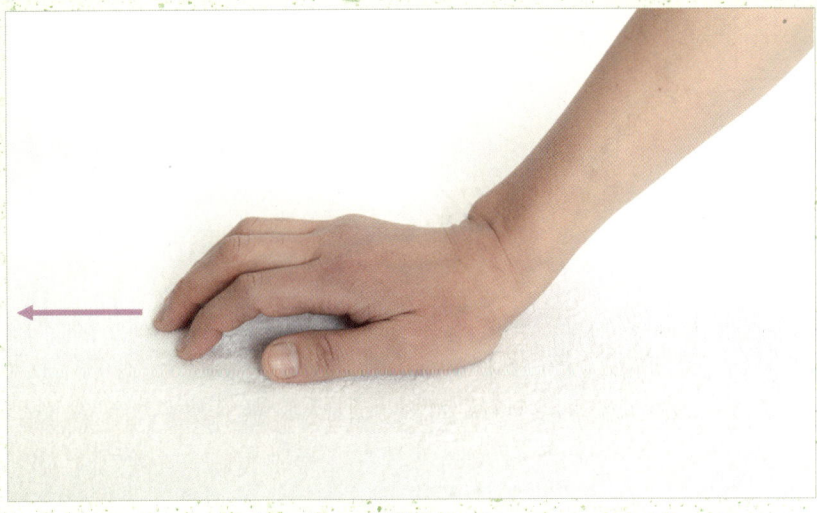

마찰하기

마찰하기 이렇게 좋아요.
마찰열을 일으켜 경락을 따뜻하고 기혈을 잘 통하게 해 준다.
붓기를 빼주고, 통증을 멈추고, 장의 기능을 향상시킨다.

3 쓰다듬기마법의 마사지기술

엄마의 검지, 중지, 약지면 을 동시에 사용하거나 손바닥을 사용하여 혈자리위에 올려놓는다. 손목과 위팔을 사용하여 나선운동으로 시계방향 혹은 시계 반대방향으로 피부면을 원형모양으로 쓰다듬듯이 마사지 한다. 10~50회 이상 반복한다.

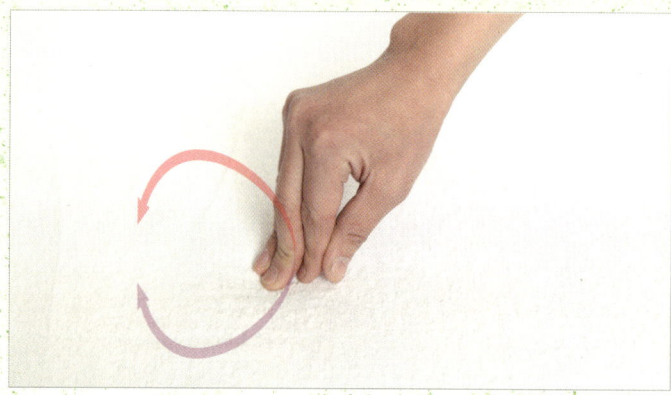

쓰다듬기1

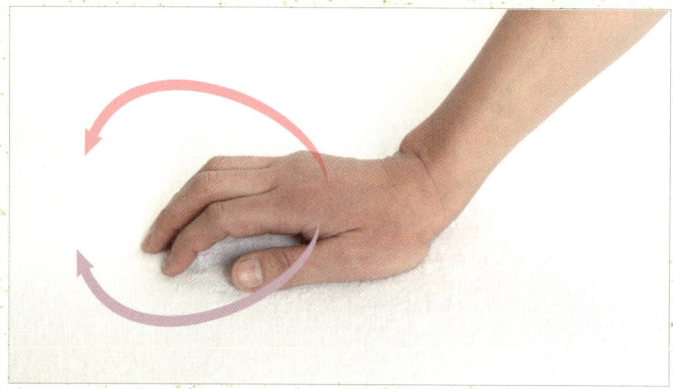

쓰다듬기2

쓰다듬기 이렇게 좋아요
기氣와 혈血이 잘 돌게 한다.
붓기를 가라앉히고 막힌 혈을 뚫어준다.
장을 건강하게 해 준다.

엄마의 엄지나 중지 또는 손 바닥면을 사용해서 혈자리에 대고 직각으로 지그시 누른다. 다시 손에서 힘을 빼고 감소 시켰다가 반복해서 압을 넣어 4~5회 반복한다.

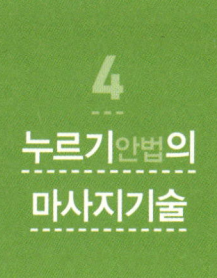

4
누르기안법의 마사지기술

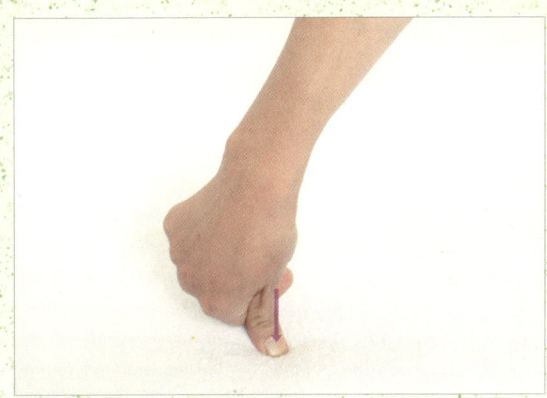

누르기1

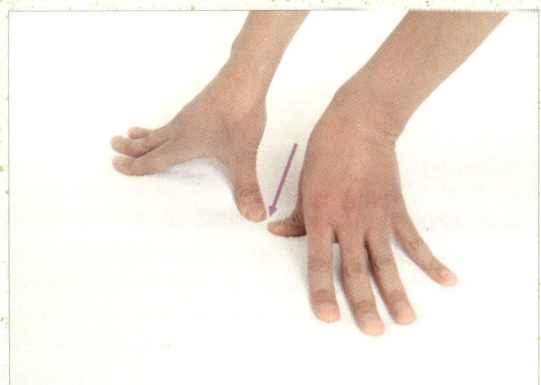

누르기2

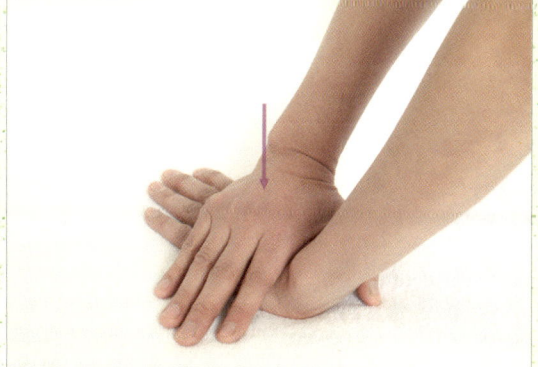

누르기3

누르기 이렇게 좋아요.
막힌 경락을 통하게 해주고 찬 기운을 몰아내며 통증을 멈추게 한다.

5 돌리기유법의 마사지기술

엄마의 중지를 중심으로 나머지 사지四脂를 모으거나 혹은 엄지의 끝부분이나 손 뿌리부분수근 또는 엄지손가락아래 불룩한 곳대어제을 혈자리에 밀착 시킨다. 손목과 팔을 사용하여 시계방향이나 시계반대방향으로 환자의 근육층을 나선원형으로 움직여 마사지한다. 10회~50회 이상 실시한다. (쓰다듬기 마사지 기술과의 차이점은 피부면을 자극하며 마사지 하면 쓰다듬기 마사지기술이 되고, 근육층도 함께 자극하며 마사지 하면 돌리기 마사지기술이 된다.)

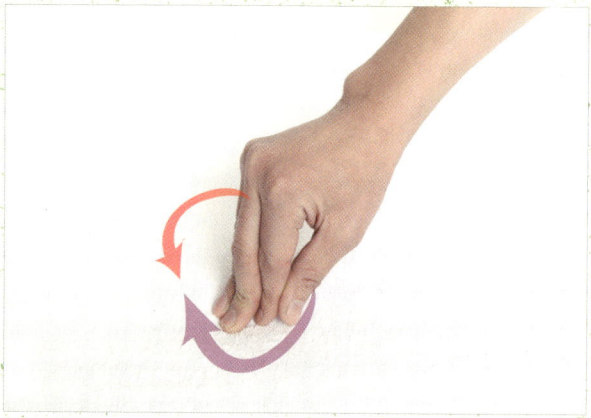

돌리기1

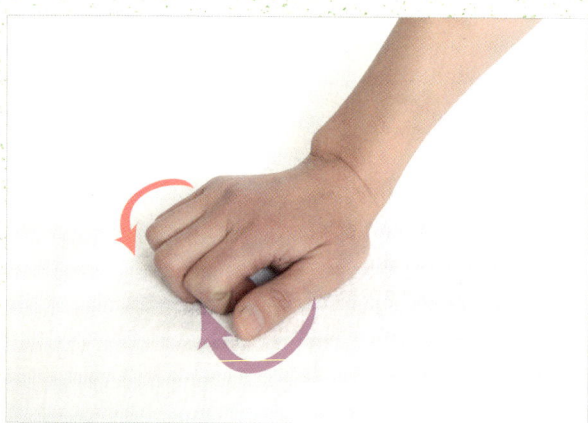

돌리기2

돌리며 주무르기 이렇게 좋아요.
붓기를 빼주고 통증을 멈추게 한다.
풍風을 몰아내고 열熱을 떨어뜨린다.
기혈의 소통을 원활히 해 준다.

엄지와, 검지, 중지를 서로 마주보는 모양으로 만든다. 혈자리를 양쪽 같은 압(壓)으로 근육층까지 잡는다. 잡은 상태에서 그대로 뒤쪽으로 당겨준다. 어느 정도 당겨지면 손에서 근육을 놓는다. 같은 요령으로 잡아주고 놓아주기를 반복한다.

6 잡아서 당기기나법의 마사지기술

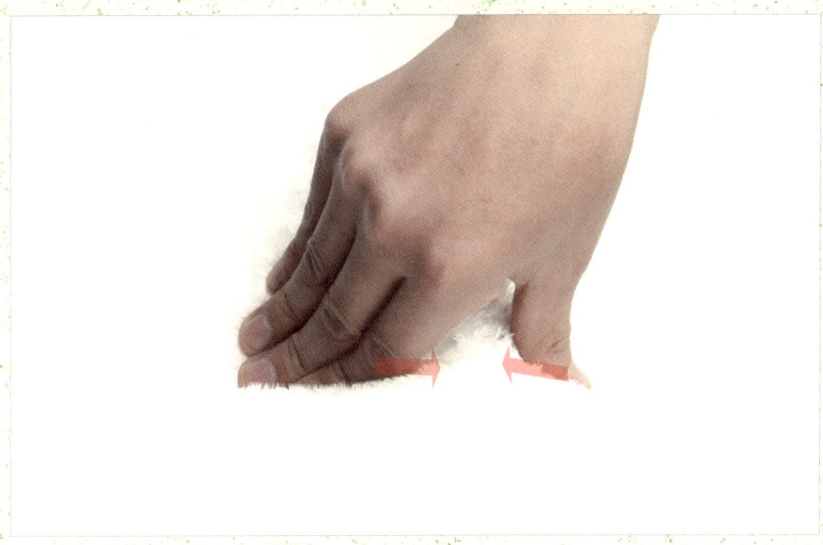

잡아서 당기기

잡아서 당기기 이렇게 좋아요
경락을 원활히 소통시킨다.
피부의 사기를 몰아내고 땀을 나게 한다.
몸을 진정시키고, 통증이 멈춘다.
정신을 깨어나게 해주고, 맑게 한다.

5 어깨·등 혈자리

대추, 견정, 폐수, 심수, 비수, 위수, 신수, 대장수, 협륵, 칠절골, 구미, 척주

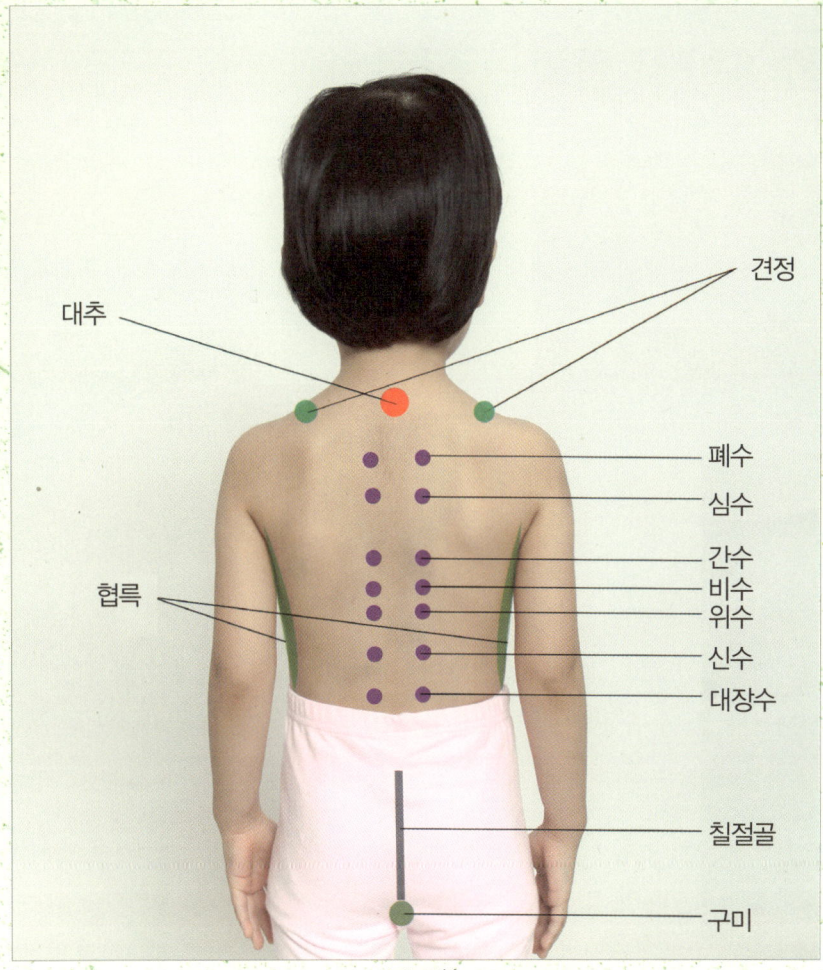

어깨, 등(1)

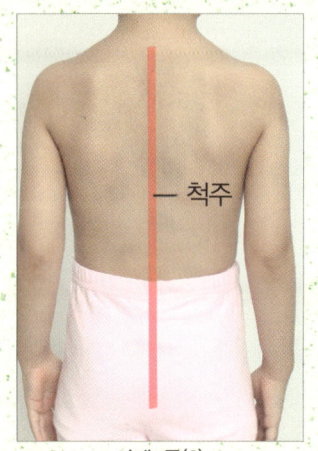

어깨, 등(2)

7 일지선추법의 마사지기술

엄지손가락의 지문면을 일정한 부위나 혈자리에 고정시키고, 먼저 손목에 힘을 빼고 어깨에 힘을 빼고 손목의 각도를 어디에 걸려있는듯이 각도를 높혀주고 팔꿈치가 손목보다 낮은 위치에 있게 하고 팔목을 지지점으로 하여 손목을 좌우로 움직이며 손목의 힘을 엄지로 집중시켜 일정부위를 마사지 한다. 1분에 120회에서 160회 속도로 마사지 한다.

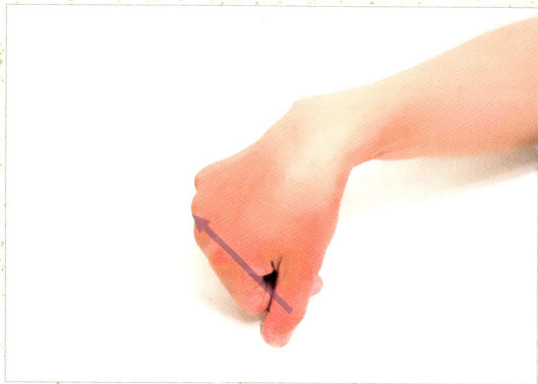
누르기1

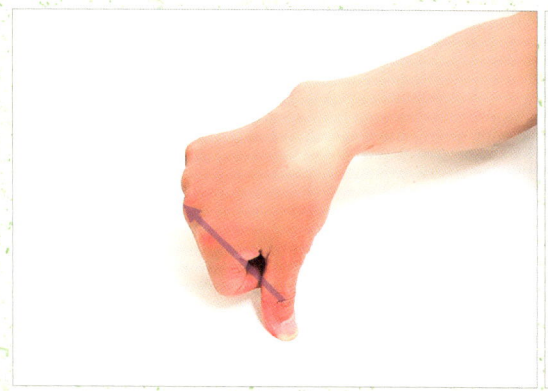
누르기2

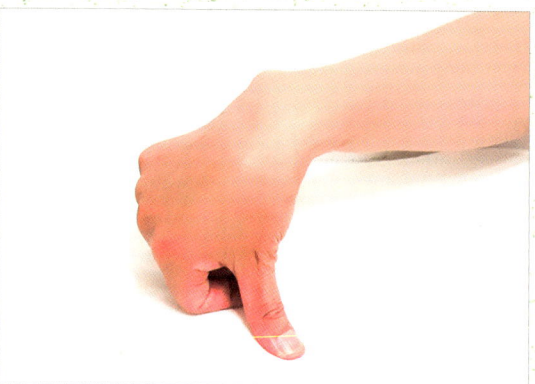
누르기3

일지선 추법 이렇게 좋아요.
근육을 풀어주고 경락을 잘 소통시킨다.
어혈을 없애주고 적체된 것을 없애준다.
소화기능을 강화시킨다.

손목관절의 신장과 수축운동과 전완(前腕)의 회전운동을 동시에 조합해서 실행한다. 손목관절의 신장과 수축은 손등과 셋째, 넷째, 다섯째손가락의 첫마디 부위를 치료하려는 곳에 대고 손목관절을 축으로 하여 끊임없이 굴리면서 아래위로, 좌우로 움직이는 방법이다.

8
곤법의 마사지기술

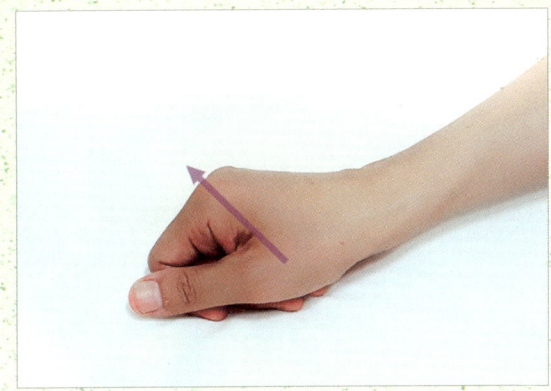

누르기1

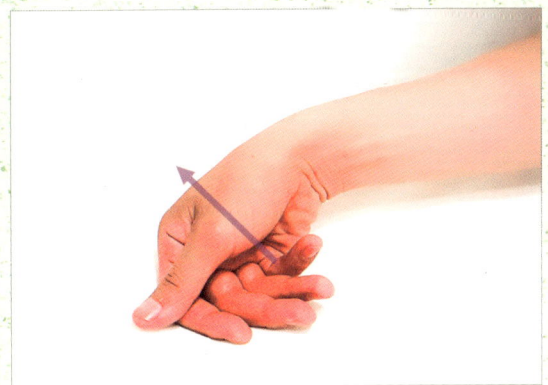

누르기2

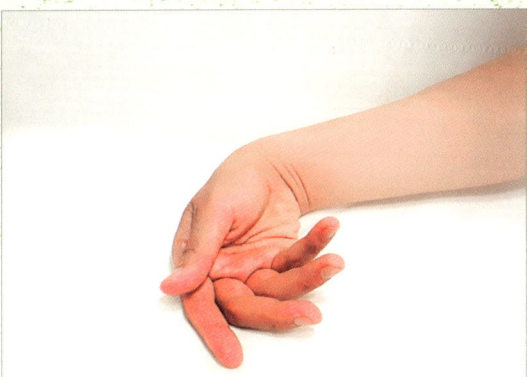

누르기3

곤법 이렇게 좋아요.
근육을 이완시키고 혈액순환을 촉진시킨다.
근육과 관절의 유연성을 향상시키고 인대의 경직성을 완화시킨다.

| 마사지 기술 느껴보기 |

혈자리를 먼저 익힌 후에 마사지 기술을 익히면 더 좋은 효과를 볼 수 있다. 중요한 것은 마사지를 받고 있는 우리아이의 몸에서 일어나고 있는 변화를 감지하는 것이다. 처음에는 초보라서 서툴지만 마사지 기술이 숙달되면 감각에 대한 어떤 느낌이 생기는데 꼭 알아둘 필요가 있다. 숙련된 낚시꾼은 물고기가 낚싯대에서 콕콕 쪼는 듯 한 입질하는 느낌을 잘 감지해 정확한 타이밍에 낚시를 한다고 한다. 추나 마사지도 마사지를 받고 있는 우리아이의 피부와 근육층 부위에서 뚝, 뚝, 뚝 하며 근육이 이완되는 감각이 손끝에서 느껴질 때 마사지의 효과는 더욱 상승하게 된다.

혹 어머니들 중에는 혈자리 위치를 잘못 찾아서 마사지하면 어떤 부작용이 생기지 않을까 걱정하시는 분이 간혹 계시는데 마사지를 할 때 혈자리 위치는 침을 놓을 때처럼 아주 정밀 할 필요까지는 없기 때문에 혈자리 위치에 약간의 오차가 있게 마사지를 하여도 부작용 없이 동일한 효과를 가져올 수 있다.

효과만점 우리아이 혈자리51

CHAPTER ONE / THING 3

혈자리란 몸의 표면에 분포한 치료 점으로 한방에서 말하는 기가 모이는 곳이다. 경락이 철로라면 혈자리는 기가 모이는 정거장과 같은 곳이다. 소아추나에서 실제 사용하는 혈자리는 100여개 이상이지만 이책에서는 그 중에서 효과도 좋고 자주 쓰는 꼭 필요한 중요한 혈자리만 실었다. 쉽게만 하려고 혈자리 개수를 너무 줄이면 소아추나의 전반적 이해도가 떨어질 수 있다. 혈자리는 한번 익혀두면 언제 어디서나 평생 활용 할 수 있다. 처음에는 혈자리 이름도 생소하고 혈자리 수도 많은 것처럼 느껴질 수도 있지만 아이들의 혈자리는 대부분 손, 얼굴에 집중되어 있어서 몇 번만 보면 생소하지 않다.

백화점에 가서 아이 쇼핑하듯이 혈자리를 두어 번 쭉 훑어보고 눈에 익힌 다음, 우리아이 해당하는 항목에서만 집중해서 아이쇼핑한 혈자리를 떠올리며 사진대로 따라하면 된다. 우리아이가 잔병치레를 할 때 병원에 오고가는 수고와 비용과 번거로움을 생각하면, 이 노력은 아이에게 더욱 가치 있는 선물이 될 것이다. 주지해야 할 것은 한두 번 마사지를 시행했다고 해서 당장 어떤 결과를 기대하기 보다는 정성과 사랑으로 장기적으로 6개월 이상 꾸준히 마사지를 해 주면 그 효과가 기대이상으로 나타날 것이다.

| 먼저 알고 들어가기 |

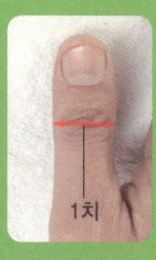

치란 무엇인가

혈자리에서 치라는 단어가 자주 나오는데, 치라는 것은 절대값이 아니라 상대수치다.
주의할 점은 마사지를 받는 아이의 엄지의 가장 넓은 가로의 길이를 1치라고 한다.

보와 사란 무엇인가

일반적으로 엄마의 손을 이용하여 아이의 몸의 말단부에서 몸 쪽으로 밀어 주는 것을 보補라 하고 주로 허약할 때 사용한다.
엄마 손을 이용하여 아이의 몸 쪽에서 몸의 말단 쪽으로 밀어주는 것을 사寫 또는 청淸이라 하며 주로 불필요한 기운이 과도하게 존재할 때 사용한다.

경추, 흉추, 요추란?

우리 몸의 기둥인 척추는 다섯 부분으로 나뉘는데 경추, 흉추, 요추, 천추, 미추로 나뉜다. 경추란 목뼈를 의미하고 총 7개가 있다. 우리가 목을 깊이 앞으로 숙일때 목 쪽에서 가장 툭 튀어 나온 뼈가 제7경추이다. 흉추란 등뼈를 의미하며 총 12개가 있다. 요추란 허리뼈를 의미하고 총 5개가 있다. 뼈의 위치를 촉진을 통해서 일반인이 정확히 찾기는 힘들지만 혈자리 사진을 통해 위치를 참조할 수 있다.

1
손·팔의 혈자리

비경, 간경, 심경, 폐경, 신경, 대장, 소장, 판문, 내팔괘, 내로공, 소천심, 총근, 대횡문, 사횡문, 합곡, 삼관, 천하수, 육부

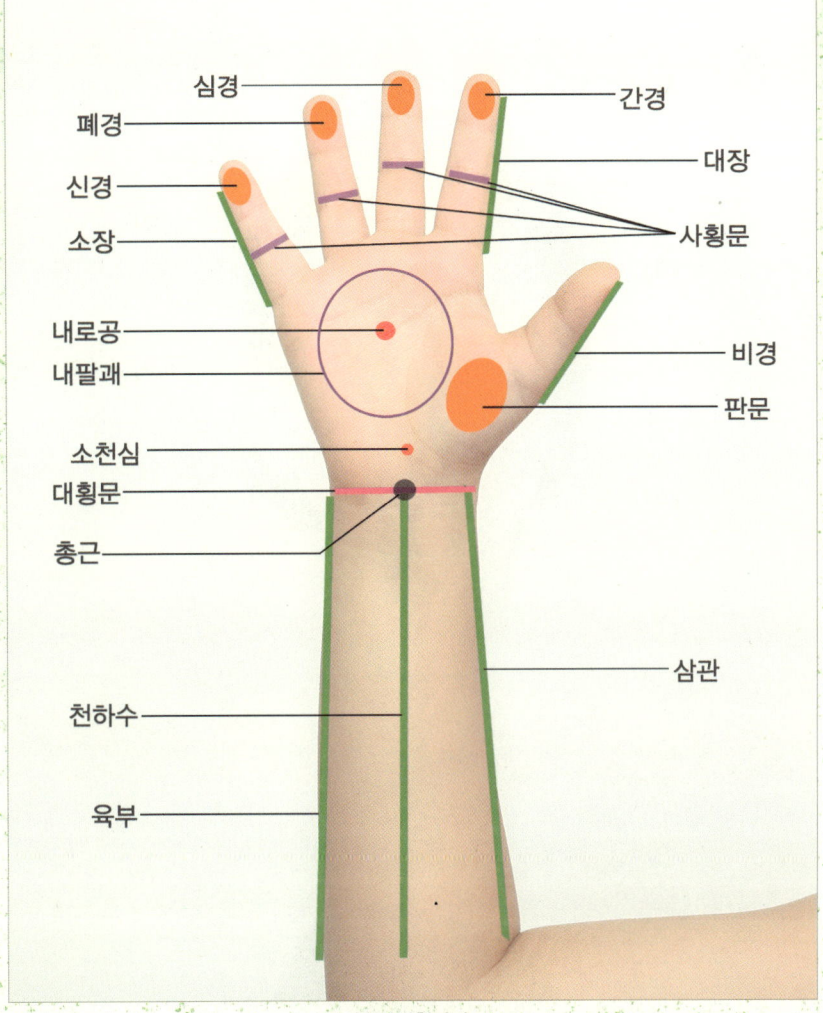

손바닥혈자리

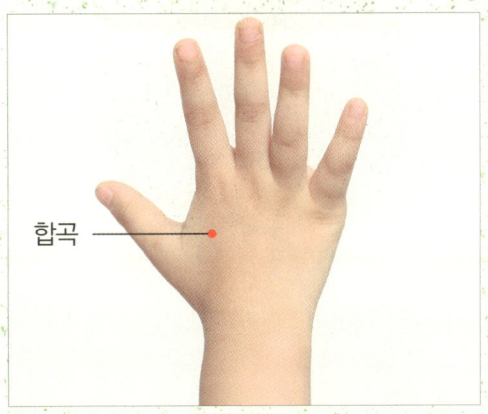

손등혈자리

2 얼굴·머리 혈자리

백회, 천문, 감궁, 태양, 영향, 풍지, 천주골

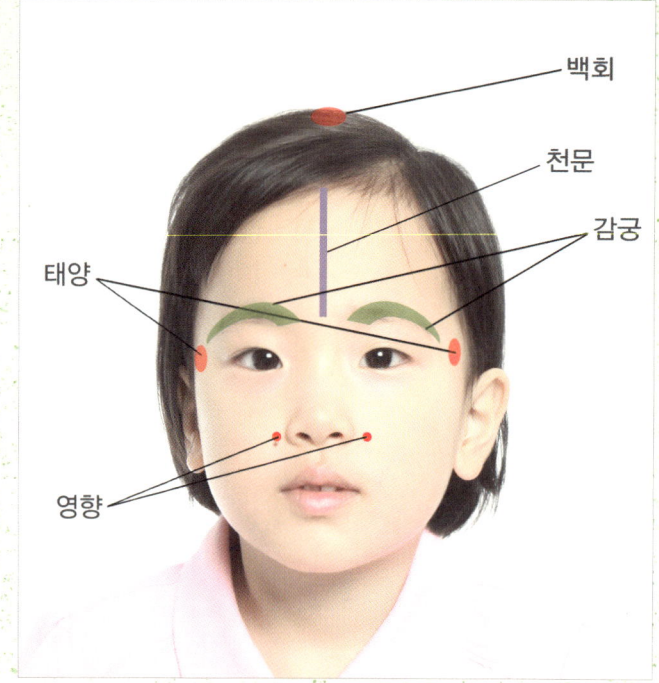

얼굴

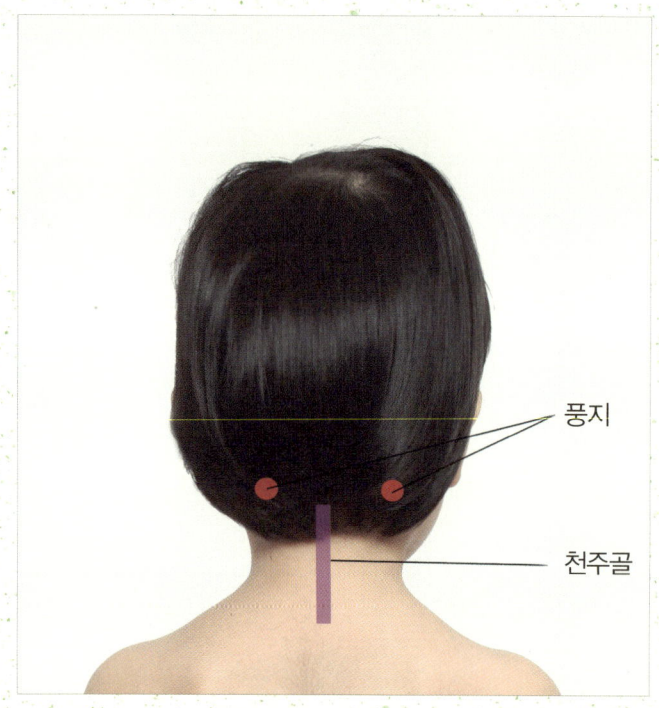

머리

3
가슴·복부 혈자리

천돌, 전중, 중완, 복, 제, 천추, 관원, 두각

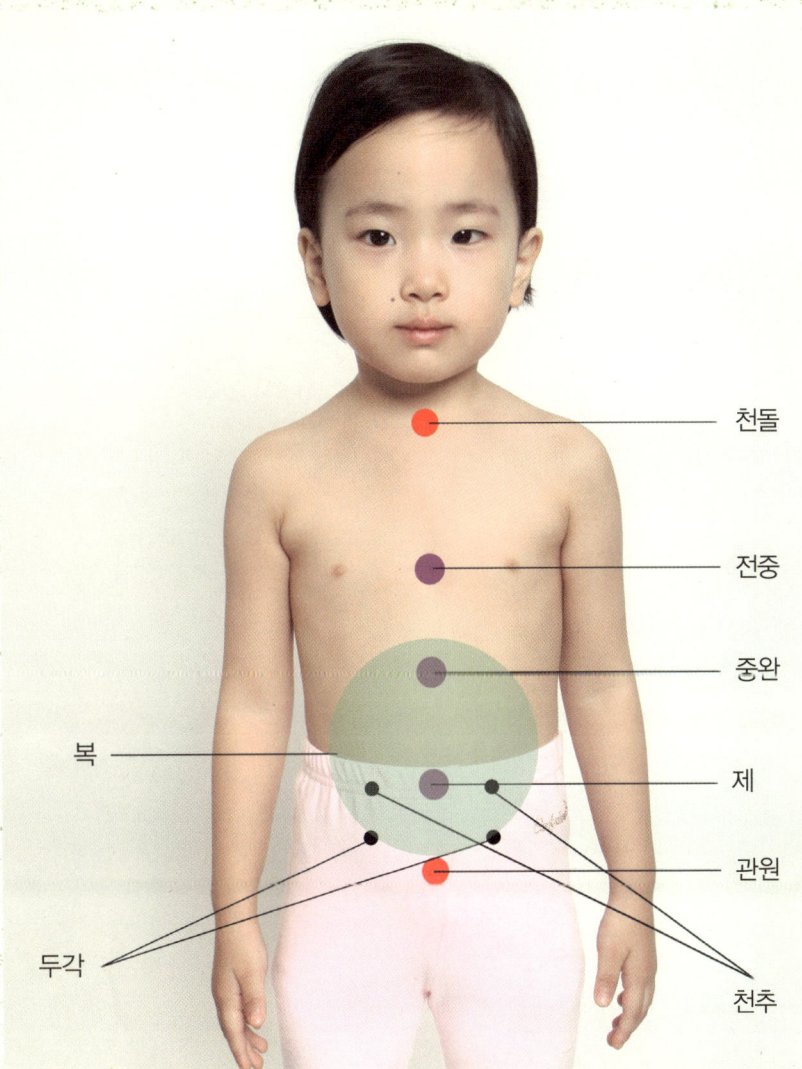

가슴, 복부

4 하지 혈자리

족삼리, 양릉천, 후승산, 태충, 용천

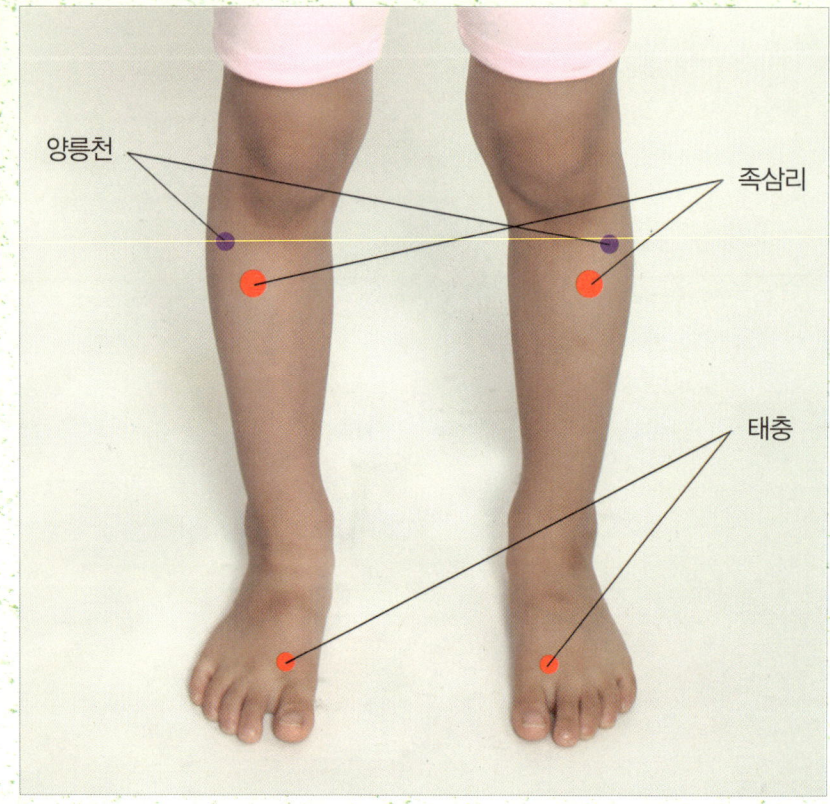

하지정면

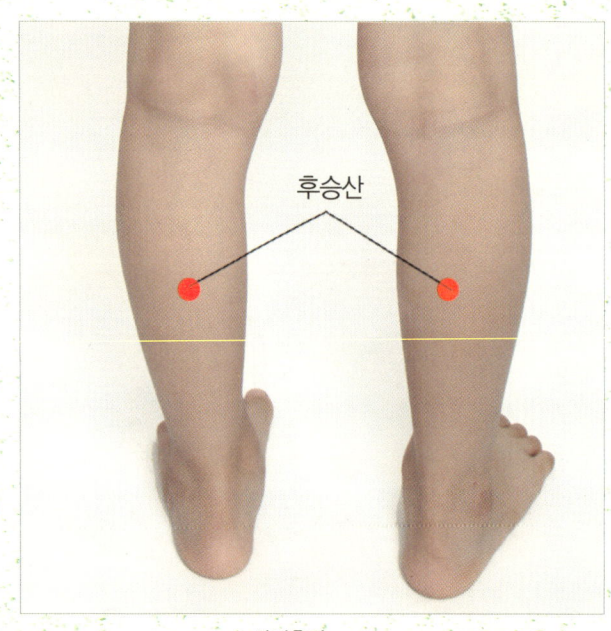

하지후면

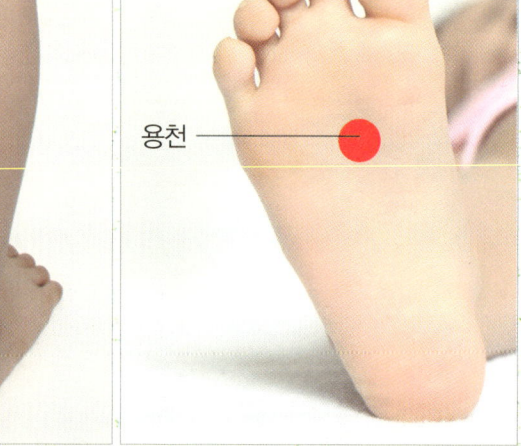

발바닥

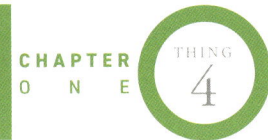

효과만점 혈자리 익히기

앞장에서 몸 전체에 분포되어 있는 혈 자리를 백화점에서 아이 쇼핑하듯이 눈 여겨 보았을 것이다. 이제부터는 우리아이 몸을 생각해가며 하나하나 좀 더 집중해서 익혀보도록 하자. 전문가들은 우리아이가 공부를 잘 하고 책도 잘 읽는 아이가 되게 하려면, 먼저 그림이나 이야기로 흥미나 궁금증을 이끌어내어서 그 분야의 책이나 공부를 자기 주도적으로 끊임없이 질문을 유발시키며 심도 있게 학문에 접근하도록 도우라고 조언한다. 엄마의 혈자리 공부도 마찬가지로 하나씩 하나씩 따라 익혀 가는데 있어서 좀 더 재미있는 방법들을 생각해보자. 여러 형태의 색 테이프를 혈자리에 붙여 표시해 가며 익힐 수도 있고, 혈자리에 잘 지워지는 싸인 펜이나 볼펜으로 위치를 표시해가며 익힐 수도 있다. 이렇게 노력하는 엄마의 열정이 사랑하는 우리아이를 건강하고 똑똑한 아이로 변하게 할 수 있을 것이다. 소아추나 혈자리의 특징은 첫째 혈자리의 모양이 우리가 생각하는 점의 형태만 있는 것이 아니라, 한 점에서 또 다른 점으로 연결된 직선의 모양을 나타내는 형태가 있으며, 면의 형태를 띠는 혈자리도 있다. 둘째 소아추나 혈자리는 손과 얼굴에 집중되어 있고, 하지나 몸통 부위는 상대적으로 적게 분포되어 있다. 셋째 소아추나 혈자리는 경혈학의 14경맥十四經脈처럼 완벽한 체계를 갖추고 있지 못하다는 것이다. 마사지를 실행할 때, 소아추나 혈자리에 대한 동작 횟수는 아이의 연령, 신체의 건강허약정도, 병이 심한지 심하지 아닌지에 따라 횟수를 조정해야 한다. 소아추나 마사지는 엄마가 아이의 피부에 직접 마사지를 통해 자극을 하기 때문에 경혈학에서 이야기 하는 십이피부十二皮部와 관련성이 크다. 여기서 십이피부十二皮部란 십이경맥十二經脈의 기능 활동이 피부 쪽으로 나타나는 부위를 말한다. 《황제내경. 소문. 무자론》에는 "사기邪氣가 인체에 침입하면 반드시 먼저 피모皮毛에 머무르는데 피모皮毛에서 제거되지 않으면 손맥孫脈으로 들어가 머물고 손맥孫脈에서 제거되지 않으면 낙맥絡脈으로 들어가 머물고, 낙맥絡脈에서 제거되지 않으면 경맥經脈으로 들어가 머무르기 때문에 내부內部의 오장에 영향을 미치고 장위腸胃로 퍼지는데 음경陰經과 양경陽經이 모두 사기邪氣를 감수하면 오장이 손상 된다. 이는 사기邪氣가 피모皮毛로부터 침입하여 오장에서 달하는 순서인데, 이와 같은 경우에는 그 해당 경맥을 치료해야 한다."라고 기술되어 있다. 고서라서 이해하기가 좀 힘든 내용일 수 있는데, 쉽게 풀어 설명 하면 병균이 몸속으로 침입 할 때에 우선 피부에서부터 시작 하므로 병균이 피부에 침입했을 때 그때를 놓치지 않고 마사지 등으로 잘 치료 하면 병을 조속히 완치 시킬 수 있다는 의미이다. 그런 만큼 혈자리를 마사지 하여 피부를 자극하면 질병의 치료에 도움이 될 뿐만 아니라, 우리 아이 신체건강 및 뇌 발달에도 좋은 효과를 낼 수 있으니 가능한 한 정확히 혈사리의 위치와 그 효능을 익히는 깃이 중요하다.

혈자리 앞 글자는 마사지 방법을 표시한 것이다.

> **예** 보 비경
> 비경을 보補한다는 의미로 구체적 마사지 방향은 사진에 표시 되어 있음.
>
> **안 합곡**
> 합곡을 누른다는 뜻.
>
> **안유 족삼리**
> 족삼리를 누르면서 돌려주라는 뜻.

01 비경脾經

손, 팔의 혈자리

위치
- 엄지 바깥쪽 측면 끝부분에서 엄지 뿌리 부근까지 직선면

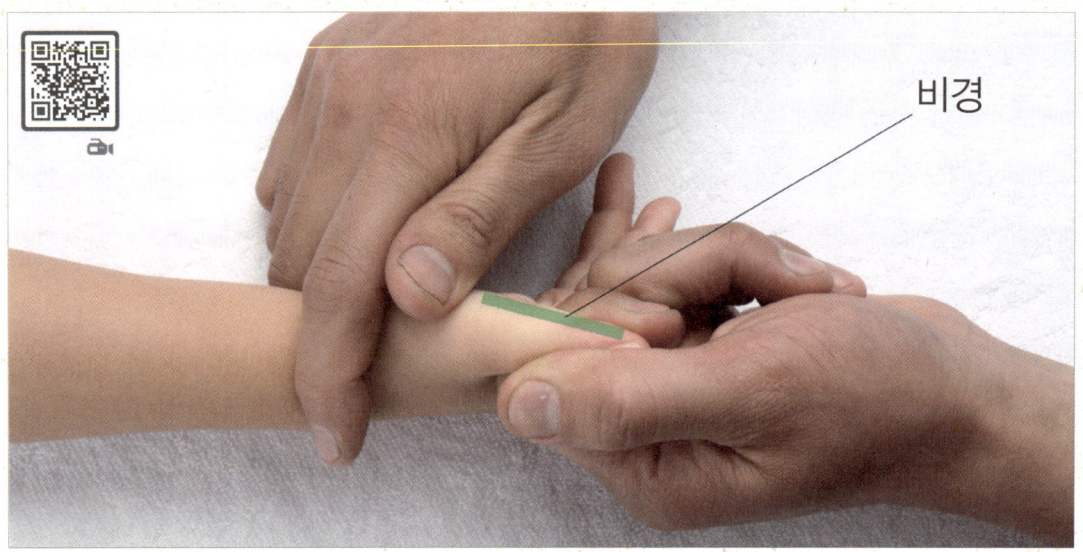

비경혈위

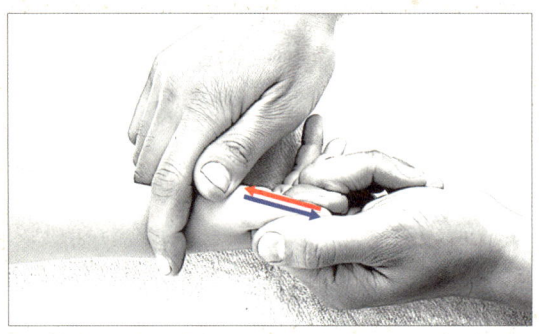

보,청비경

우리아이 이렇게 좋아요

허약체질, 식욕부진, 신경쇠약, 구토, 설사, 변비, 기침에 좋다.

따라해 보세요

보비경 : 아이의 엄지를 약간 굽힌다음 엄지 끝쪽에서 뿌리쪽을 향해서 엄마의 엄지 지문면을 사용하여 밀어준다. 10~50회 실시한다.

청비경 : 아이의 엄지를 피게 한 다음, 엄지 뿌리쪽 에서부터 엄지 끝쪽 방향으로 엄마의 엄지 지문면을 사용하여 밀어준다. 10~50회 실시 한다

※ 소아의 생리 특성상 보비경을 위주로 마사지 한다.

02 간경 肝經
손, 팔의 혈자리

위치
● 검지의 지문면

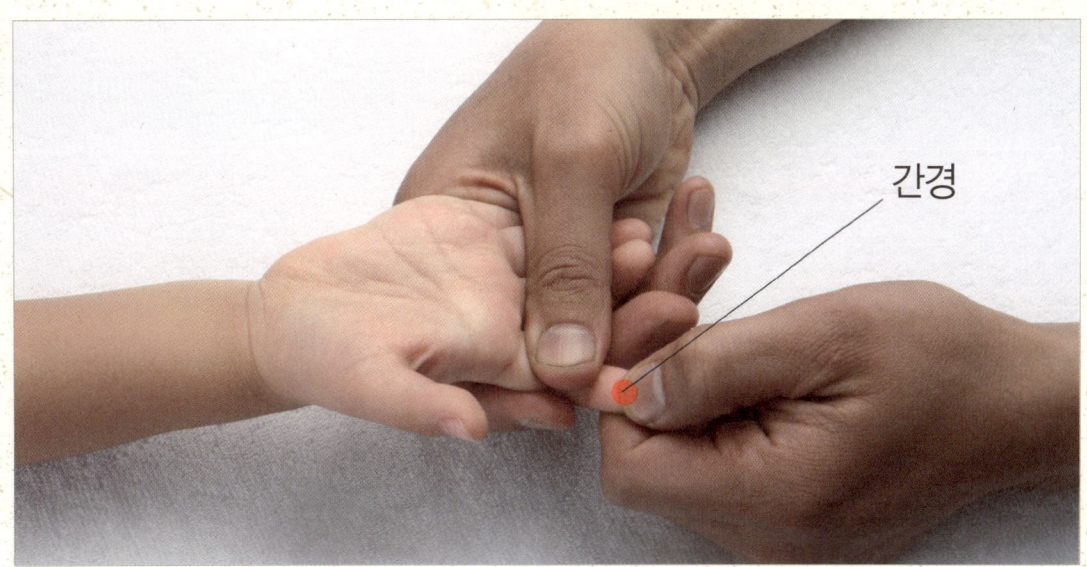

간경혈위

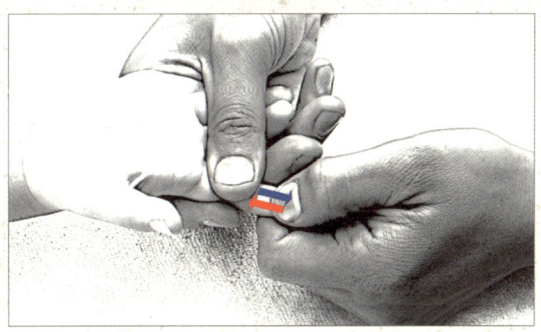

보, 청간경

우리아이 이렇게 좋아요
놀래고 눈이 충혈 되고, 잠 못 자고, 침이 마르고, 낮밤이 바뀔 때에 좋다.

따라해 보세요
보간경 : 엄마의 엄지 지문면을 아이의 간경부위에 놓고 검지의 끝쪽에서 뿌리쪽을 향해서 밀어준다. 10~50회 실시한다.
청간경 : 엄마의 엄지 지문면을 사용해서 아이의 검지의 마디부분에서 검지의 끝쪽으로 밀어주며 마사지한다. 10~50회 실시 한다.
※ 소아의 생리 특성상 청간경을 위주로 마사지 한다.

03 심경 心經

손, 팔의 혈자리

위치
- 중지의 지문면

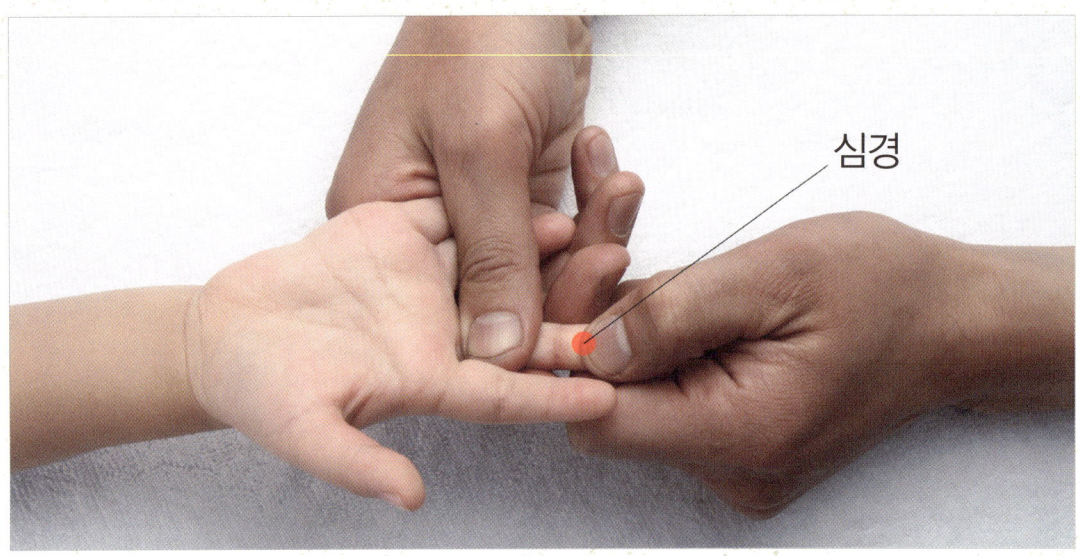

심경혈위

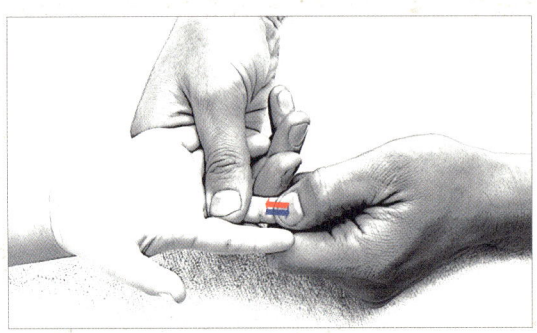

보, 청심경

우리아이 이렇게 좋아요
심心의 화火를 없애주고 심心의 혈血을 보해주고 마음을 안정시킨다.
마음에 열이 나고 답답하며 입과 혀가 헐며 쉽게 놀라고 불안할 때 좋다.

따라해 보세요
보심경 : 엄마의 엄지 지문면을 아이의 심경부위에 놓고 손끝에서 손가락 마디 방향으로 밀어 준다. 10~50회 실시한다.

청심경 : 엄마의 엄지 지문면을 아이의 심경부위에 손가락마디 부분에서 손끝으로 밀어 준다. 10~50회 실시한다.

위치
- 약지의 지문면

04
폐경 肺經
손, 팔의 혈자리

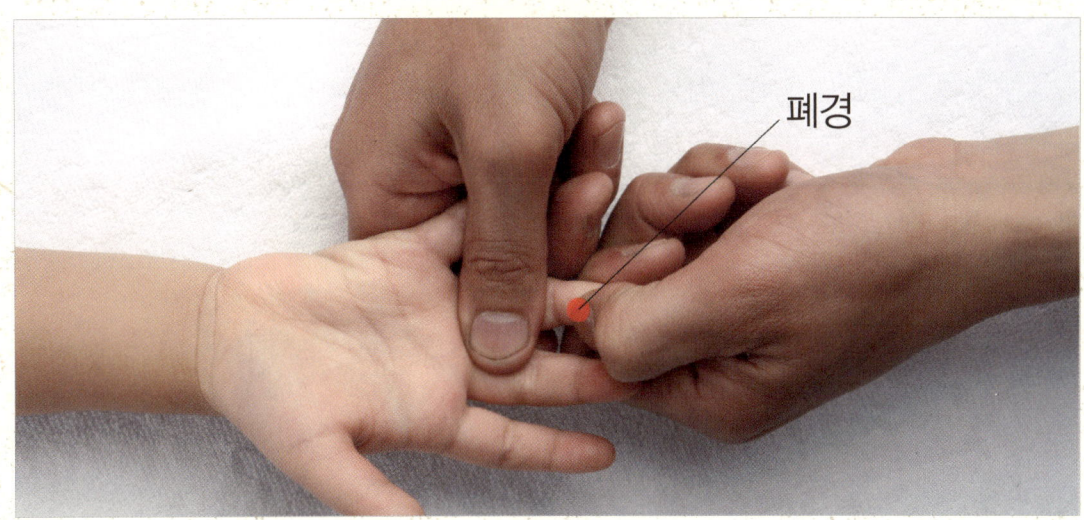

폐경혈위

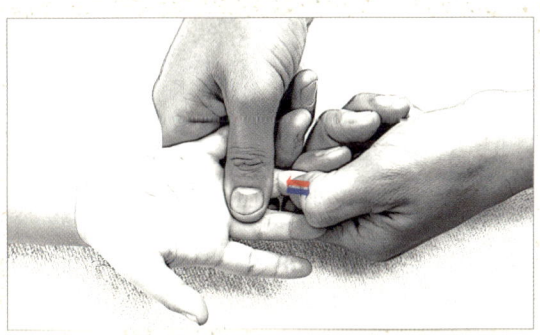

보,청폐경

자한 : 낮 시간에 외적으로 땀이 날수 있는 상황도 아닌데 땀이 저절로 나는 증상
도한 : 밤에 잠이 든 후에 저절로 땀이 나는 증상

우리아이 이렇게 좋아요
폐의 기운도 보補하고 폐열도 없앤다.
감기, 기침. 가래. 구토, 자한, 도한에 좋다.

따라해 보세요
보폐경 : 엄마의 엄지 지문면을 아이의 폐경부위에 놓고 손끝에서 손가락마디 방향으로 밀어 준다.
청폐경 : 엄마의 엄지 지문면을 아이의 폐경부위에 놓고 손가락마디에서 손끝으로 밀어준다.
각 10~50회 실시 한다.

05 신경 腎經
손, 팔의 혈자리

위치
- 소지의 지문면

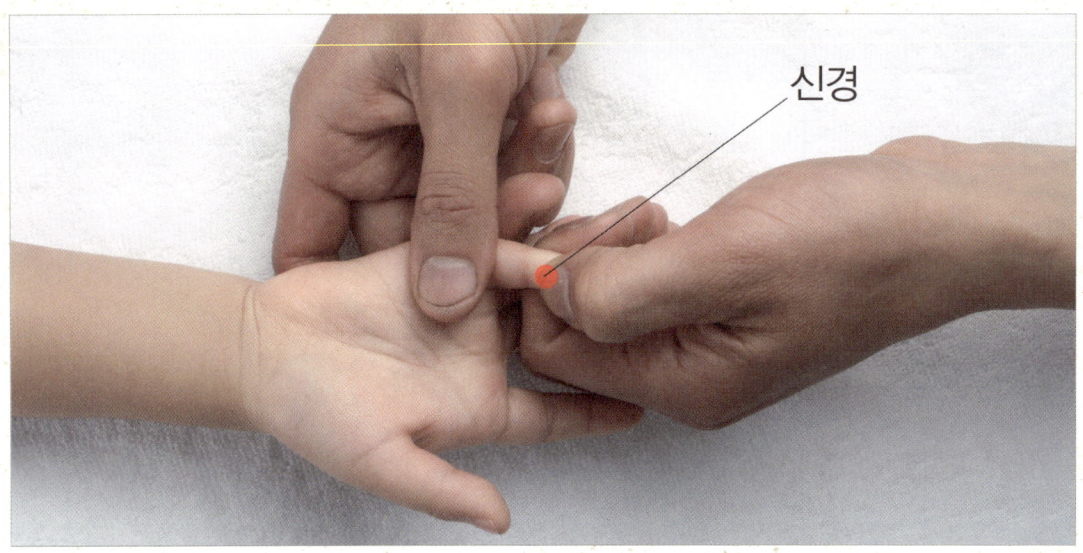

신경혈위

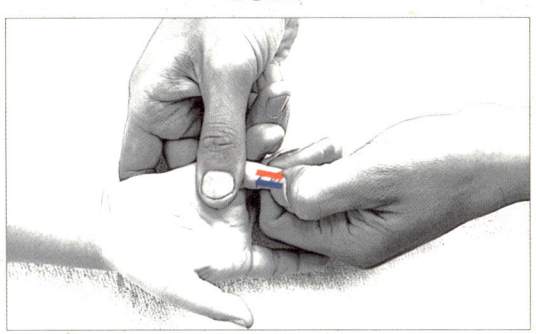

보, 청신경

우리아이 이렇게 좋아요
신장을 자양해주고 양기陽氣를 보해주고 근육을 튼튼하게 해주고 뼈를 건강하게 해준다.
허약체질, 야뇨증, 이뇨, 발육 부진에 좋다.

따라해 보세요
보신경 : 엄마의 엄지 지문 면을 아이의 신경부위에 놓고 손가락 마디 쪽에서 손끝으로 밀어준다. 10~50회 실시한다.

청신경 : 엄마의 엄지 지문 면을 아이의 신경부위에 놓고 손끝에서 손가락 마디 쪽으로 밀어 준다. 10~50회 실시한다.

위치
- 검지의 안쪽 손끝에서부터 손가락의 뿌리까지 직선면

06
대장 大腸
손, 팔의 혈자리

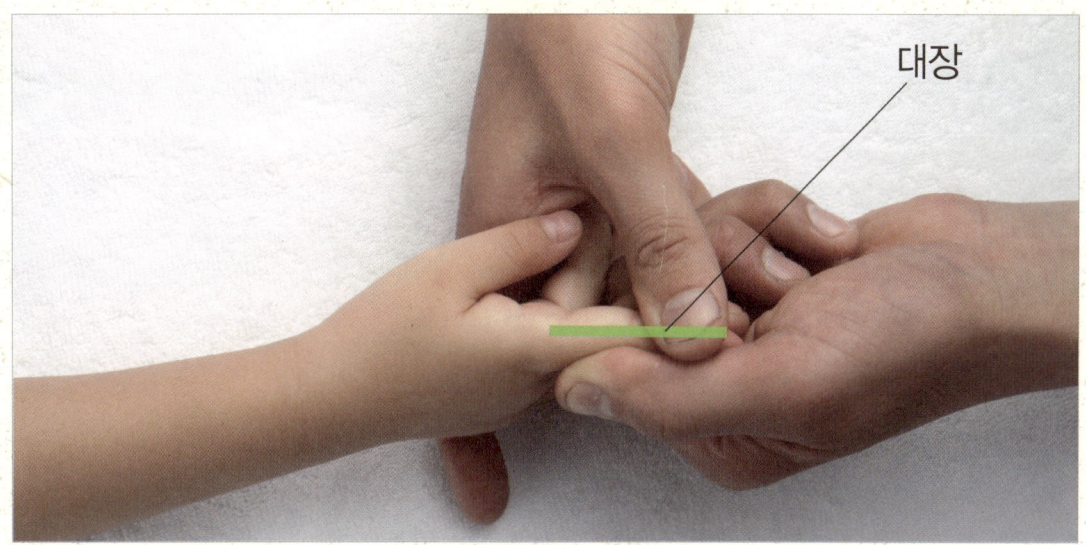

대장혈위

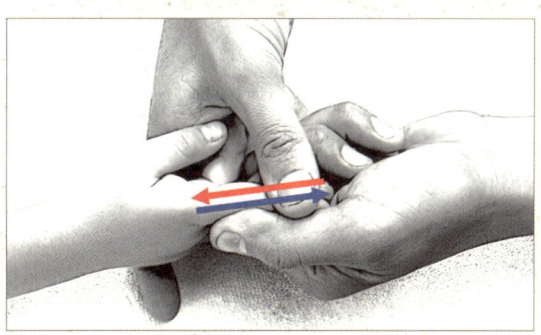

보,청대장

우리아이 이렇게 좋아요
설사, 변비, 탈항, 이질에 좋다.

따라해 보세요
보대장 : 검지 끝 에서 뿌리쪽 으로 밀어 쓸어주듯 마사지 해준다. 설사일 때 사용한다. 10~50회 실시한다.

청대장 : 뿌리쪽에서 검지끝 으로 밀어 쓸어주듯 마사지 해준다. 변비일 때 사용한다. 10~50회 실시한다.

07 소장小腸

손, 팔의 혈자리

위치
● 새끼손가락 바깥면의 손가락 끝에서 뿌리까지 일직선 면

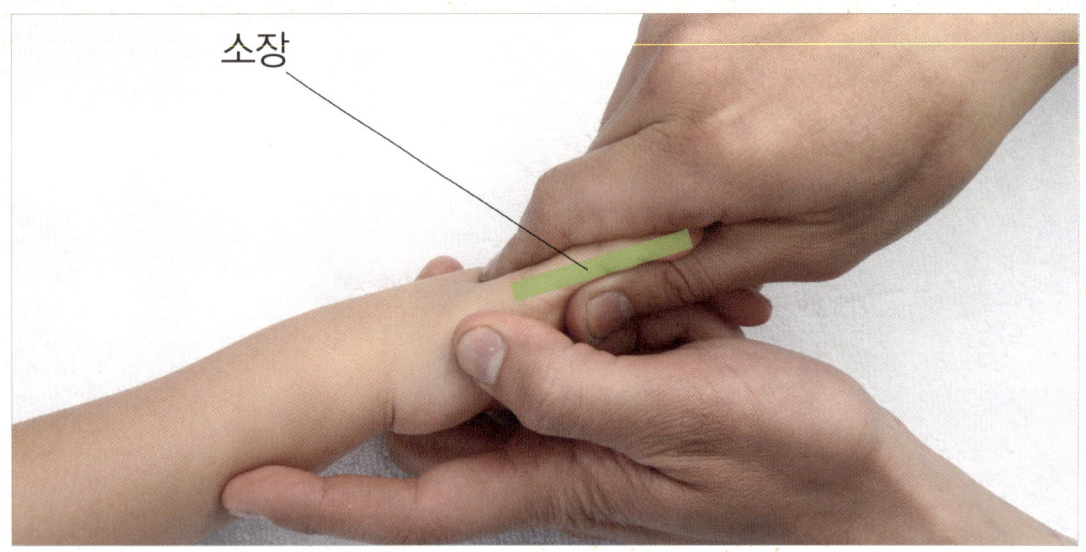

소장혈위

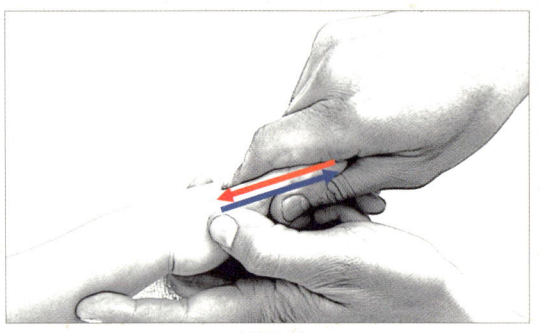

보,청소장

우리아이 이렇게 좋아요
소변이 붉어지고 잘 통하지 않을 때, 물 설사에도 좋다.

따라해 보세요
보소장 : 소지 끝에서 소지 뿌리부분까지 밀어 쓸어 주듯 마사지를 하여준다. 변비일 때 사용한다. 10~50회 실시한다.

청소장 : 소지뿌리부분에서 소지 끝면 까지 밀어 쓸어 주듯 마사지를 하여준다. 설사일 때 사용한다. 10~50회 실시한다.

08 판문 板門

손, 팔의 혈자리

위치
- 손바닥 쪽 엄지 뿌리 불룩한 곳

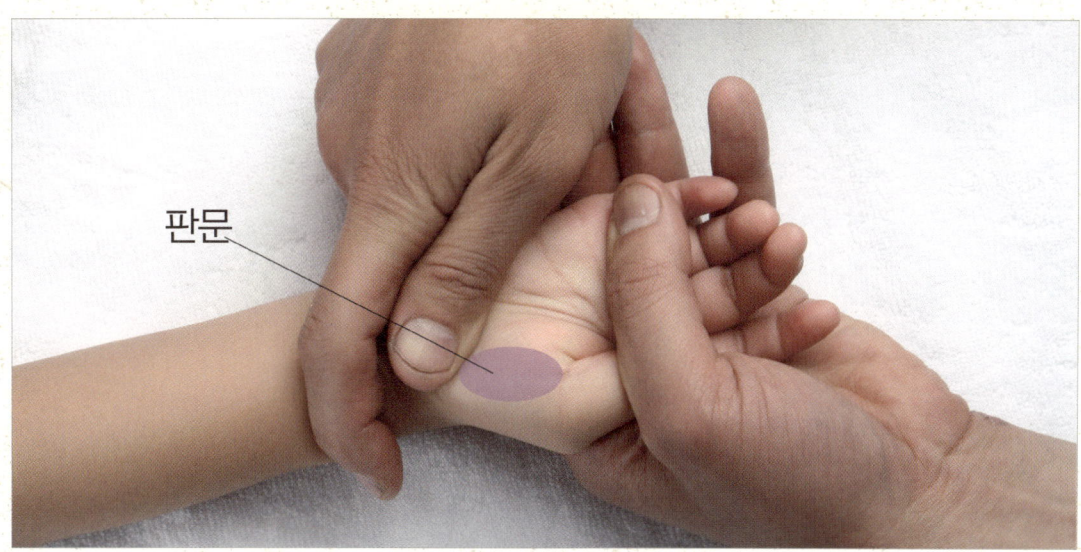

판문혈위

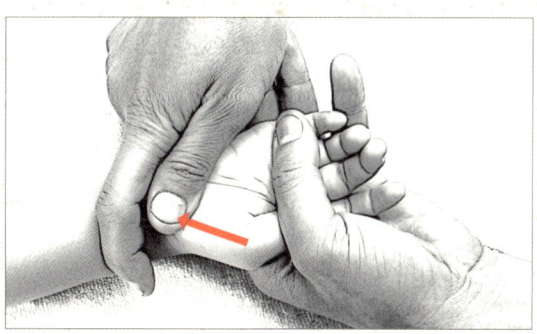

추판문

우리아이 이렇게 좋아요
배에 가스 찰 때, 체할 때, 식욕부진, 구토, 설사, 변비에 좋다.

따라해 보세요
추판문 : 엄마의 엄지를 사용하여 아이의 판문혈을 일자로 민다. 10~50회 실시한다.

09 내팔괘 內八卦

손, 팔의 혈자리

위치
- 손바닥 면 손바닥 중심에서 중지의 뿌리부분 횡문까지의 길이 2/3되는 원형위에 있으며 팔방으로 원위에 8개의 내팔괘 혈자리가 있음

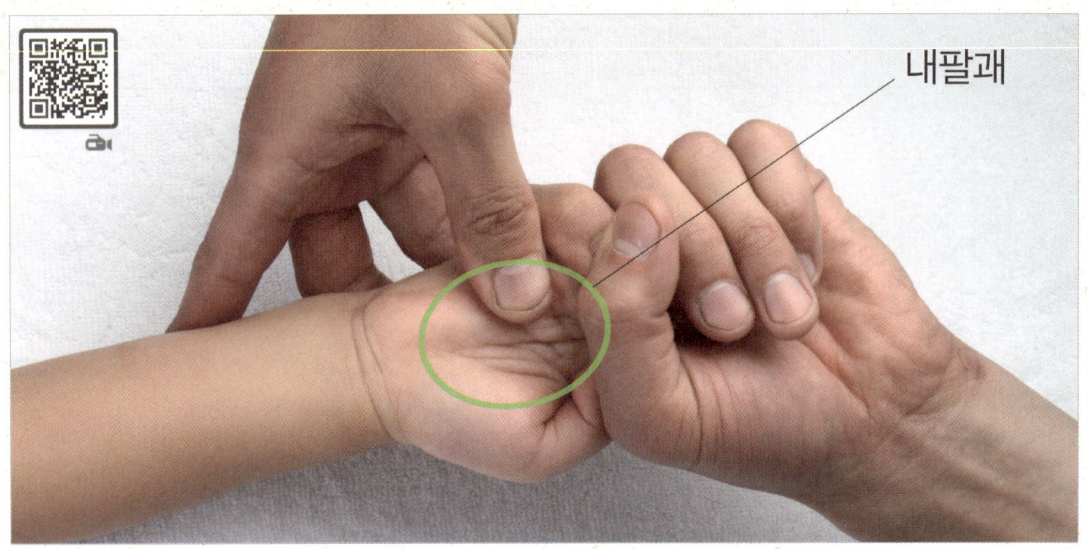

내팔괘혈위

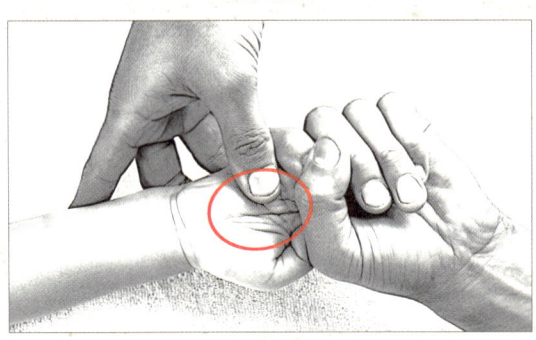

운내팔괘

우리아이 이렇게 좋아요

시계방향 문지르기순운팔괘는 흉곽을 넓혀주고 체한 것을 내려주고, 시계반대방향 문지르기역운팔괘는 기침과 천식을 진정시킨다.

기침, 가래, 천식, 가슴이 답답함, 속이 더부룩할 때, 구토에 좋다.

따라해 보세요

순운팔괘 : 엄마의 엄지를 사용 하여 시계방향으로 내팔괘 혈자리가 이루고 있는 원을 따라 문지르며 마사지 한다.

역운팔괘 : 엄마의 엄지를 사용하여 시계반대방향으로 내팔괘 혈자리가 이루고 있는 원을 따라 문지르며 마사지 한다. 각 10~30회 실시한다

위치
- 손바닥 중심으로 아이의 중지를 구부려 중지 끝이 닿는 곳

10 내로궁 內勞宮
손, 팔의 혈자리

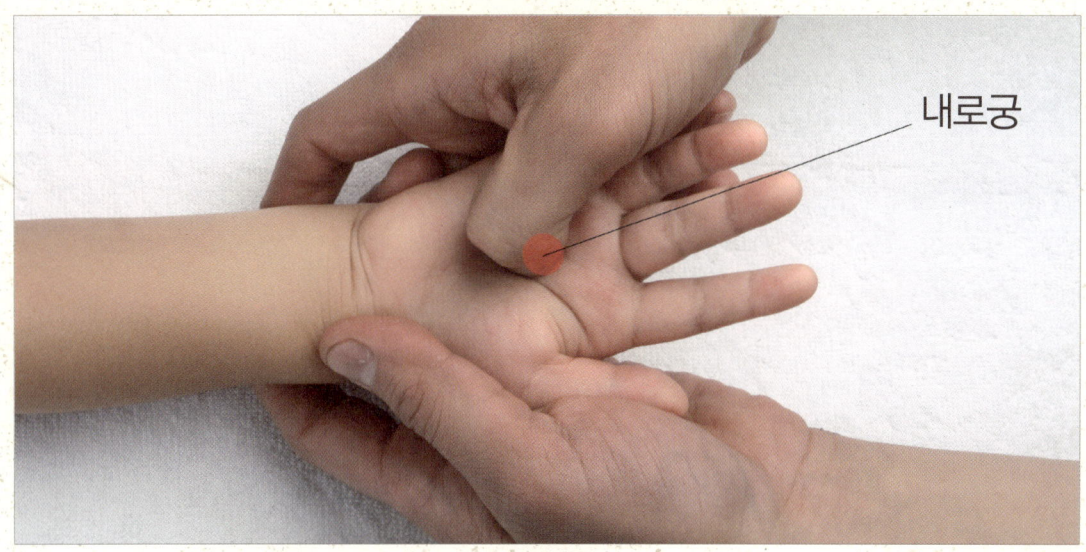
내로궁혈위

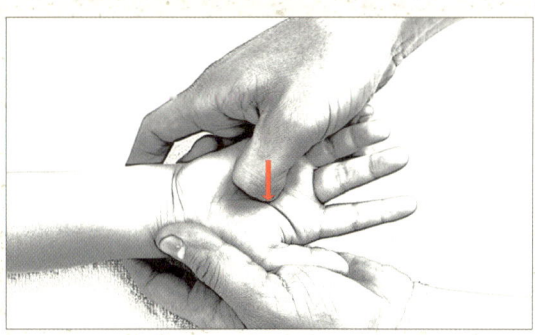
안내로궁

우리아이 이렇게 좋아요
심한 갈증, 구내염, 열을 식혀주고 스트레스를 줄여준다.

따라해 보세요
엄지의 끝을 혈자리에 대고 반복적으로 지그시 눌러주거나 유법으로 돌리며 혈자리를 마사지 한다.
10~30회 실시 한다.

11
소천심 小天心

손, 팔의 혈자리

위치
- 손바닥 뿌리 부위의 엄지손가락 아래 불룩한 곳대어제과 새끼손가락 아래 불룩한 곳소어제 두 곳이 만나는 오목 들어간 점

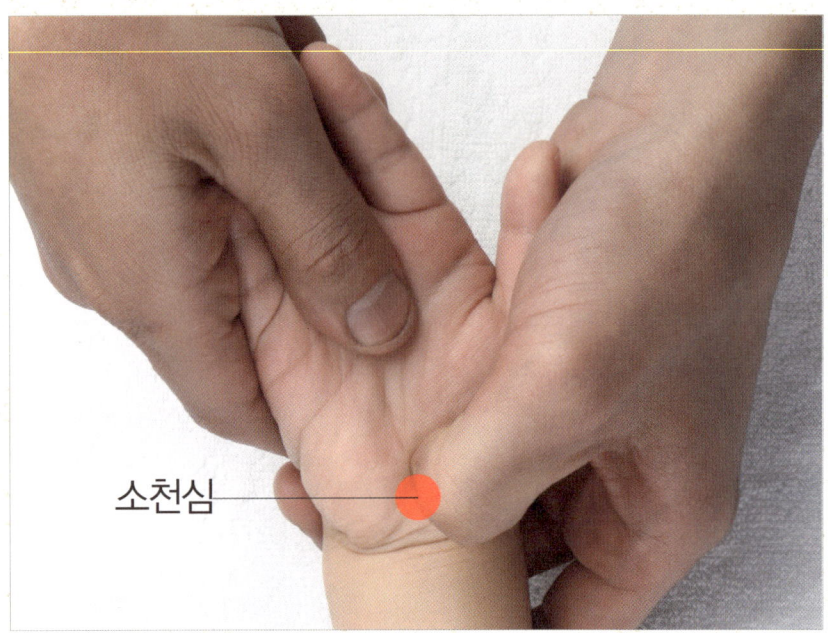

소천심혈위

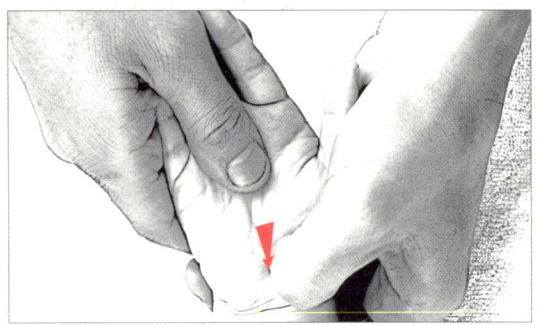

유소천심

우리아이 이렇게 좋아요
마음이 조급하고 불안할 때 정신을 안정시키고 열을 내리고 경기를 멈추게 한다.
소변을 다스리고 눈을 밝게 한다.

따라해 보세요
유소천심 : 엄마의 엄지끝 부분을 혈자리에 대고 누르며 유법으로 마사지 한다.

위치
- 손바닥 쪽 손목주름의 한가운데 부분

12
총근 總筋
손, 팔의 혈자리

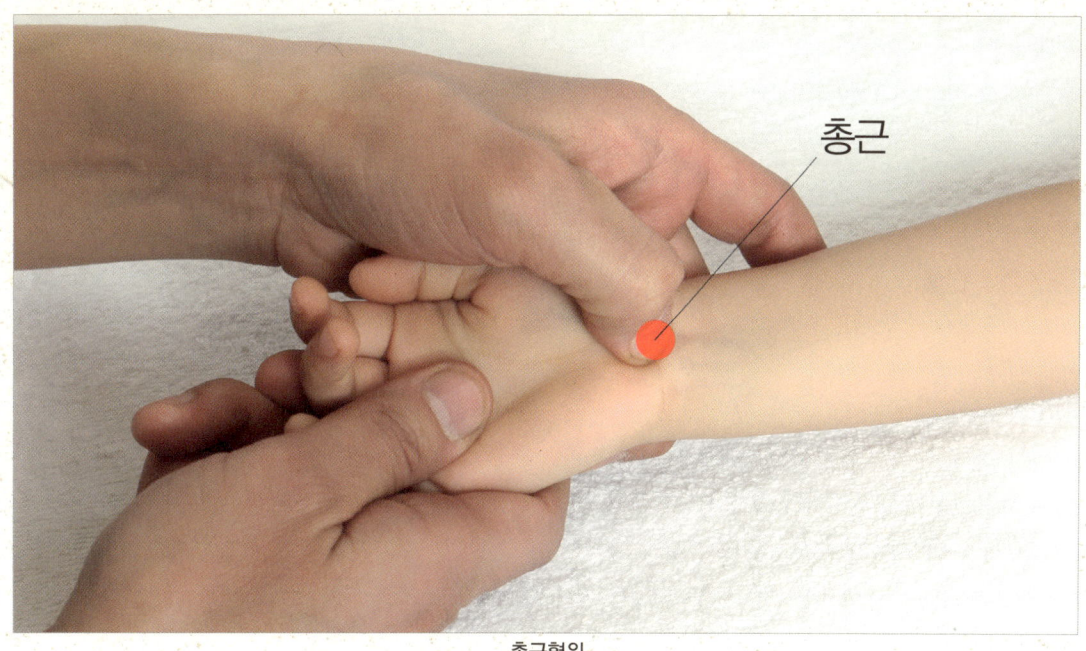
총근혈위

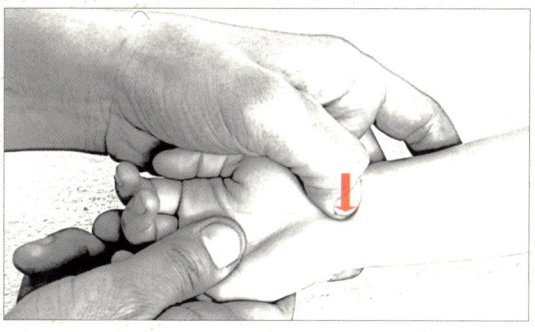
유총근

우리아이 이렇게 좋아요
뭉친 기氣를 풀어주고 경련을 멈추게 한다.
경기, 밤에 심하게 울 때, 입안이 헐었을 때에 좋다.

따라해 보세요
유총근 : 엄마의 엄지끝 부분을 혈자리에 대고 누르며 유법으로 마사지 한다.

13 대횡문 大橫紋

손, 팔의 혈자리

위치
● 손바닥 면에서 손목에 있는 주름. 이 주름을 반으로 나누어서 엄지 쪽의 주름을 양지라 하고 소지 쪽의 주름을 음지라 한다

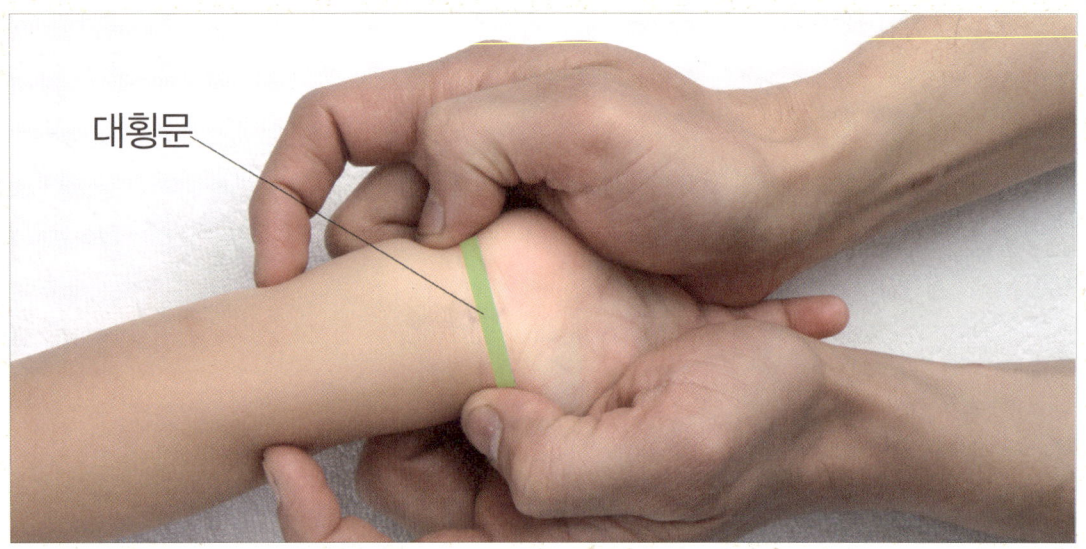

대횡문혈위

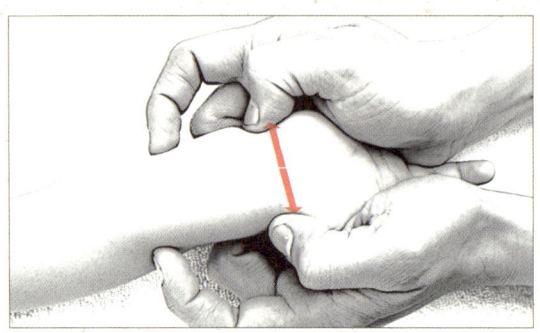

분추대횡문

우리아이 이렇게 좋아요
음양의 불균형을 조절해주고 기와 혈을 조화롭게 하고 적체된 것을 잘 통하게 해주고 음식물의 소화를 돕는다. 몸에 열熱과 한寒이 교차할 때, 설사, 더부룩할 때, 이질, 구토, 체했을 때에 좋다.

따라해 보세요
분추대횡문 : 엄마의 양 엄지를 총근 혈자리에 나란히 놓고 양쪽 손목 주름을 따라 나누어 일자로 밀며 마사지 한다. 10~30회 실시한다.

14 사횡문 四橫紋

손, 팔의 혈자리

위치
- 손바닥 쪽 검지부터 소지까지 각 손가락의 첫째 관절마디의 주름

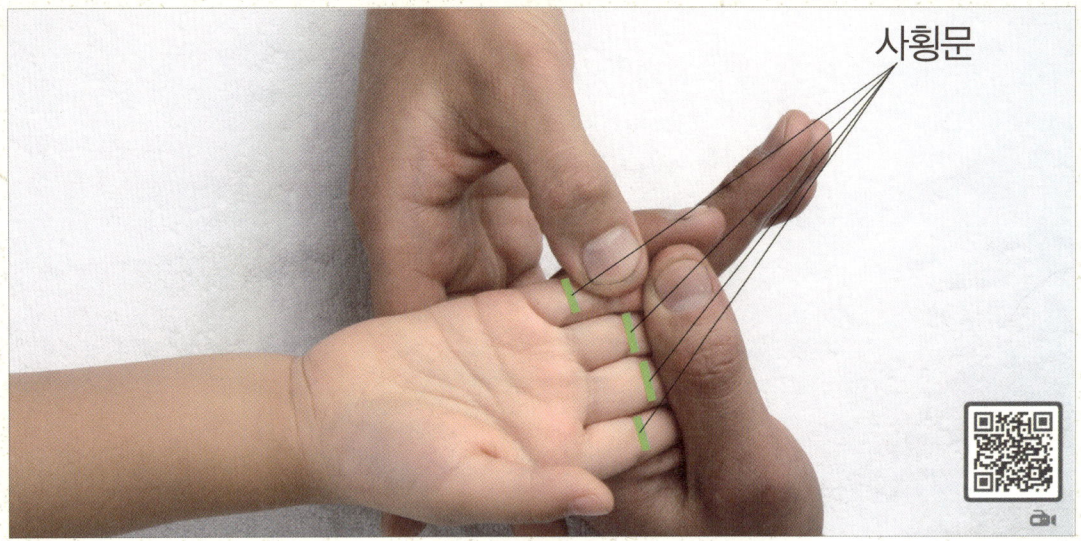

사횡문혈위

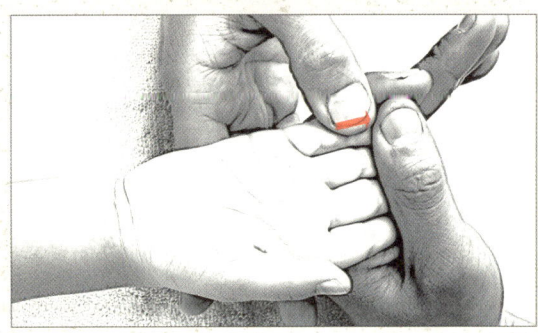

추사횡문

우리아이 이렇게 좋아요

장부의 열과 덩어리를 없애준다.
복통. 가스차고, 소화불량, 더부룩한 것, 식욕부진, 경기에 좋다.

따라해 보세요

혈자리 하나씩 손톱 끝으로 눌러주거나, 혈자리를 하나씩 엄마의 엄지를 사용하여 아이의 손끝방향으로 조금 빠르게 반복적으로 밀어주기를 한다. 매 혈자리마다 5~10회 실행한다.

15 합곡合谷

손, 팔의 혈자리

위치
- 손등 쪽 엄지와 식지를 벌렸을 때 사이 중앙에서 약간 식지 쪽에 치우쳐 있다

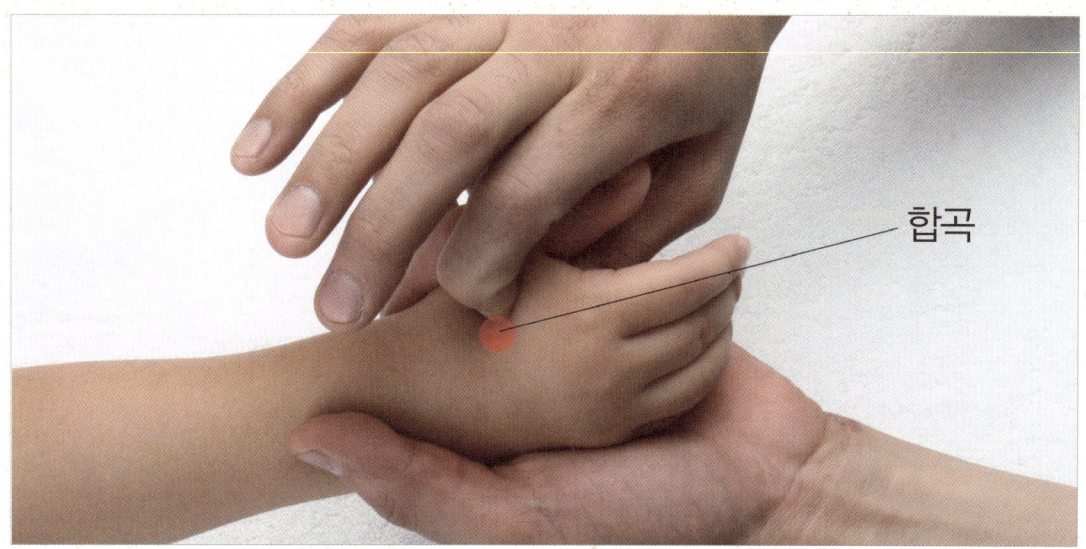

합곡혈위

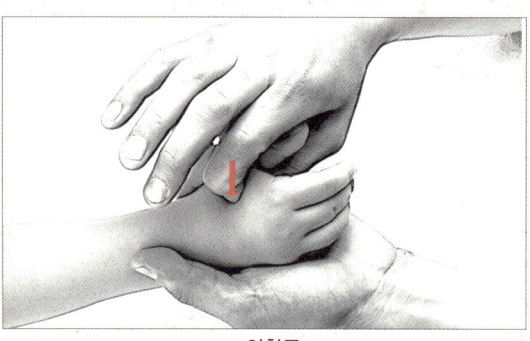

안합곡

우리아이 이렇게 좋아요.
피부를 좋게 하고 통증을 가라앉힌다.
감기, 비염, 편도선염, 축농증, 밤에 우는 아기, 틱장애, 설사, 변비에 좋다.

따라해 보세요
엄마의 식지를 사용하여 혈자리를 안법으로 마사지 한다. 5~20회 실시 한다.

16 삼관三關

손, 팔의 혈자리

위치
- 대횡문상에서 양지쪽에 해당하는 부위에서 팔꿈치 구부려 주름 끝부분곡지까지의 일직선. 즉 악수를 할 때 팔의 부위에서 하늘을 향하는 직선면

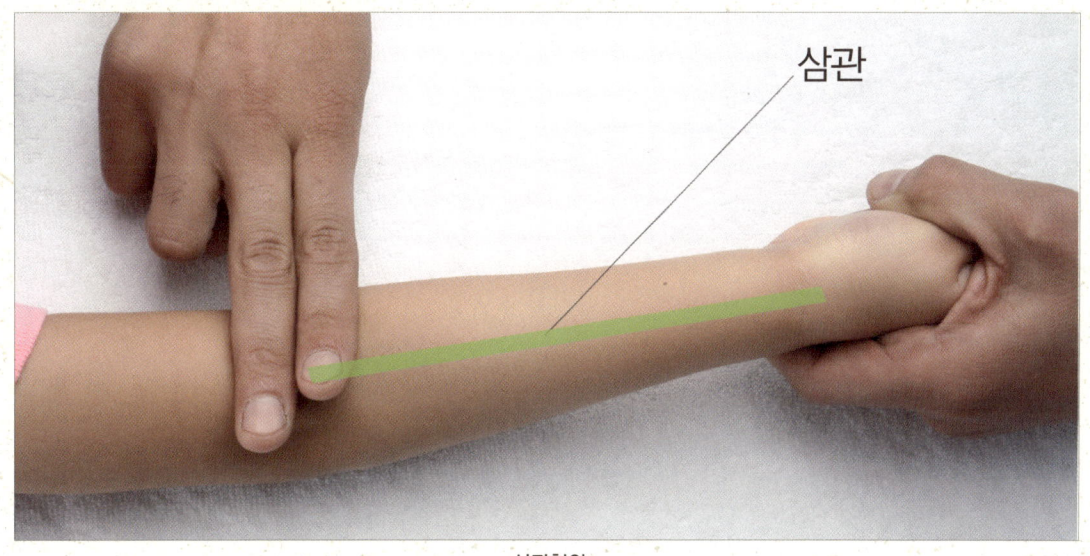

삼관혈위

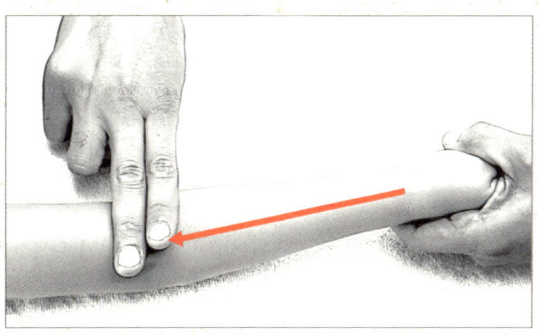

추삼관

한방에서 이야기 하는 사기邪氣란 인체에 병을 일으키게 하는 안 좋은 기운으로 양방에서 이야기하는 세균이나 바이러스도 사기의 범주에 들어간다.

우리아이 이렇게 좋아요
기를 보하고 잘 통하게 하며 피부에 있는 사기邪氣를 없애준다.
병후 체력쇠약, 사지가 차가울 때, 복통, 설사, 기운이 없고 몸이 냉한 모든 병에 좋다.

따라해 보세요
엄마의 엄지혹은 검지,중지를 나란히 붙여 아이의 팔목부위에서 팔꿈치 방향으로 일자로 밀기를 사용하여 마사지 하여준다. 10~30회 실시한다.

17 천하수 天河水

손, 팔의 혈자리

위치
- 손목관절 안쪽주름 한가운데총근혈에서 팔꿈치 관절 안쪽주름 한가운데곡택혈까지의 일직선

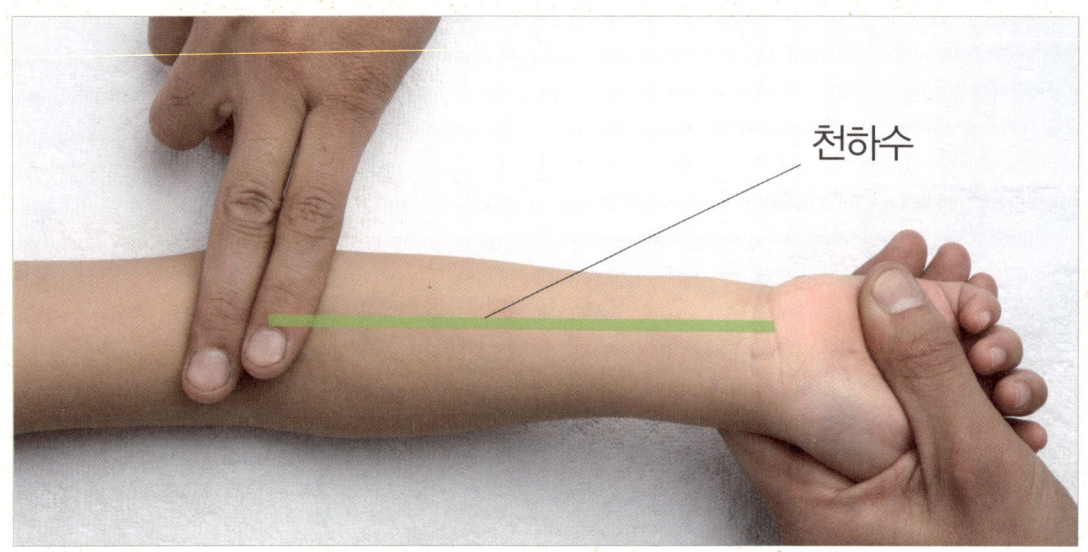

천하수혈위

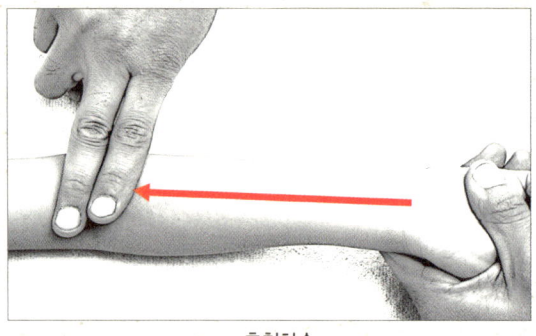

추천하수

우리아이 이렇게 좋아요
열을 떨어뜨리고 피부의 사기邪氣를 제거하고 화火를 없애주고 마음이 답답함을 없애 준다.
모든 열성질환, 마음이 초초함, 갈증, 경기에 좋다.

따라해 보세요
엄마의 검지,중지를 나란히 붙여 손목에 팔꿈치쪽으로 일자로 밀기를 사용하여 마사지 하여 준다. 10~30회 실시한다.

18
육부 六腑
손, 팔의 혈자리

위치
- 대횡문상에서 음지쪽에 해당하는 부위에서 팔꿈치까지의 일직선. 즉 악수를 할 때 팔의 부위에서 땅 쪽을 향하는 직선면

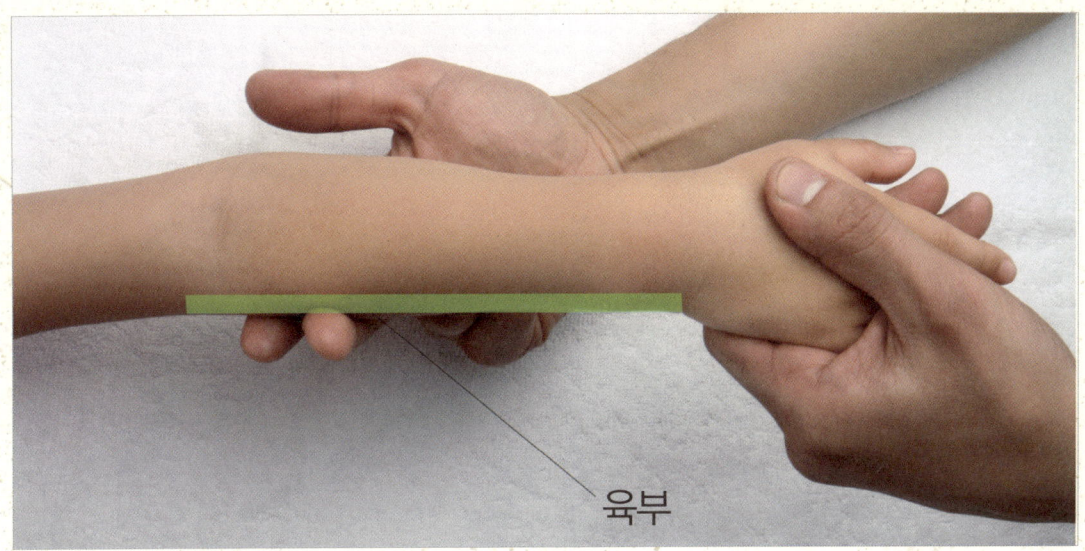

육부

육부혈위

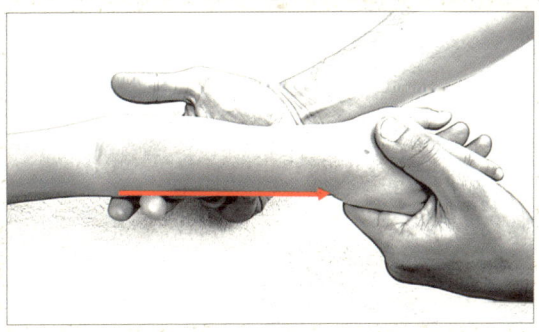

추육부

우리아이 이렇게 좋아요

열을 떨어트리고 해독작용을 한다.
고열, 목이탐, 경풍, 아구창, 인후염, 대변건조 등 모든 실열성實熱性 질환에 쓰인다.

따라해 보세요

엄마의 엄지면 이나 검지, 중지를 나란히 붙여 팔꿈치에서 팔목방향으로 일자로 밀기를 사용하여 쓸어 내린다. 10~30회 실시 한다.

19 백회百會

얼굴, 머리 혈자리

위치
- 얼굴정중선과 머리중앙선을 지나는 두정정중선頭頂正中線과 양쪽 귀 끝을 잇는 선이 교차하는 점

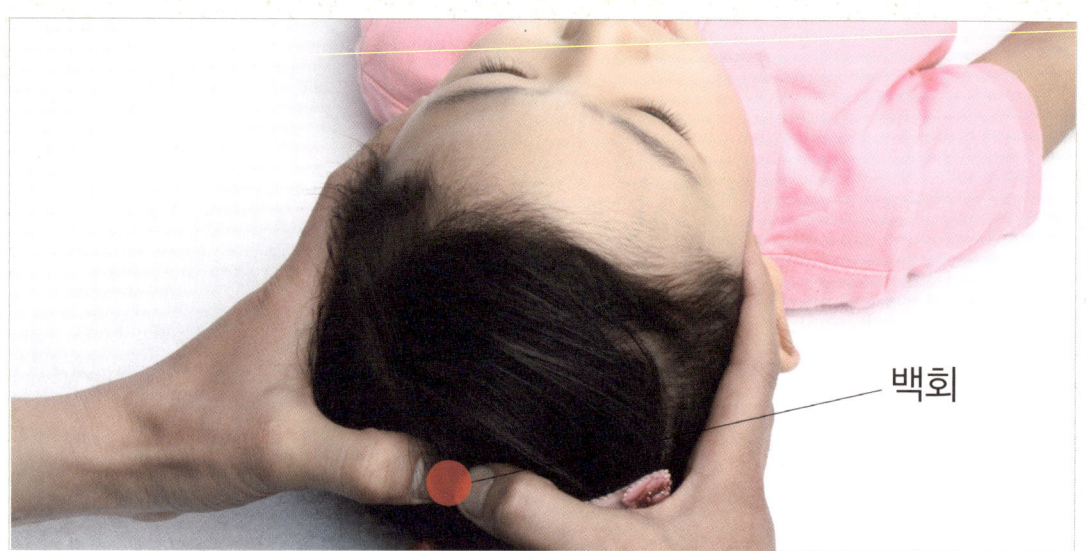

백회혈위

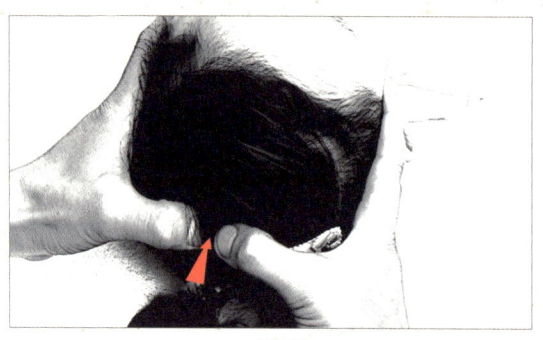

안백회

만세 미만인 유아는 강한자극을 피해야 한다.

우리아이 이렇게 좋아요.
양기陽氣를 북돋아주고 정신을 안정시키며 막힌 경락을 통하게 하고 눈을 밝게 해준다.
두통, 경기驚氣, 어지럼증, 탈항, 이뇨, 만성설사 등

따라해 보세요
시술자의 손가락 끝부분을 백회혈에 대고 안법으로 살짝 눌러 주거나, 유법을 사용하여 돌려준다. 안법은 3~5회, 유법은 10~20회 실시 한다.

20 천문天門

얼굴, 머리 혈자리

위치
- 양 눈썹 중간점에서부터 이마의 머리카락이 시작되는 전발제의 정중선까지의 일직선

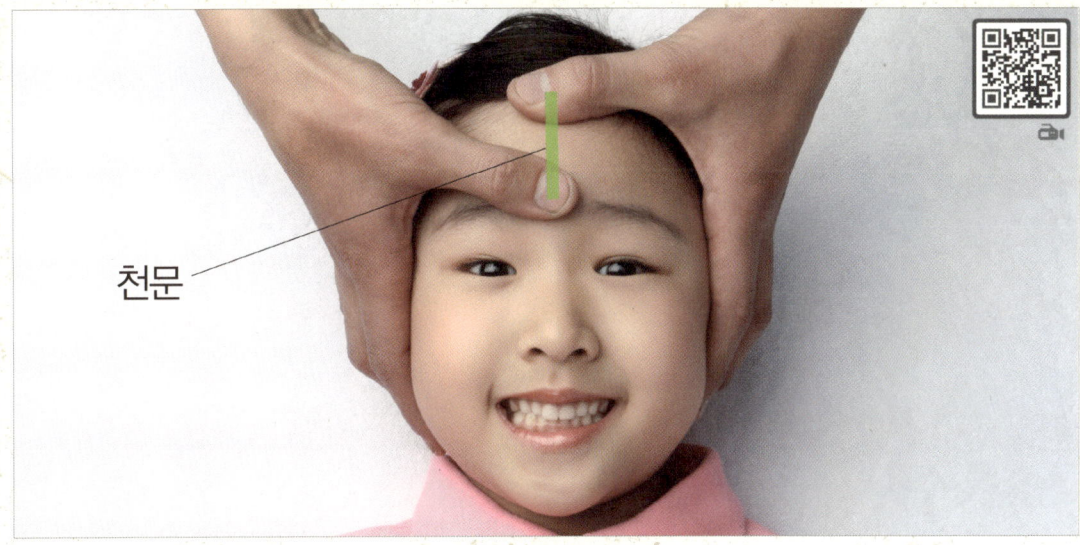

천문혈위

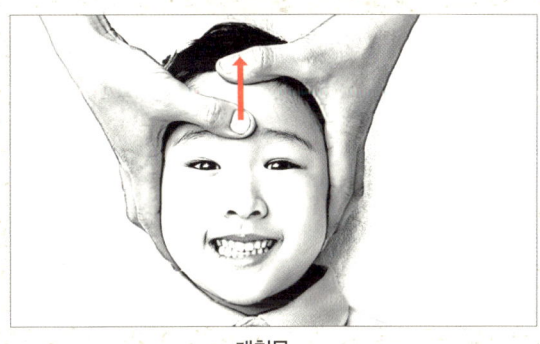

개천문

우리아이 이렇게 좋아요.
정신을 깨어나게 하고 눈을 밝게 해준다.
감기에 의한 발열, 두통, 정신불안, 두뇌개발에 좋다.

따라해 보세요
엄마의 양 엄지를 눈썹 중간지점부터 전발제이며 위의 머리카락 라인부위 까지 교차로 밀어 올려준다. 이 동작을 개천문開天門이라 한다. 10~50회 정도 실행 한다.

21 감궁 坎宮

얼굴, 머리 혈자리

위치
- 양 눈썹 안쪽 끝에서 바깥쪽 모서리까지의 눈썹선

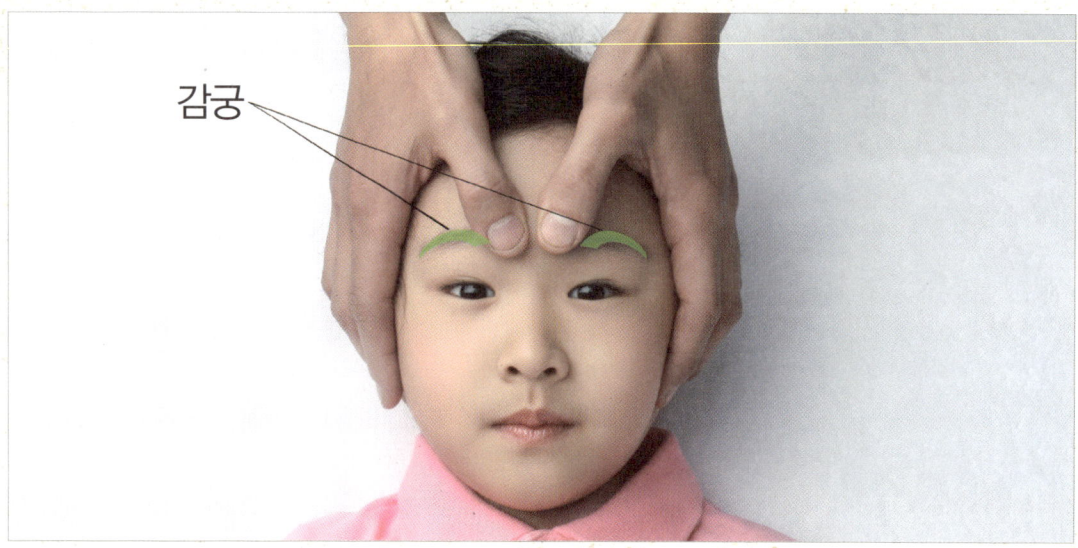

감궁혈위

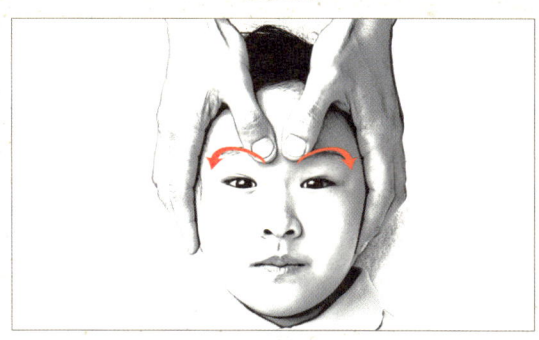

추감궁

우리아이 이렇게 좋아요
정신을 깨어나게 하고 눈을 밝게 해주며 두통을 멈추게 한다.
감기에 의한 발열, 두통, 경기에 좋다.

따라해 보세요
엄마의 양 엄지를 각각 양 눈썹안쪽 끝에 대고 일자로 밀기를 사용해서 눈썹 바깥 쪽 끝을 향하여 쓸어준다.
10~50회 정도 실행 한다.

위치
- 양 눈썹 바깥쪽 오목 들어 간곳

22
태양 太陽
얼굴, 머리 혈자리

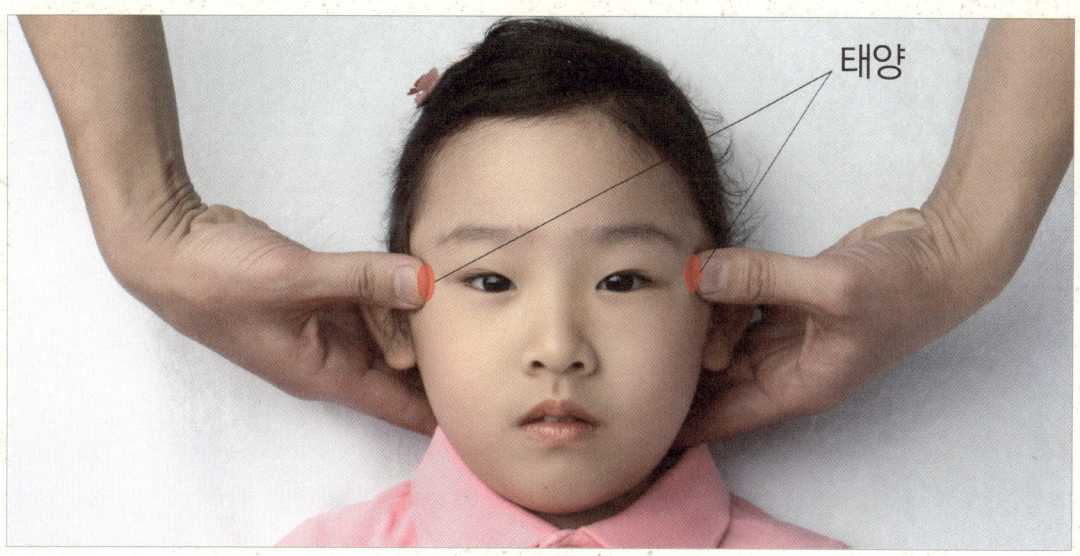
태양혈위

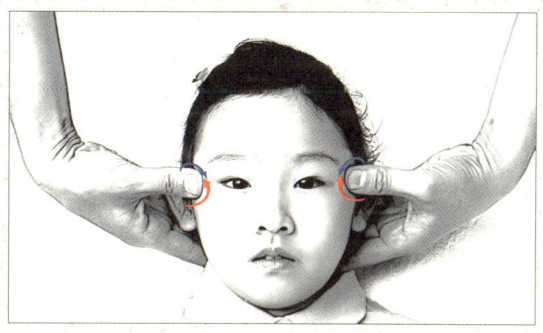
유태양

우리아이 이렇게 좋아요
눈을 밝게 해준다.
감기에 의한 발열, 두통, 눈이 붉고 아플 때에 좋다.

따라해 보세요
엄마의 양 엄지 끝을 태양혈에 대고 살짝 눌러주며 돌려준다. 10~50회 정도 실행 한다.

23 영향 迎香

얼굴, 머리 혈자리

위치
- 콧망울 외측으로 0.5치†

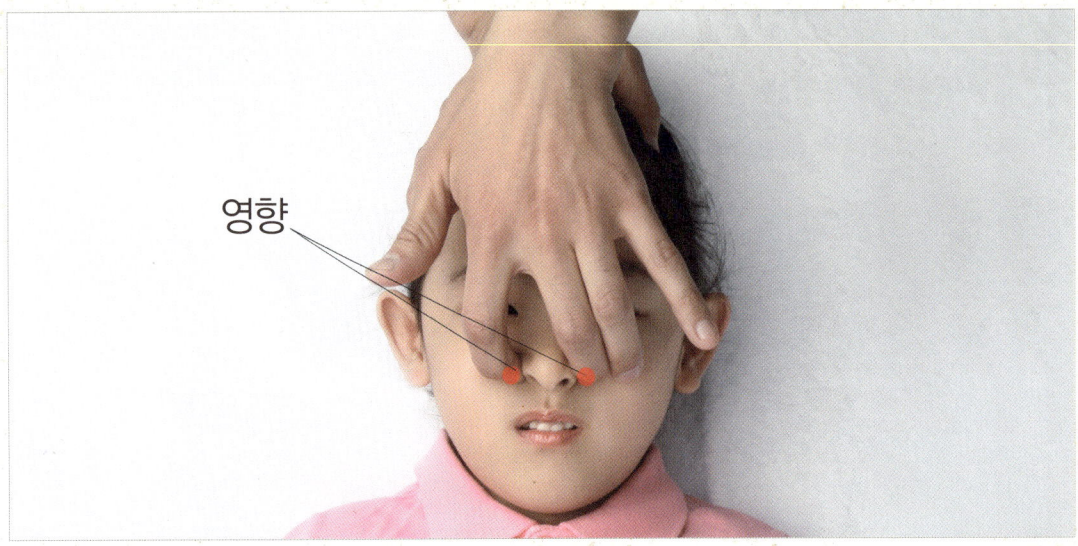

영향혈위

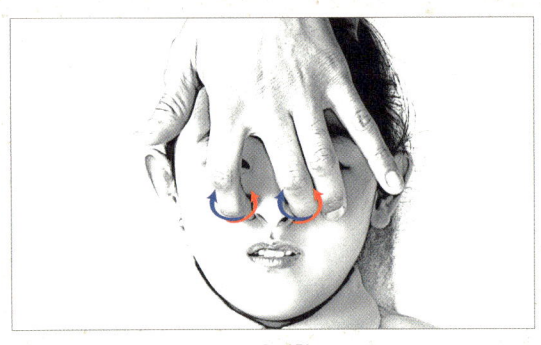

유영향

우리아이 이렇게 좋아요
코막힘을 뚫어 준다.
코막힘, 콧물, 구안와사안면근육이 마비되어 한쪽이 쏠리어 삐뚤어지는 병에 좋다.

따라해 보세요
검지,중지를 이용하여 영향혈을 살짝 눌러주면서 유법으로 돌려주며 실행 한다. 10~30회 정도 실행 한다.

24 풍지風池

얼굴, 머리 혈자리

위치
- 뒤통수 튀어나온 곳 아래 쑥 들어간 곳과 귀 뒤쪽 납작 뼈 사이에서 승모근과 흉쇄유돌근 사이

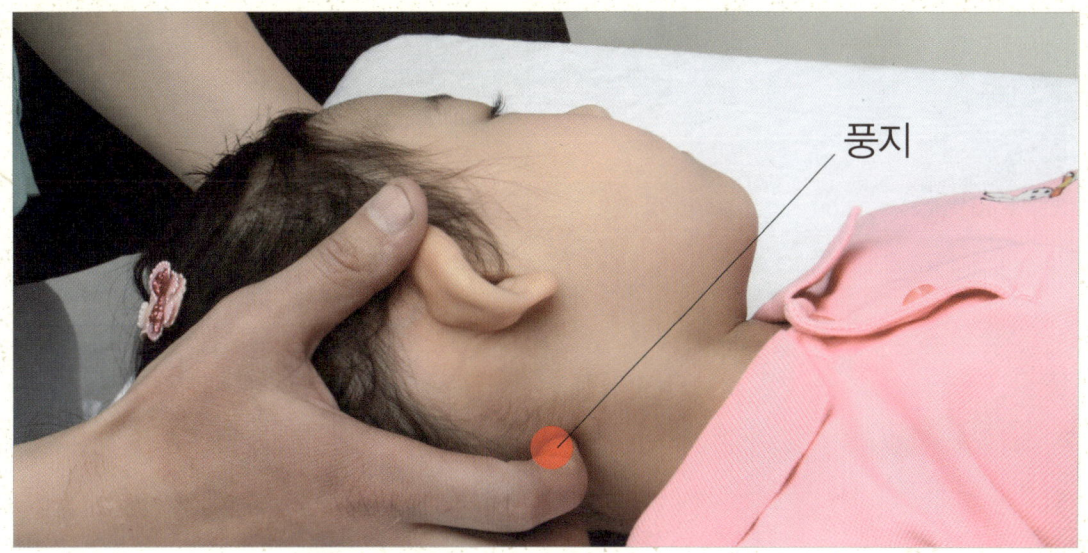

풍지혈위

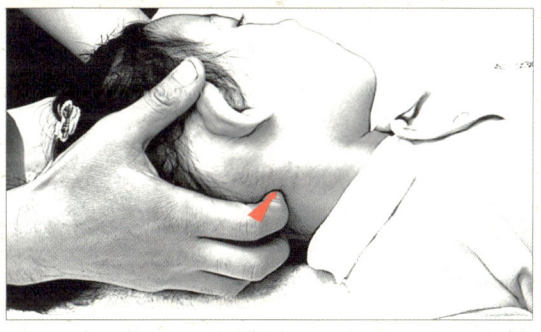

유풍지

우리아이 이렇게 좋아요
열을 발산시키고 피부의 사기邪氣를 없애며 눈을 밝게 해준다.
감기, 두통, 발열, 목, 어깨통증에 좋다.

따라해 보세요
동작 아이가 누운 상태에서 엄마의 식지나 중지를 사용하여 풍지혈을 한쪽씩 지그시 눌러주며 유법으로 돌려준다. 5~20회 정도 실행 한다.

25 천주골 天柱骨
얼굴, 머리 혈자리

위치
- 뒤통수 머리카락이 시작되는 후발제의 정중선에서부터 대추혈제7경추 하단까지의 일직선

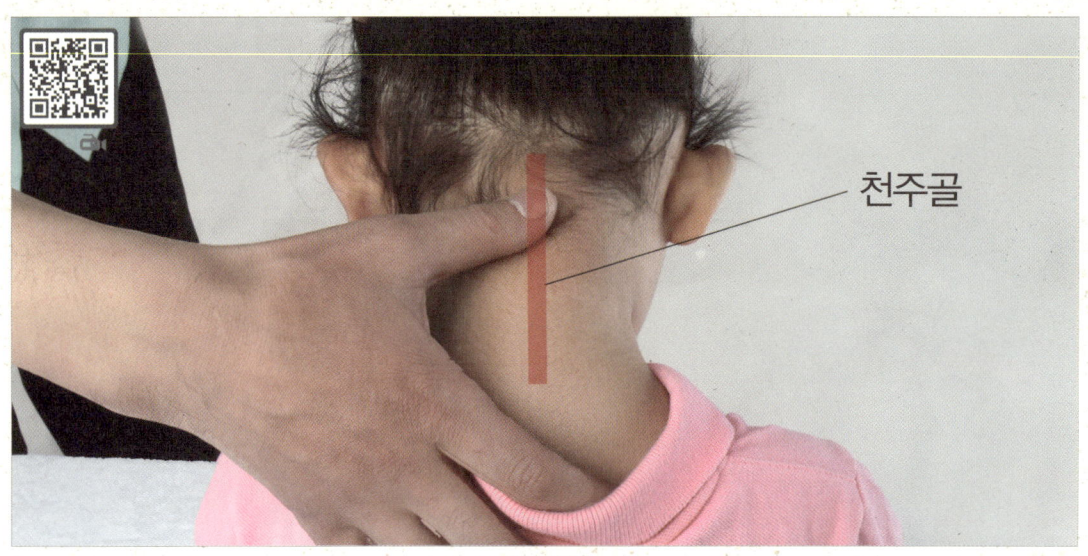
천주골혈위

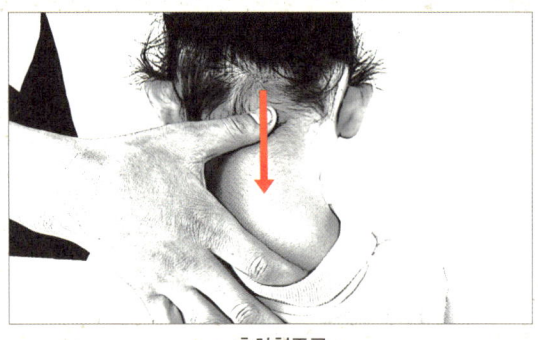
추하천주골

우리아이 이렇게 좋아요
기氣를 순조롭게 하여 기운氣運을 아래쪽으로 떨어뜨리고 열을 내려주고 통증을 완화시킨다.
후두골통증, 목, 어깨통증, 구토, 발열에 좋다.

따라해 보세요
엄마는 엄지 면을 사용해서 천주골혈의 위쪽에서 아래방향으로 일자로 밀기를 사용하여 마사지 한다. 10~50회 정도 실행 한다.

26 천돌天突

가슴, 복부 혈자리

위치
- 양 쇄골 사이 정중선에서 목 한가운데 쏙들어간 곳

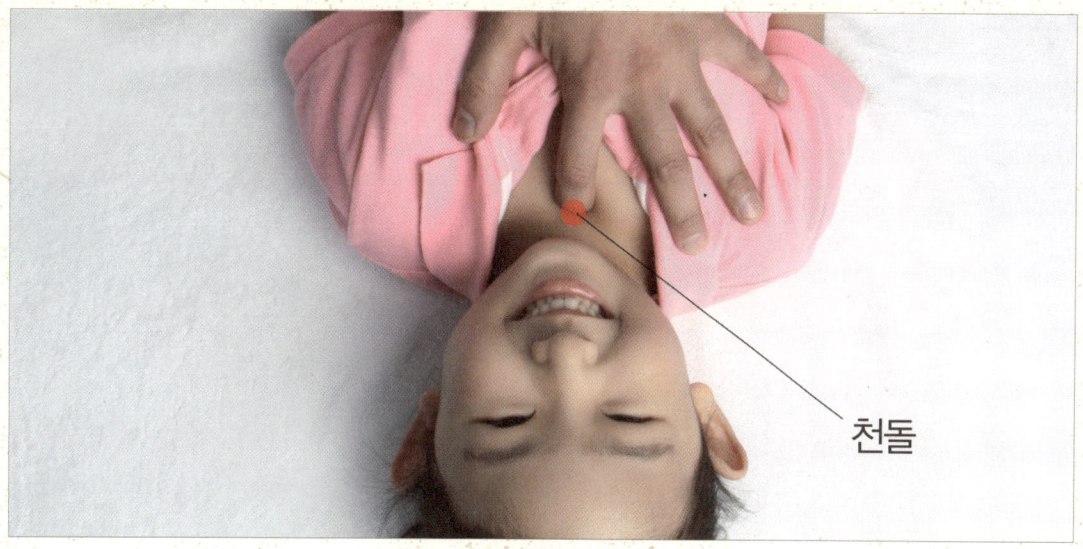

천돌혈위

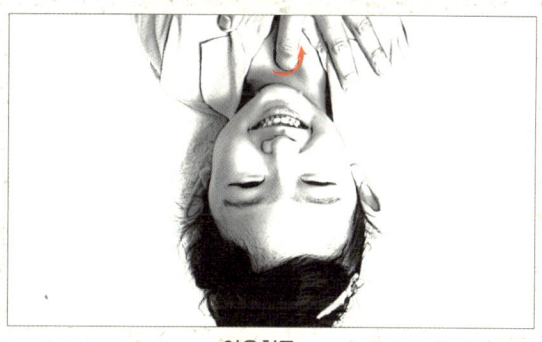

안유천돌

우리아이 이럴 때 좋아요.
기운의 흐름을 이롭게 하고 가래를 없애며 기氣가 내려가 구역질을 멈추게 한다.
기침, 가래, 구역질, 구토, 천식에 좋다.

따라해 보세요
엄마의 중지 끝부분을 천돌 혈자리에 대고 안법으로 눌러주거나 유법으로 돌리며 마사지 한다. 5~20회 정도 실행 한다.

27 전중膻中

가슴, 복부 혈자리

위치
● 가슴의 양 유두의 중간점

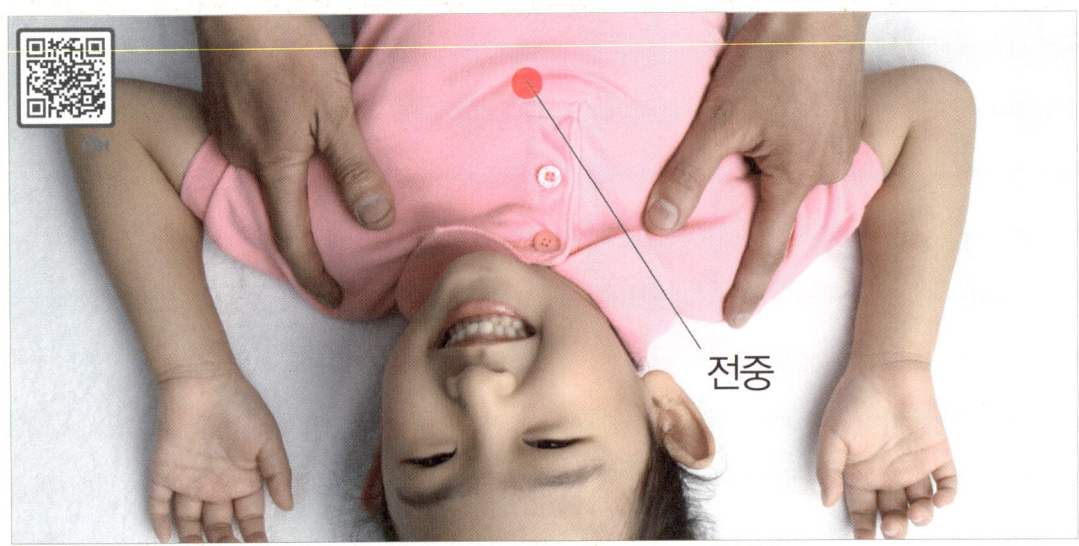

전중혈위

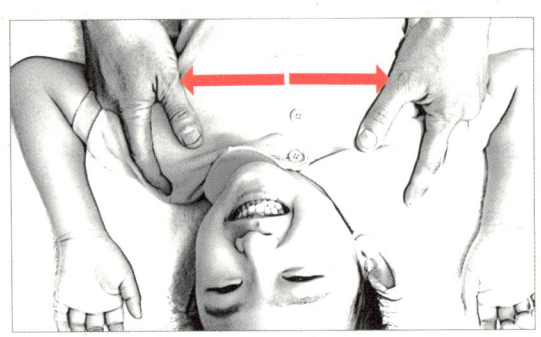

분추전중

우리아이 이렇게 좋아요
가슴을 넓혀주고 폐 기운을 잘 소통시켜 주며 기침을 멈추게 한다.
가슴이 답답함, 천식, 구토, 구역질에 좋다.

따라해 보세요
시술자의 양 엄지를 사용하여 본 혈자리에서 양유두 쪽 분리되는 방향으로 일자로 밀기를 사용하여 마사지 한다. 10~50회 정도 실시 한다.

위치
● 배꼽과 가슴뼈 검상돌기_{가슴복판 뾰족한 뼈}의 중간지점

28
중완 中脘
가슴, 복부 혈자리

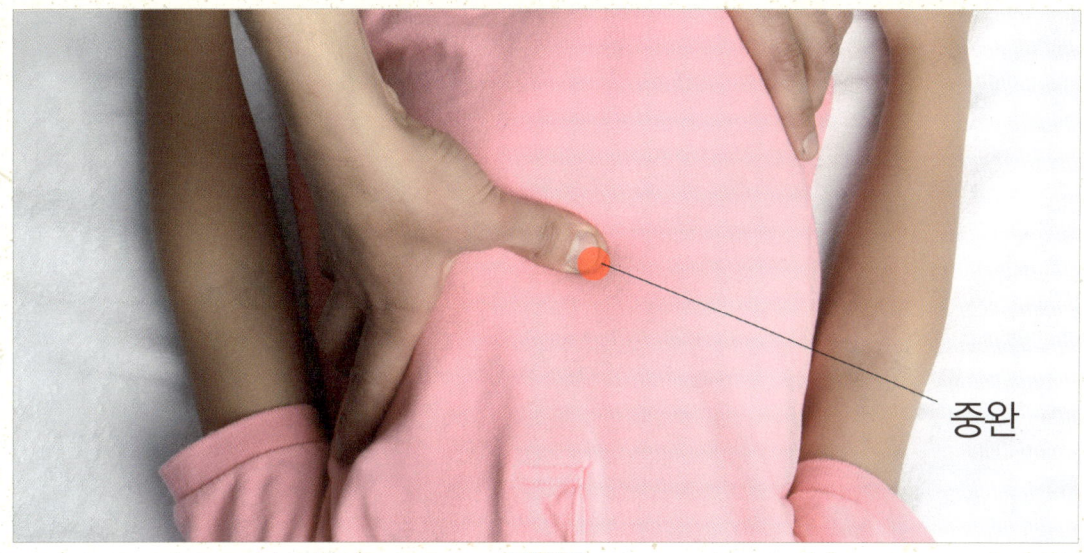

중완혈위

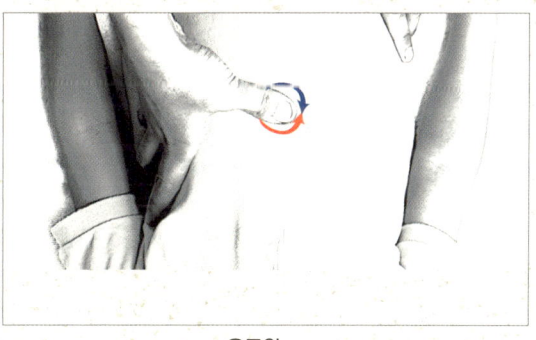

유중완

우리아이 이렇게 좋아요
소화기능을 좋게 해주고 음식물의 소화를 촉진시킨다.
위통, 복통, 구토, 설사, 소화불량에 좋다.

따라해 보세요
엄지, 검지 혹은 중지 끝 부분이나 손바닥 부위를 혈자리에 대고 유법으로 돌려준다. 10~50회 실시한다.

29
복腹

가슴, 복부 혈자리

위치
● 복부 전체

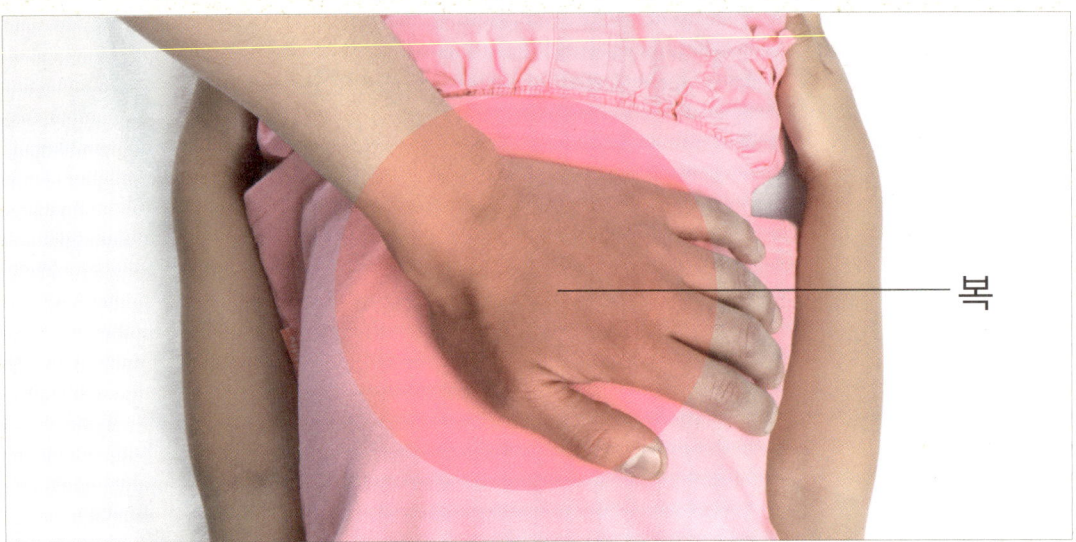

복

복혈위

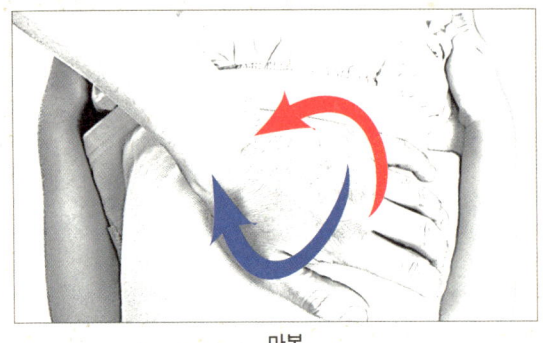

마복

우리아이 이렇게 좋아요.
설사를 멈추게 하며 통변하도록 돕고 소화를 촉진시켜준다. 복통, 배에 가스 참, 소화불량, 구토, 편식이나 식욕부진, 변비에 좋다.

따라해 보세요
손바닥 전체나 엄지를 제외한 사지四指를 사용하여 쓰다듬기로 복부전체를 문질러 준다. 1분에서 5분정도 쓰다듬기로 마사지한다.

위치
- 배꼽부위

30 제臍
가슴, 복부 혈자리

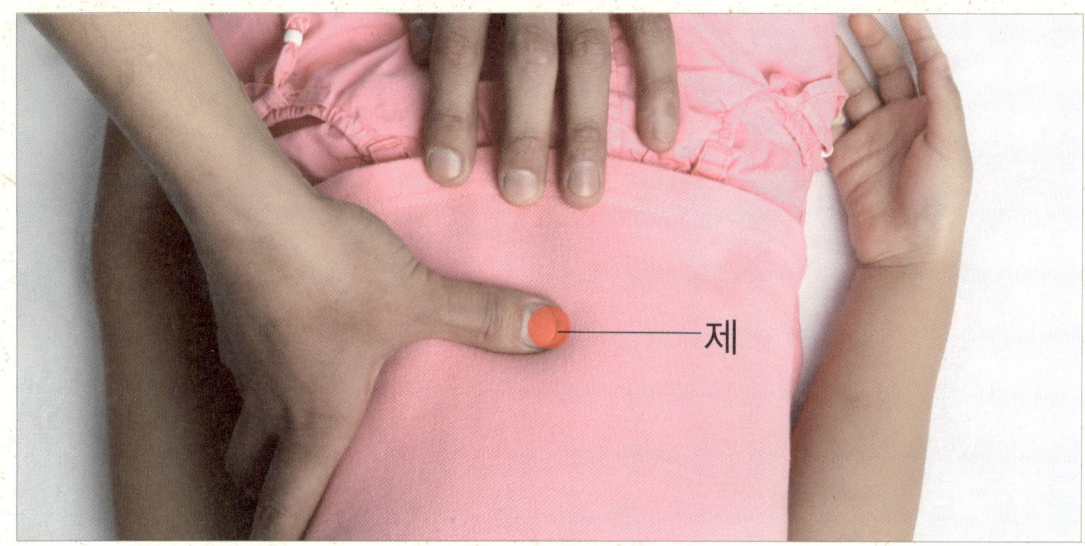

제혈위

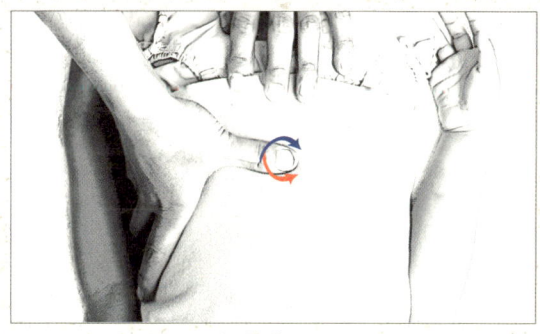

유제

우리아이 이렇게 좋아요
기혈氣血을 보補해주고 소화기능을 강화시키고 체한 음식물을 소화 시킨다.
설사, 구토, 소화불량, 식욕부진, 변비에 좋다.

따라해 보세요
엄마의 엄지나 손바닥을 배꼽위에 놓고 유법으로 돌리며 마사지 한다. 10~30회 정도 실시 한다.

31 천추天樞

가슴, 복부 혈자리

위치
- 배꼽 양 옆 2치 부위

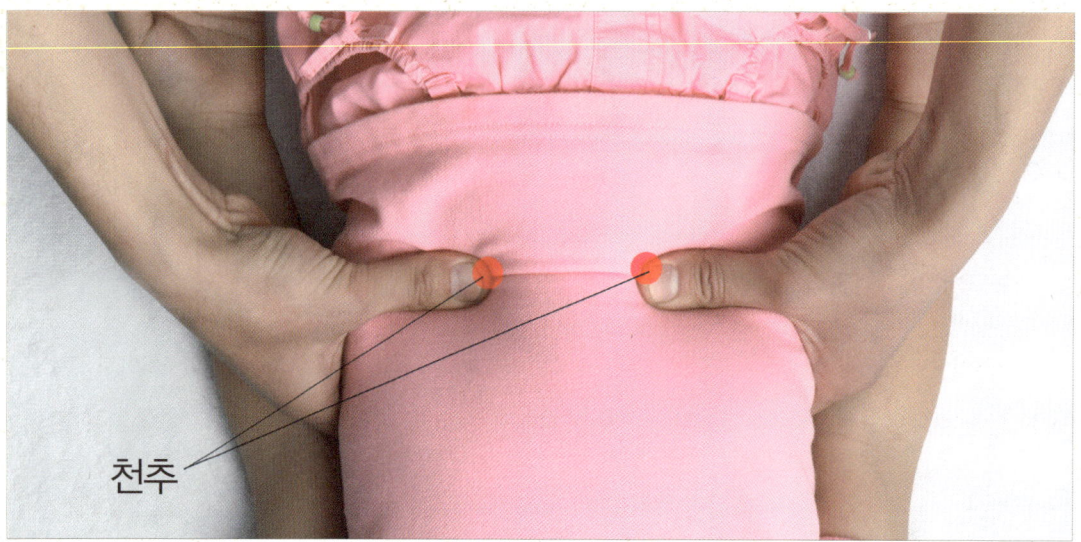

천추혈위

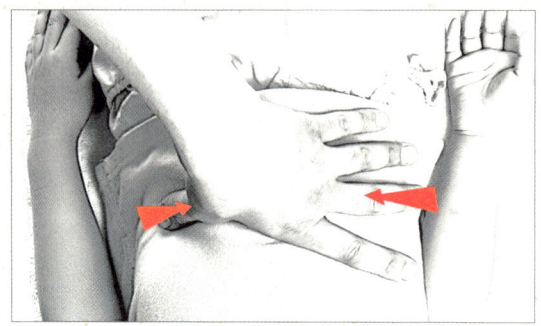

나천추

우리아이 이렇게 좋아요

대장기능을 좋게 하여 잘 통하게 하고, 기氣를 조절하여 적체되어 있는 것을 잘 배설시킨다.
배에 가스 참, 복통, 설사, 변비에 좋다.

따라해 보세요

엄지를 천추 한쪽 혈자리에 놓고 나머지 사지四指는 반대쪽의 천추혈 주위에 놓은 다음, 배의 근육층을 천천히 깊게 잡은 후 위쪽으로 살짝 들어 올려 주었다가 천천히 배 근육을 놓아주고 다시 근육층을 잡아 올려주는 것을 반복한다. 5~30회 정도 반복한다.

위치

- 배꼽직하 3치 아래

32
관원關元
가슴, 복부 혈자리

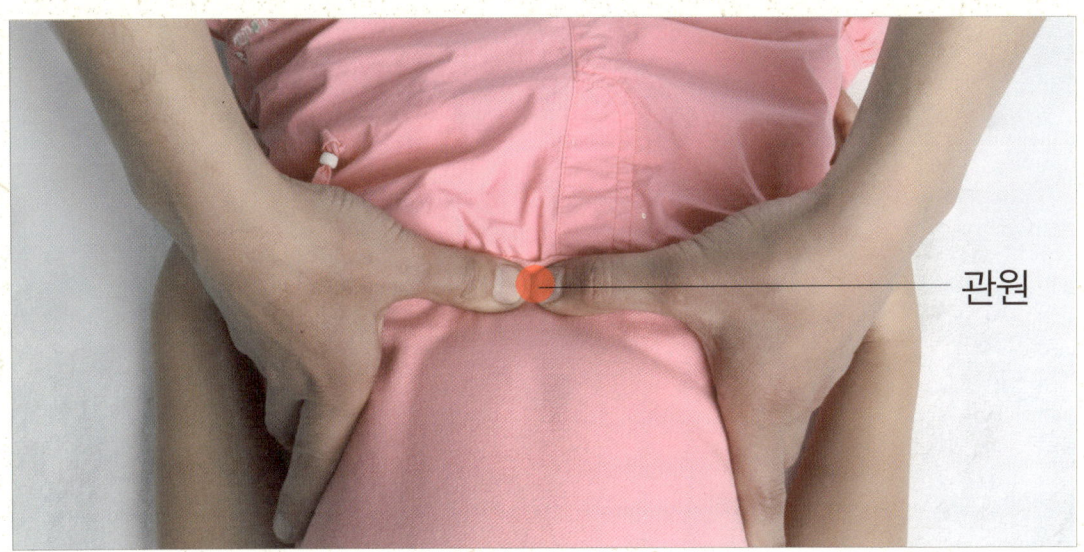

관원혈위

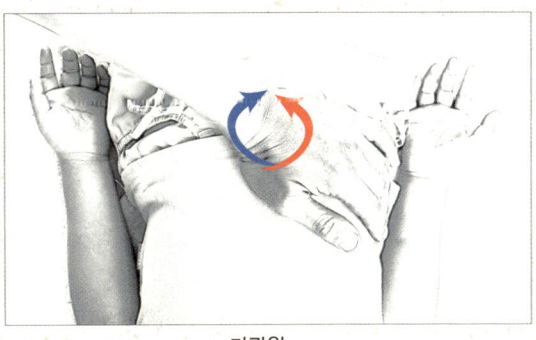

마관원

우리아이 이렇게 좋아요

콩팥기운을 좋게 하며 하체 기운을 따뜻하게 하고 몸의 근본을 견고하게 해 준다.

배에 가스 참, 설사, 변비, 야뇨증夜尿症, 소변폐쇄, 탈항脫肛, 탈장에 좋다.

따라해 보세요

엄마의 수근을 관원혈에 대고 마법을 사용해서 쓰다듬어 준다. 2~3분정도 실시한다.

33 두각 肚角

가슴, 복부 혈자리

위치
- 배꼽아래 2치에서 다시 양 옆으로 2치인 지점으로 배 근육 양쪽 끝부분

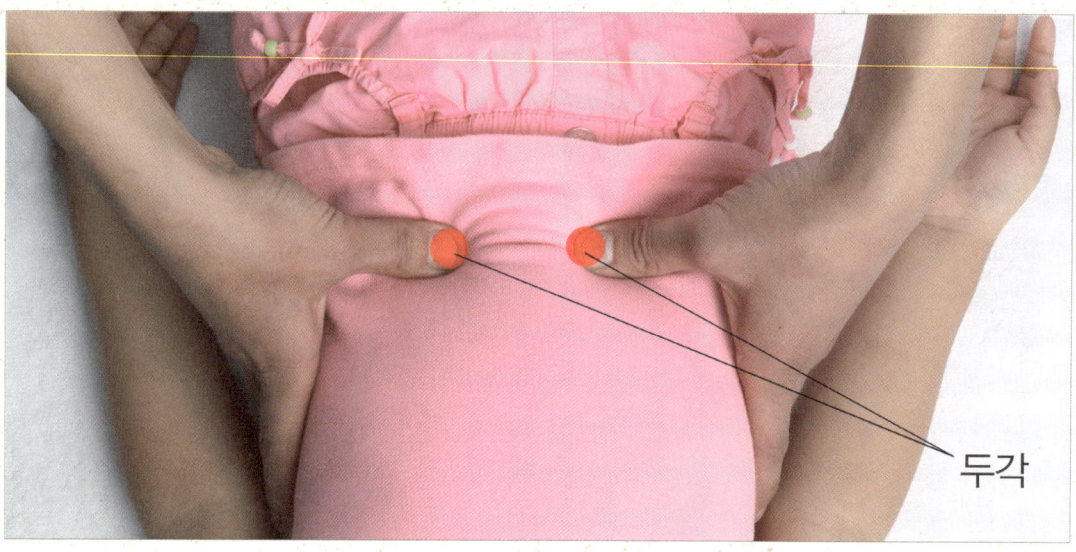

두각혈위

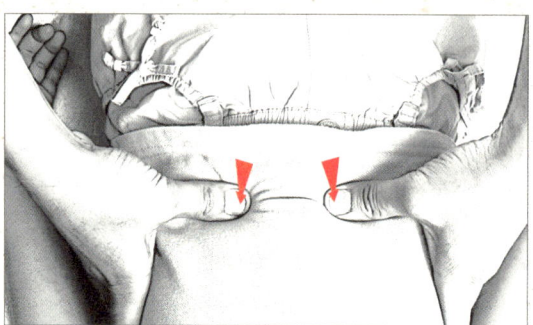

나두각

우리아이 이렇게 좋아요
소화기능을 강화시키고 기氣를 순조롭게 하여 막혀 있는 것을 제거 한다.
복통, 설사, 배에 가스 참, 변비에 좋다.

따라해 보세요
양손의 엄지를 동시에 두각 양 혈자리에 놓고 나머지 사지四指는 허리쪽 수위에 놓은 다음, 배의 근육층을 천천히 깊게 잡았다가 천천히 배 근육을 놓아주고 다시 근육층을 잡아 올려주는 것을 반복한다. 5~30회 정도 반복한다.

34 족삼리 足三里

하지 혈자리

위치
- 외측무릎 밑 들어간 곳에서 밑으로 3치 내려가고 다시 무릎아래 긴 뼈경골 면에서 외측으로 1.5치 바깥 지점

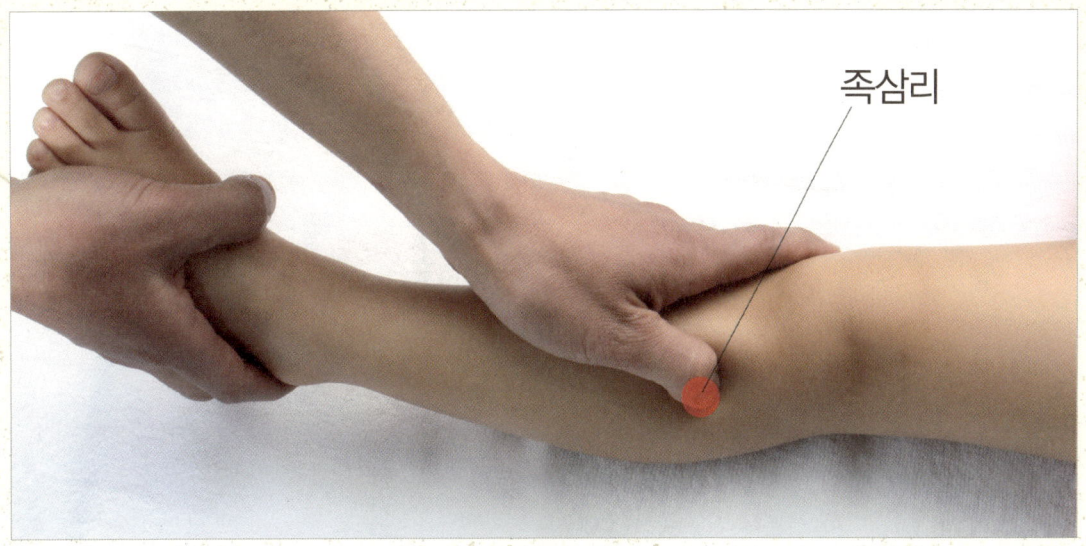

족삼리혈위

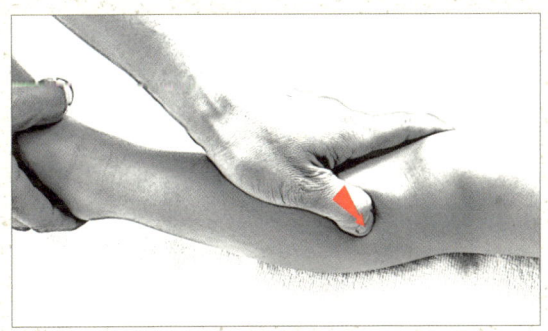

안유족삼리

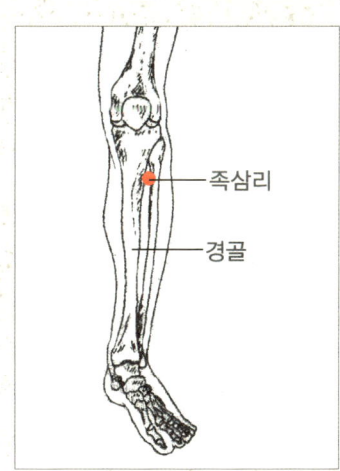

우리아이 이렇게 좋아요.
소화기능을 강화, 내장기능을 조절 해주고 정체된 독소를 제거하고 경락이 잘 통하게 해 준다.
배에 가스 찰 때, 복통, 설사, 구토, 하지무력증에 좋다.

따라해 보세요
엄마의 엄지면으로 혈자리를 누르며 돌려준다. 10~50회 실시한다.

35 양릉천 陽陵泉

하지 혈자리

위치
- 무릎을 굽힌 상태에서 무릎측면 튀어나온 뼈비골소두 전하방의 오목 들어간 지점

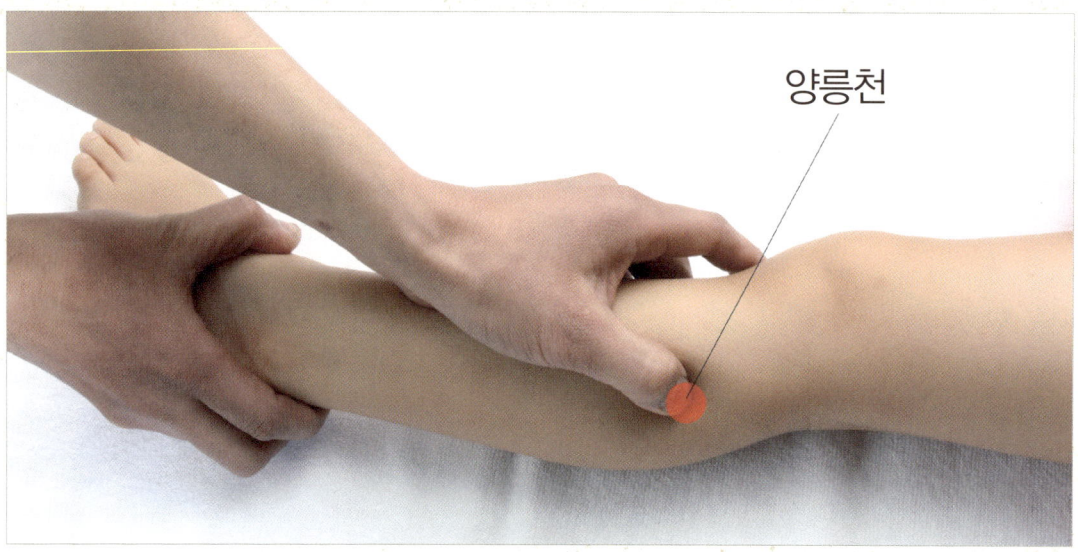
양릉천혈위

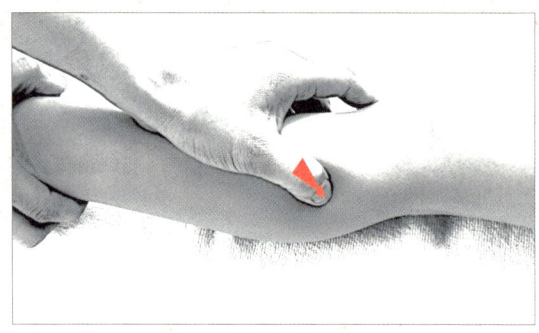
안유양릉천

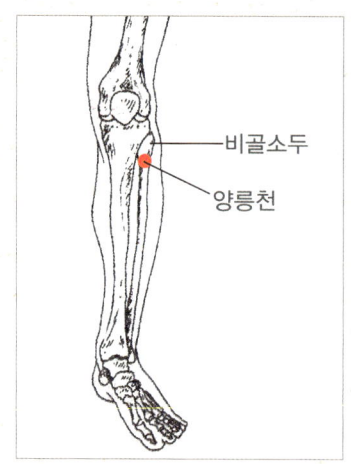

우리아이 이렇게 좋아요
간담肝膽의 기능을 잘 조절하고 습濕, 열熱을 제거하며, 풍사風邪를 없애고 근육 및 관절 골격의 긴장을 풀어 준다.
소아경기, 성장통, 무릎통증, 발육부진, 어깨통증, 시력감퇴에 좋다.

따라해 보세요
엄마의 엄지면으로 혈자리를 누르며 돌려준다. 10~50회 실시한다.

36 후승산後承山

하지 혈자리

위치
- 종아리 쪽 장딴지 중간이며, 장딴지 근육에 힘을 주었을 때 다리 뒤쪽 오금과 발뒤꿈치를 연결하는 선의 중간지점에 오목 들어가는 곳

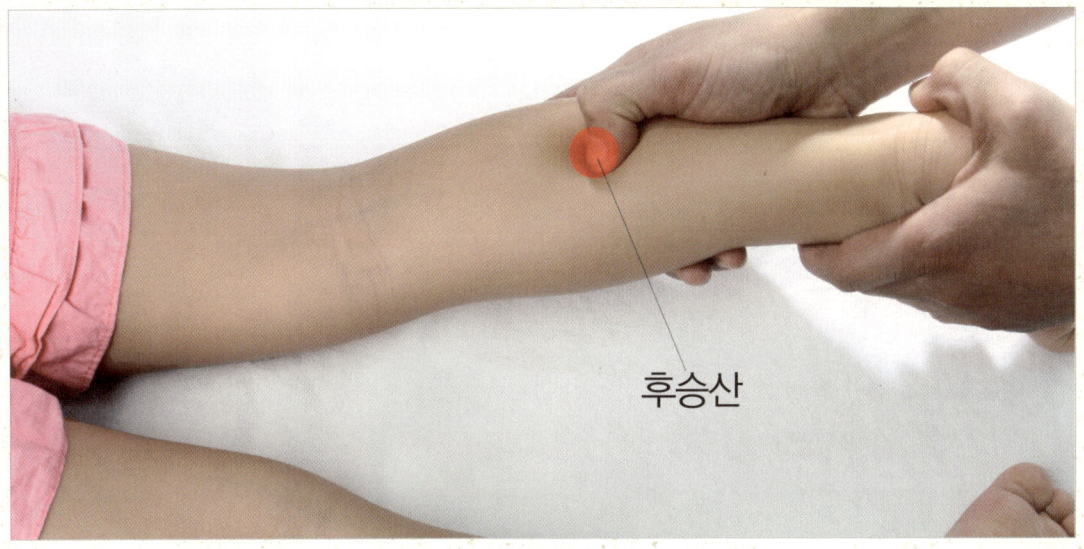

후승산혈위

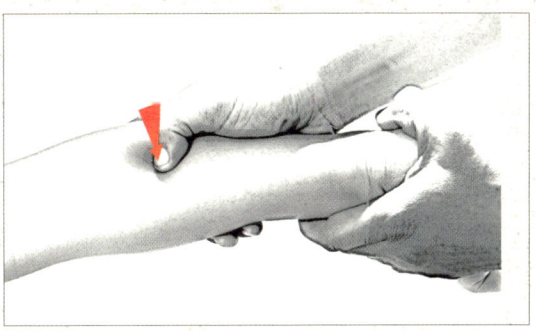

안후승산

우리아이 이렇게 좋아요
경련을 멈춰주고 경락이 잘 통하게 하여 준다.
종아리 통증 및 경련, 하지경련위축에 좋다.

따라해 보세요
엄지의 지문 면을 사용하여 혈자리를 지그시 눌렀다가 놓았다가 다시 지그시 누르기를 반복한다. 횟수 5~10회 실행한다.

37 태충太衝

하지 혈자리

위치
- 첫 번째 발가락과 두 번째 발가락 사이의 접합부에서 발등 쪽으로 1.5치 올라간 지점

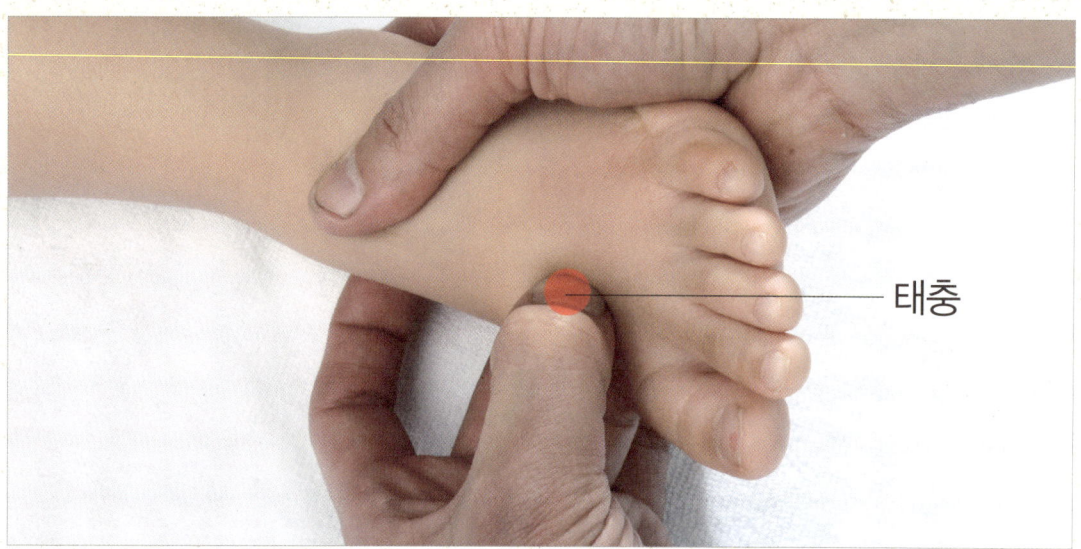

태충혈위

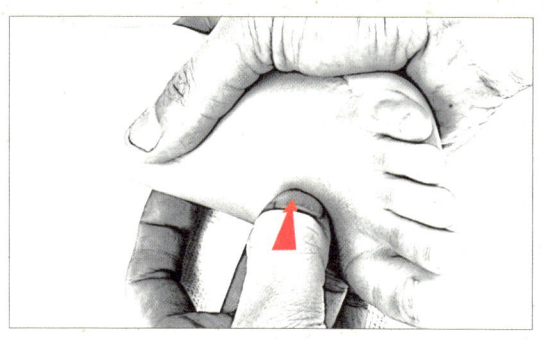

안태충

우리아이 이렇게 좋아요
간을 편안하게 해주고 혈血을 다스린다.
두통, 어지럼증, 야제, 불면증, 틱, 자폐증에 좋다.

따라해 보세요
엄마의 엄지면을 태충혈에 대고 지그시 누른 후, 압을 뺏다가 다시 압을 넣어준다. 3~10회 정도 반복한다.

38 용천湧泉

하지 혈자리

위치
- 두 번째 세 번째 발가락 사이에서 발바닥 면을 따라 발뒤꿈치 방향으로 내려가면 오목 들어가는 지점이 나오는데 그 높이는 발바닥을 3등분하여 엄지발가락 쪽 1/3높이에 해당함

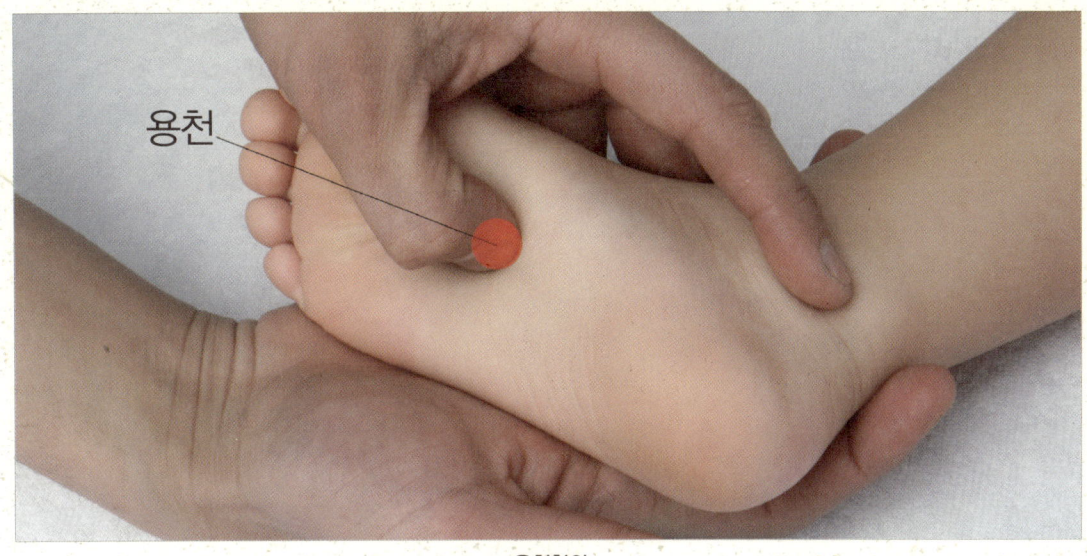

용천혈위

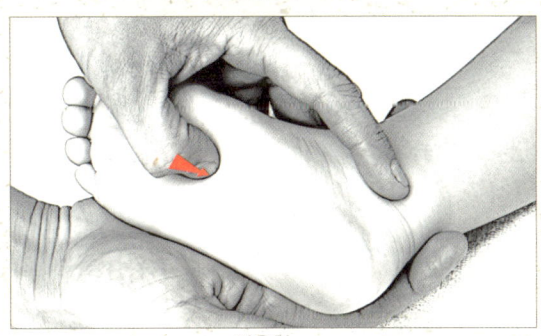

안용천

오심번열五心煩熱 수족번열이라고도 하며 양쪽 손바닥과 발바닥이 화끈거리고 가슴속의 불쾌감이나 열감을 자각하는 것으로 다섯 군데가 번열煩熱하는 데, 그렇다고 반드시 체온상승을 동반하는 것은 아니다.

우리아이 이렇게 좋아요
허약해서 생기는 열을 없애주고 화火를 안정시키고 토하며 설사하는 것을 치료하고 자양滋陽 한다.

발열, 구토, 설사, 오심번열에 좋다.

따라해 보세요
엄마의 엄지손을 용천혈에 대고 지그시 누르면서 돌려준다. 10~50회 정도 실행한다.

39 대추大椎

어깨, 등 혈자리

위치
- 제7경추 극돌기와 제1흉추 극돌기 사이로, 일반적으로 목을 앞으로 깊게 숙일 때 가장 높게 튀어 나오는 목뼈의 바로 아래 오목 들어간 부분

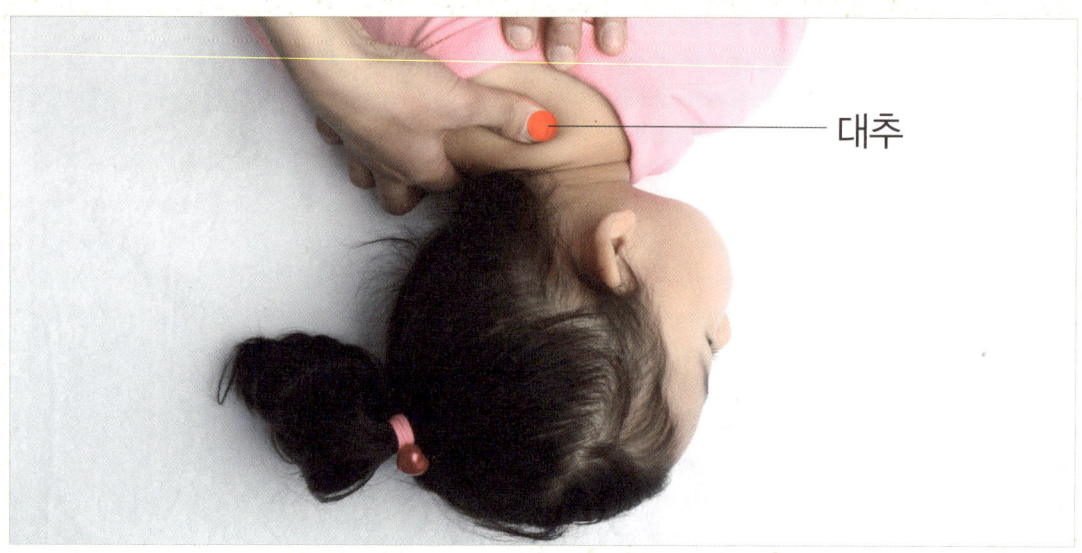

대추혈위

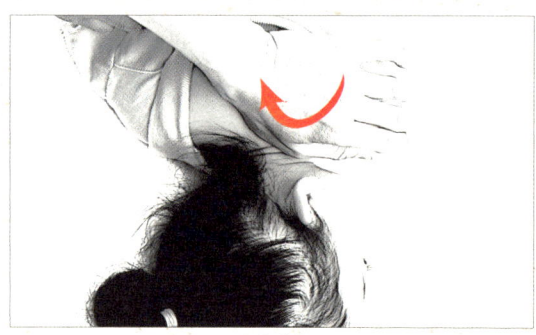

유대추

우리아이 이렇게 좋아요.
열을 내리고 땀을 내게 하여 피부 층에 있는 사기邪氣를 제거하고 경락이 잘 통하도록 도와준다.
발열, 뒷목이 뻣뻣해 짐, 기침, 감기에 좋다.

따라해 보세요
엄마의 수근손바닥의 뿌리 부분을 대추혈위에 놓고 지그시 눌러주며 돌려주거나, 엄지손의 지문면을 사용하여 대추혈을 위에서 아래로 찰법으로 쓸어 내려준다.

40 견정 肩井

어깨, 등 혈자리

위치
- 대추혈에서 어깨끝 부분(견봉)을 연결한 선에서 그 중간지점

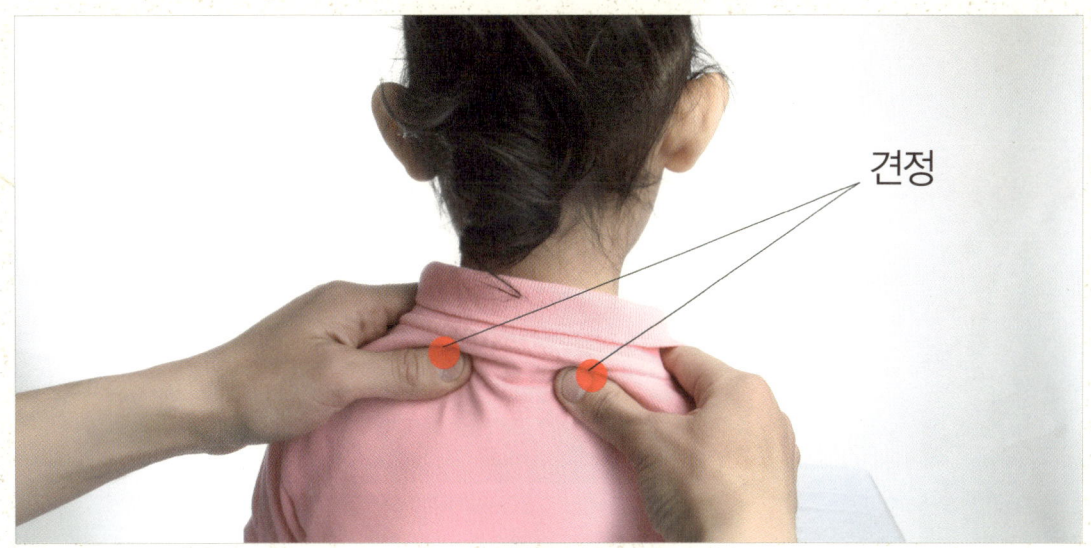

견정혈위

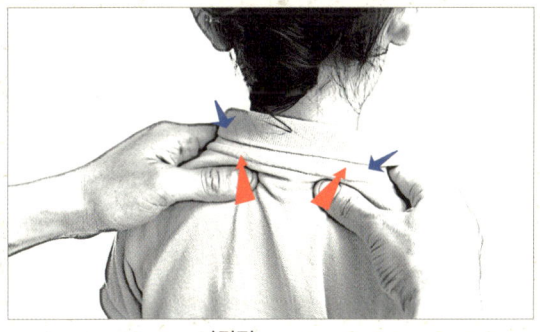

나견정

우리아이 이렇게 좋아요.
땀을 나게 하여 피부 층에 있는 사기(邪氣)를 제거하고 막혀있는 경락을 열어주고 기(氣)를 잘 통하게 돕는다.
감기, 경기에 좋다.

따라해 보세요
아이 등 쪽에서 엄지로 견정혈 후방에 있는 근육을 잡고 검지, 중지는 견정혈 전방에 있는 근육을 잡은 후 당기고 놓기를 반복한다. 5~30회 실행한다.

41 폐수 肺俞

어깨, 등 혈자리

위치
- 제3흉추 극돌기 아래에서 양옆으로 1.5치 부위

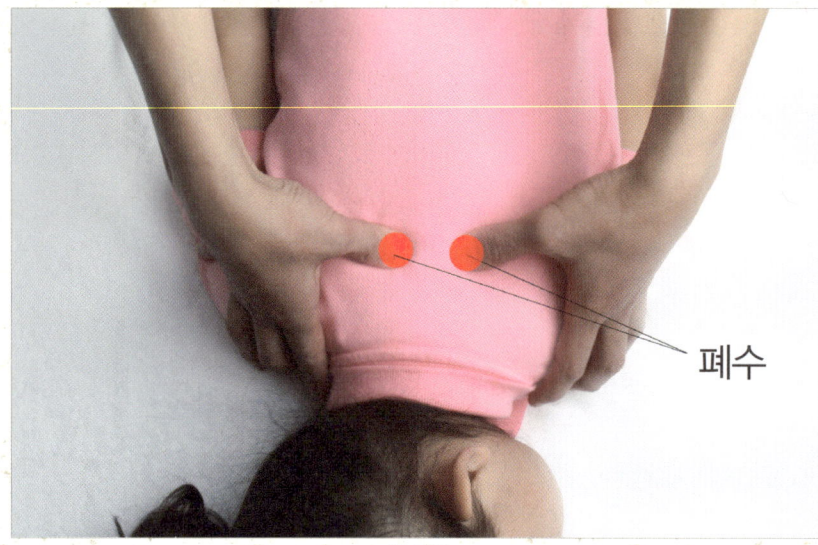

폐수혈위

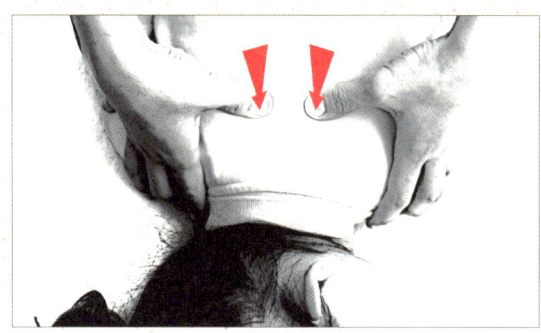

안유폐수

극돌기 척주의 추골에서 후방으로 돌출한 돌기를 말하며, 극돌기에는 척주를 지탱하는 인대나 척주운동을 하는 근육이 많이 붙어 있다. 모든 척주의 극돌기는 등의 정중선 위에 일렬로 늘어서 있어 피부를 통하여 겉에서 만질 수 있는데, 마른 체형의 경우 등을 좀 앞으로 숙이면 일렬로 마디마디 등 쪽으로 튀어 나와 있는 뼈들을 육안으로도 확인 할 수 있다.

우리아이 이럴 때 좋아요.
폐를 보補해 주고 기침을 멈추게 하고 가래를 없앤다.
기침, 발열, 흉통, 가래, 천식에 좋다.

따라해 보세요
엄지를 혈자리에 대고 살며시 누르며 돌리거나, 손바닥 전체를 사용하여 혈자리에 대고 누르며 돌린다. 10~50회 실행한다.

42 심수 心俞

어깨, 등 혈자리

위치
- 제5흉추 극돌기 아래에서 양옆으로 1.5치 부위

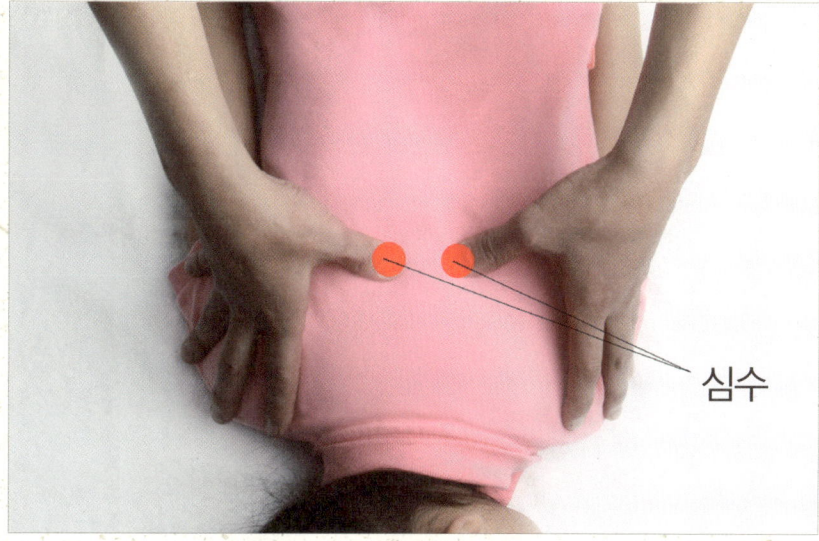
심수혈위

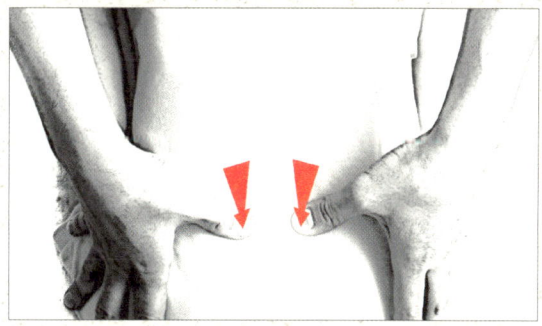
안유심수

우리아이 이렇게 좋아요
마음을 안정시키고 혈血을 다스리고 기氣를 조절 해 준다.
기침, 야제, 불면증, 건망증에 좋다.

따라해 보세요
엄지를 혈자리에 대고 살며시 누르며 돌리거나, 손바닥 전체를 사용하여 혈자리에 대고 누르며 돌린다. 10~50회 실행한다.

43 간수 胃俞

어깨, 등 혈자리

위치
- 제9흉추 극돌기 아래에서 양옆으로 1.5치 부위

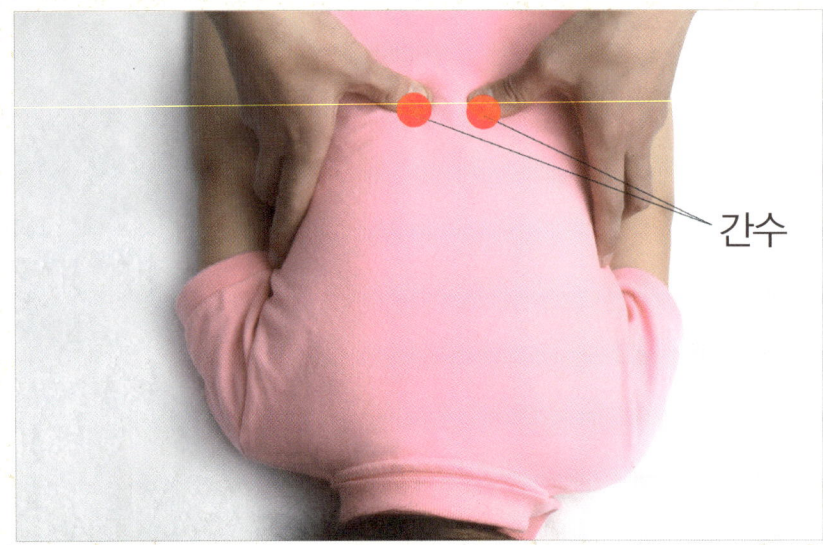

간수혈위

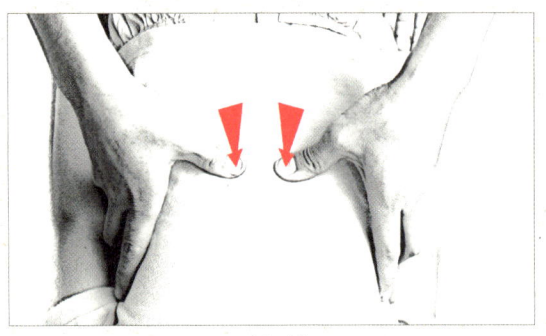

안유간수

우리아이 이렇게 좋아요
간의 열을 떨어트린다.
황달, 눈의 충혈, 정신과 질환에 좋다.

따라해 보세요
엄지를 혈자리에 대고 살며시 누르며 유법으로 돌리거나, 손바닥 전체를 사용하여 혈자리에 대고 누르며 유법으로 돌린다. 10-50회 실행한다.

위치
- 제11흉추 극돌기 아래에서 양옆으로 1.5치 부위

44
비수 脾兪
어깨, 등 혈자리

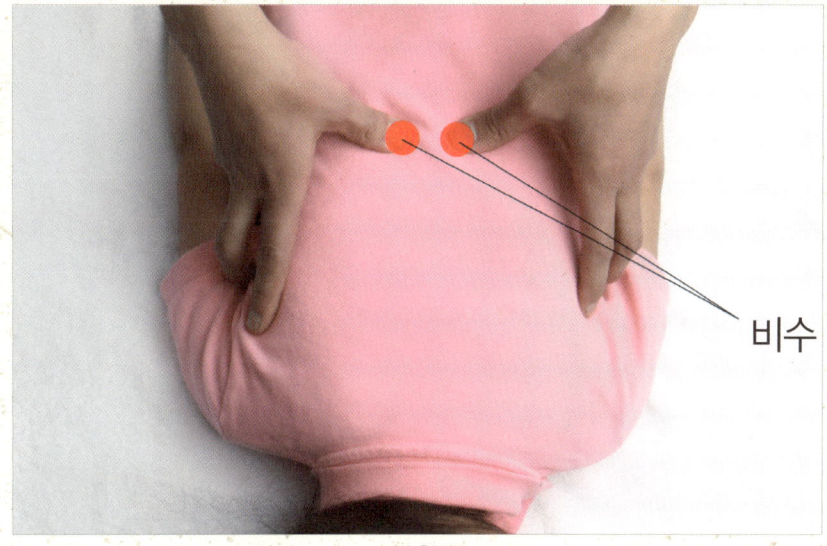
비수혈위

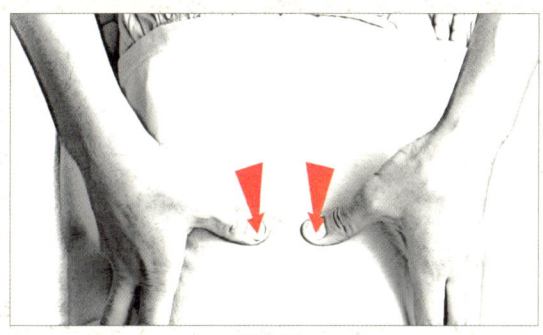
안유비수

우리아이 이렇게 좋아요
소화기 기능을 좋게 해주고 음식물 소화를 도와준다.
구토, 설사, 식욕부진에 좋다.

따라해 보세요
엄지를 혈자리에 대고 살며시 누르며 돌리거나, 손바닥 전체를 사용하여 혈자리에 대고 누르며 돌린다. 10~50회 실행한다.

45 위수 胃俞

어깨, 등 혈자리

위치
● 제12흉추 극돌기 아래에서 양옆 1.5치 부위

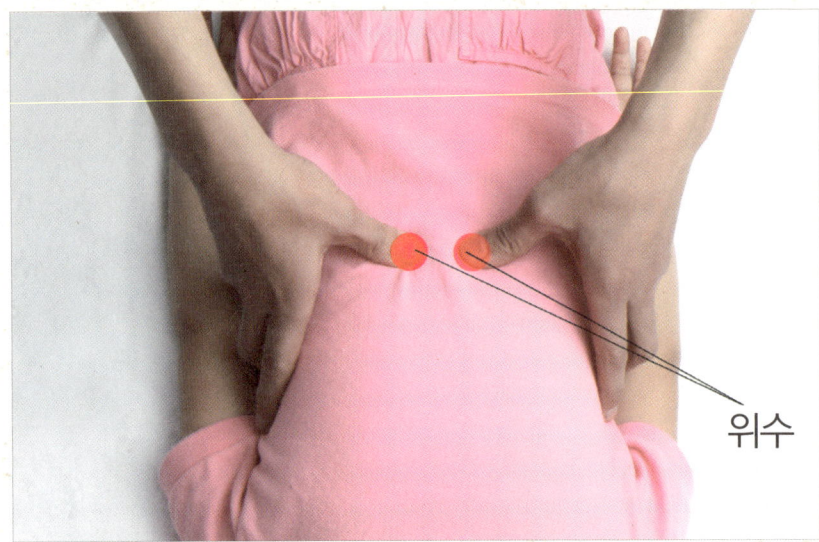

위수혈위

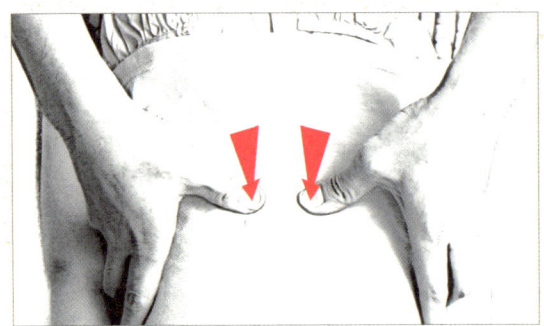

안유위수

우리아이 이렇게 좋아요
위기 胃氣를 조절해 준다.
구토, 위통, 복통, 장염에 좋다.

따라해 보세요
엄지를 혈자리에 대고 살며시 누르며 돌리거나, 손바닥 전체를 사용하여 혈자리에 대고 누르며 돌린다. 10~50회 실행한다.

46 신수 腎兪

어깨, 등 혈자리

위치
- 제4요추 극돌기 아래에서 양옆으로 1.5치 부위

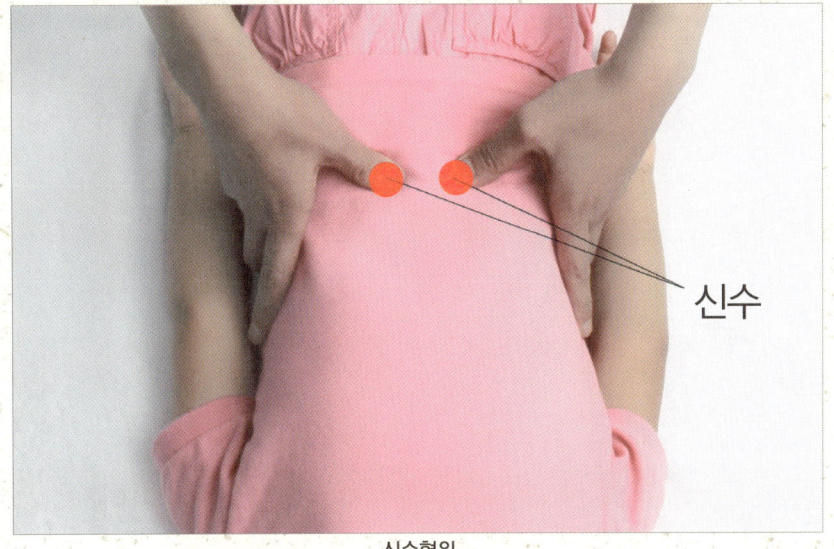

신수혈위

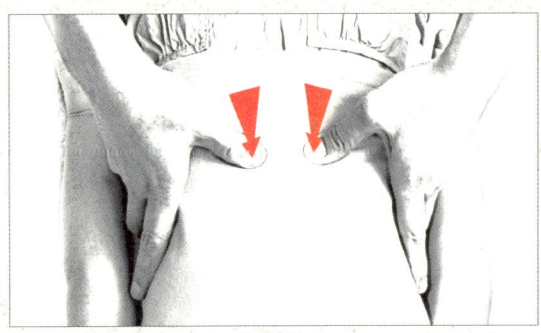

안유신수

우리아기 이럴 때 좋아요
체력을 보강하고 콩팥의 원기를 보補해 준다.
설사, 하지무기력증에 좋다.

따라해 보세요
엄지를 혈자리에 대고 살며시 누르며 돌리거나, 손바닥 전체를 사용하여 혈자리에 대고 누르며 돌린다. 10~50회 실행한다.

47 대장수 大腸俞

어깨, 등 혈자리

위치
● 대추혈에서 어깨끝 부분(견봉)을 연결한 선에서 그 중간지점

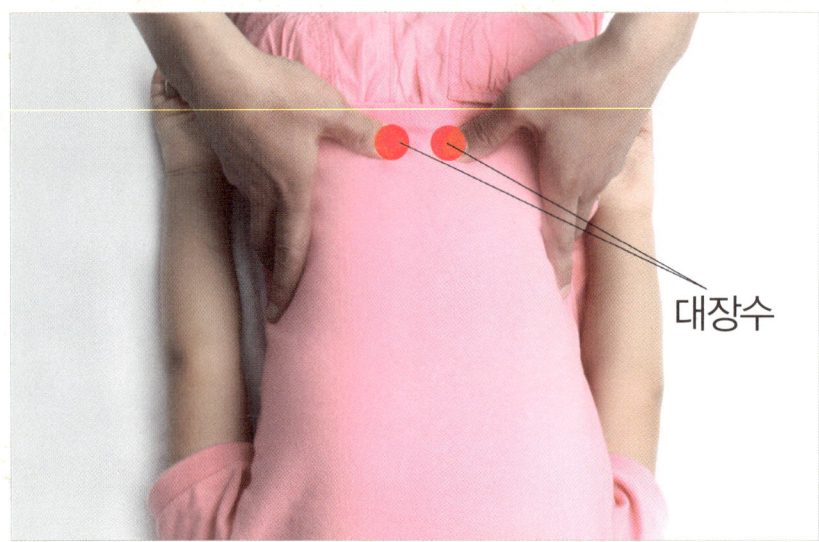

대장수혈위

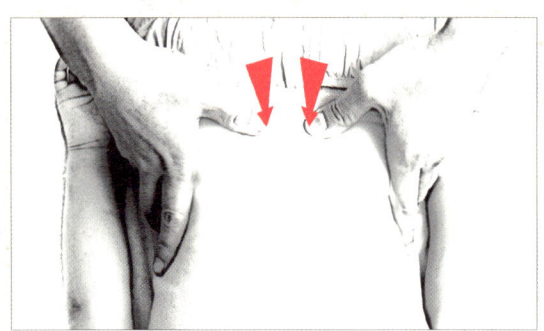

안유대장수

우리아이 이렇게 효과 좋아요
장과 위를 조절하고 허리를 이롭게 한다.
장염, 설사, 변비, 아토피, 허리 통증에 좋다.

따라해 보세요
엄지를 혈자리에 대고 살며시 누르며 돌리거나, 손바닥 전체를 사용하여 혈자리에 대고 누르며 돌린다. 10~50회 실행한다.

48 협륵脇肋

어깨, 등 혈자리

위치
- 겨드랑이에서 부터 배꼽 양옆 2치(천추혈天樞穴)까지의 일직선

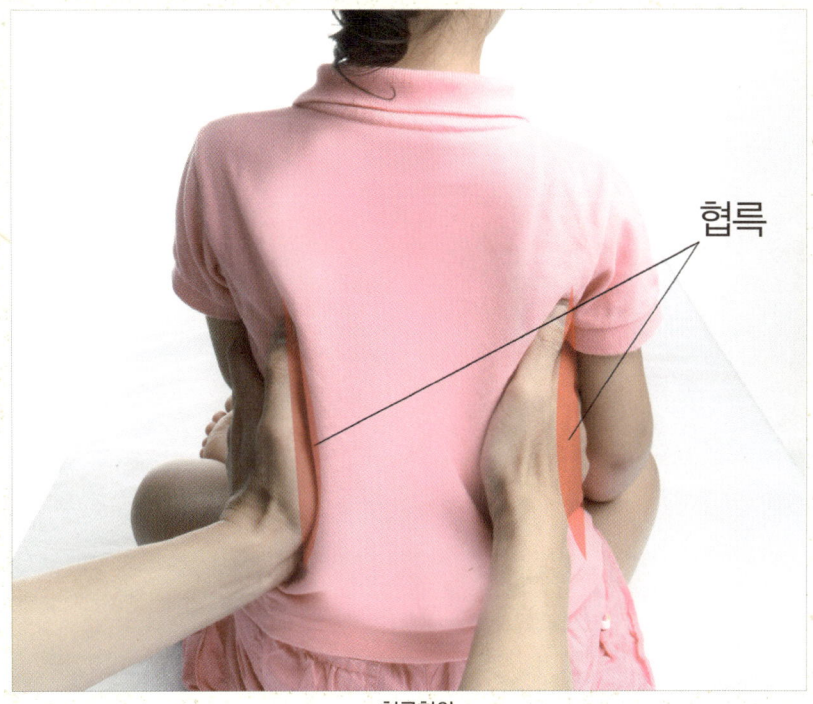

협륵혈위

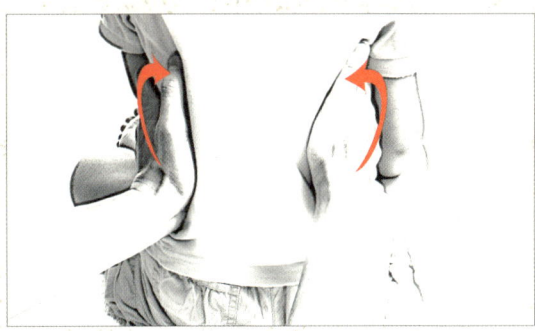

차마협륵

우리아이 이렇게 좋아요
기氣를 순조롭게 해주고 담痰을 없애 주며 가슴의 답답함을 없애준다.
가슴이 답답함, 협통, 천식에 좋다.

따라해 보세요
우리아이 등 쪽에서 엄마는 양 손바닥을 겨드랑이에 끼우고 겨드랑이부터 배꼽 양쪽선 까지 위에서 아래로 마찰하면서 쓰다듬는다. 10~50회 정도 실행한다.

49
칠절골 七節骨

어깨, 등 혈자리

위치
● 제4요추에서 꼬리뼈까지 이루는 일직선

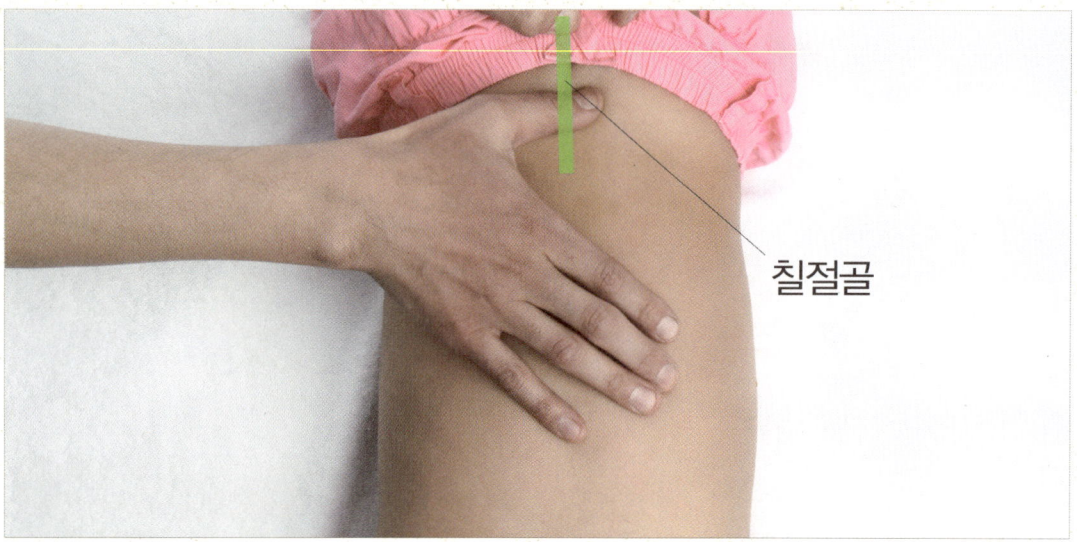

칠절골혈위

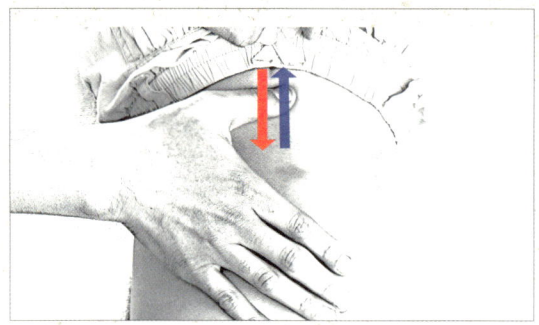

보, 청칠절골

우리아이 이렇게 좋아요
꼬리뼈쪽에서 허리쪽으로 밀어 올려 줄 때 : 양陽을 따듯하게 해주고 설사를 멎게 해준다.
허리쪽에서 꼬리뼈쪽으로 밀어 내릴 때 : 열熱을 떨어트리고 대변을 통하게 해 준다.
설사, 변비, 탈항에 좋다.

따라해 보세요
엄지나 검,중지 두 손가락을 나란히 붙여서 위에서 밑쪽으로나 혹은 밑쪽에서 위쪽으로 밀어 준다. 10~50회 실시 한다.

위치
- 꼬리뼈의 끝단

50
구미龜尾
어깨, 등 혈자리

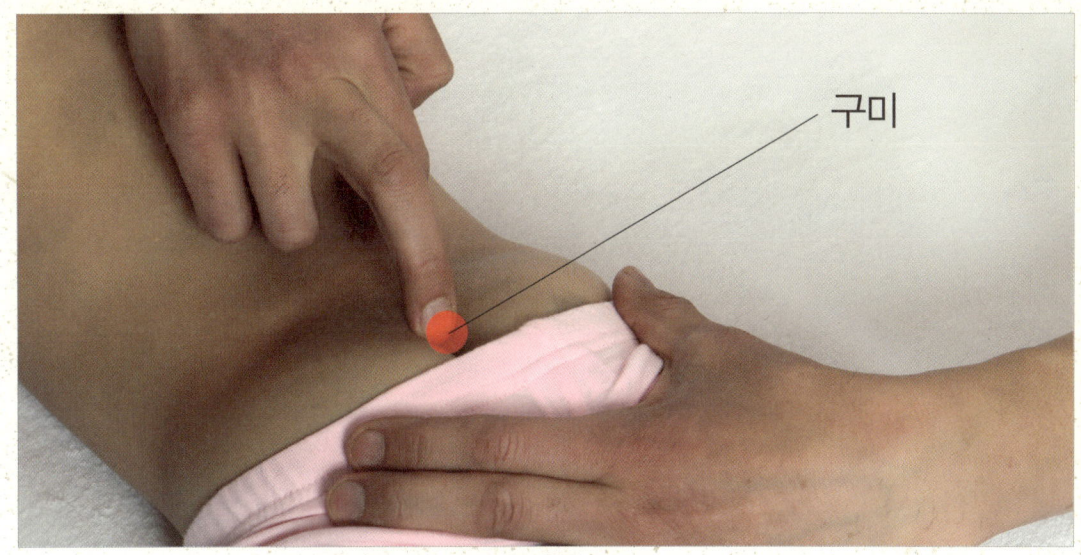
구미혈위

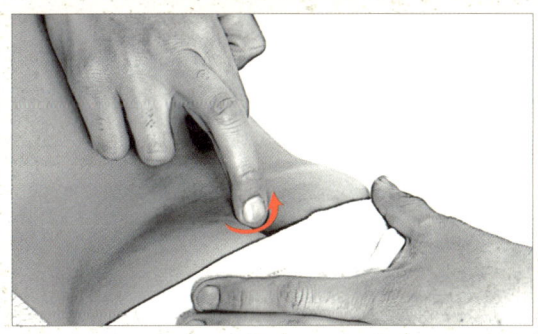
유구미

유뇨 소변을 참지 못하고 자기 의지와 관계없이 소변이 저절로 배출되는 일종의 병증이다.

우리아이 이렇게 좋아요
대장을 잘 통하게 해 준다.
설사, 변비, 탈항, 유뇨에 좋다.

따라해 보세요
엄지 끝면 이나 중지 끝면을 사용 해서 유법으로 돌려준다. 10~30회 실시 한다.

51
척주 脊柱

어깨, 등 혈자리

위치
- 제7경추에서 꼬리뼈까지 일직선

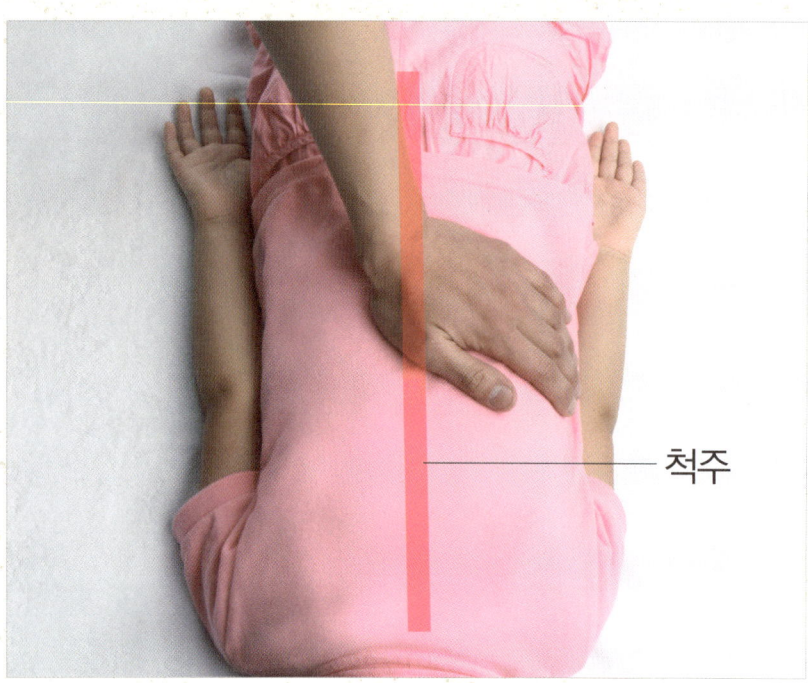

척주

척주혈위

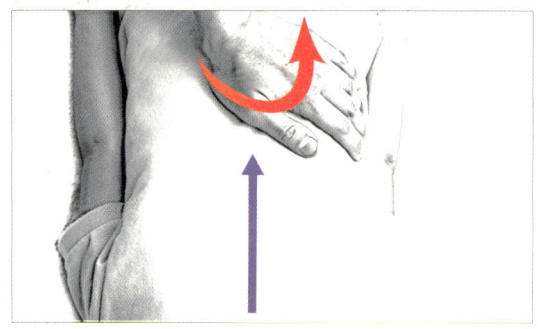

추,유척주

우리아이 이렇게 좋아요

내장을 조화롭게 하고 경락을 잘 통하게 해준다.
발열, 설사, 식욕부진, 구토에 좋다.

따라해 보세요

동작 손바닥의 손목 쪽에 가까운 부위를 사용하여 척주혈을 위에서 아래쪽 방향으로 일자밀기로 밀어주거나, 유법으로 돌려주며 위에서 아래로 이동한다. 5~20회 실시 한다.

| 쉬어가며 한 번 더 알아두기 |

하루라도 빨리 시작하면 할수록 좋다.
건강할 때는 건강을 지켜주고 질병은 질병대로 치유해주는 소아추나 마사지는 태내에서부터 형성되어온 상처를 치유한다. 태어나서 3살 또는 그 이후 5세까지 충분한 애정과 보살핌이 부족해서 생긴 정신적 아픔은 시간이 흐를수록 문제화 된다. 이 책에 수록된 증상별 질병으로 발전할 가능성을 가진다.
그래서 빠르면 빠를수록 좋다.

어렵게 생각하지 않는다.
아래 나오는 항목에서 우리 아이에게 해당하는 혈자리만 순서대로 따라하면서 반복하면 쉽게 익혀질 것이다. 매 항목마다 10개 내외의 혈자리 마사지 동작들을 실어 놓았는데 한번 마사지 할 때마다 모든 동작을 다 따라 할 필요는 없다. 자녀가 잘 받고 어머니도 쉽게 따라 할 수 있는 동작들부터 조금 씩 마사지를 따라해 보자. 동작들이 익숙해 지며는 동작들을 조금씩 늘여 가며 마사지를 하면 된다.
만약 다행히도 우리아이가 건강해서 해당사항이 없다면 건강마사지만 선택해서 부지런히 반복하면 될 것이다. 만약에 두 가지 해당 사항이 있다면, 예를 들어서 뇌 발달과 성장마사지를 다해주고 싶다고 할 때 언뜻 보면 혈들이 많게 보이지만 중복된 혈이 많아서 실제 마사지해야 하는 혈자리 개수는 술어들게 된다.

끈기 있게 반복해야한다.
반복할수록 효과는 높아진다. 그토록 힘들던 우리아이의 질병도 차츰차츰 나아지면서 우리아이 얼굴이 태양처럼 밝아질 것이다. 아무리 바빠도 주1회에서부터 날마다 일상화 될수록 우리 집에는 사랑과 행운이 노크할 것이다.
기도하는 마음으로 좋아진다는 확신을 가지고 부드러운 음악을 틀어놓고 마사지를 하면 효과가 더욱 증진될 것이다.

CHAPTER **2부** TWO

건강, 두뇌, 성장 마사지

몸도 튼튼 마음도 튼튼 건강마사지16
머리를 좋아지게 하는 뇌 발달 마사지16
쑥쑥 자라게 하는 성장마사지14

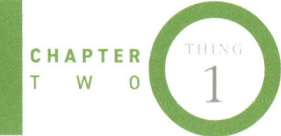

몸도 튼튼 마음도 튼튼 건강마사지 16

우리아이가 건강한 아이로 자라는 것은 모든 부모가 소망하는 바이지만 아이마다 타고난 건강이 다르다. 어릴 때의 건강이 중요하다고 하는 것은 어른이 되어서도 평생 건강으로 이어지기 때문이다. 엄마와 가장 밀착되어 있는 어린 시절에 튼튼하게 자란 뿌리 깊은 나무처럼 엄마 손을 통한 사랑의 마사지로 건강을 다지는 일은 어떤 큰 재산보다 더 값진 재산을 물려주는 것이다.

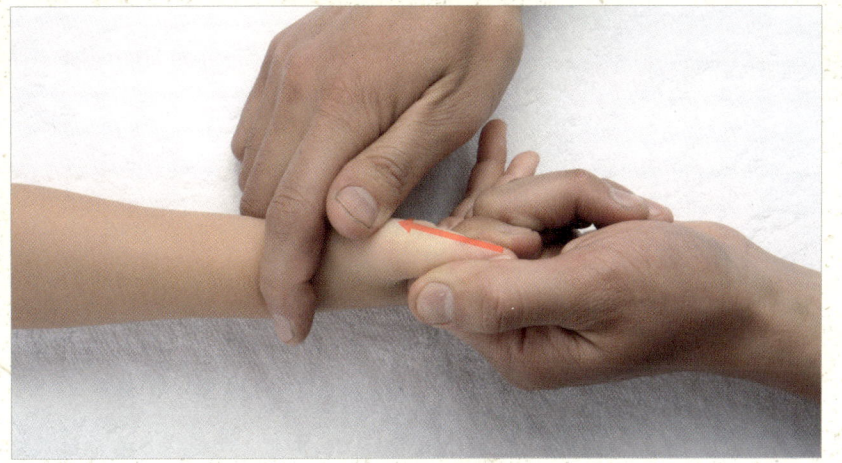

비경동작

1 보 비경 따라하기

위치 : 엄지바깥쪽 측면 끝부분에서 엄지 뿌리 부근까지 직선면.
동작 : 아이의 엄지를 약간 굽혀서 엄마의 엄지지문 면을 사용하여 밀기.
횟수 : 10~50회 실행한다.

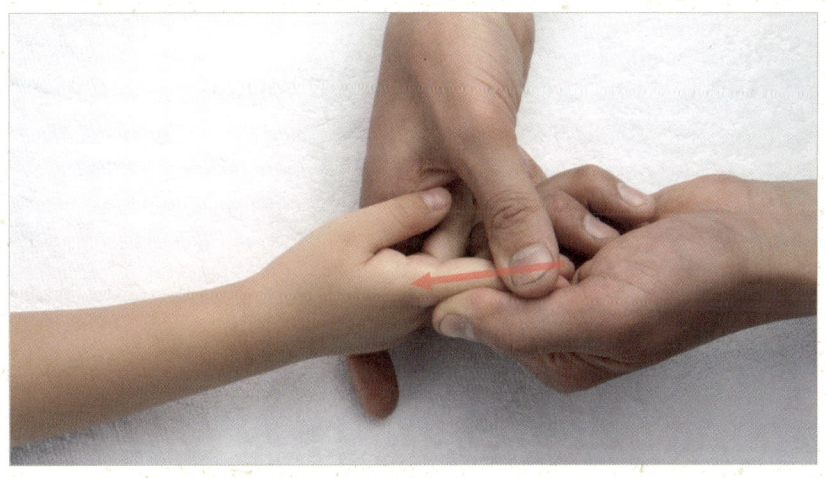

대장동작

2 보 대장 따라하기

위치 : 엄지 쪽에 가까운 검지측면의 끝에서 검지 뿌리까지 직선 면.
동작 : 엄마의 엄지면을 사용하여 밀어 쓸어주기.
횟수 : 10~50회 실행한다.

3 보 폐경 따라하기

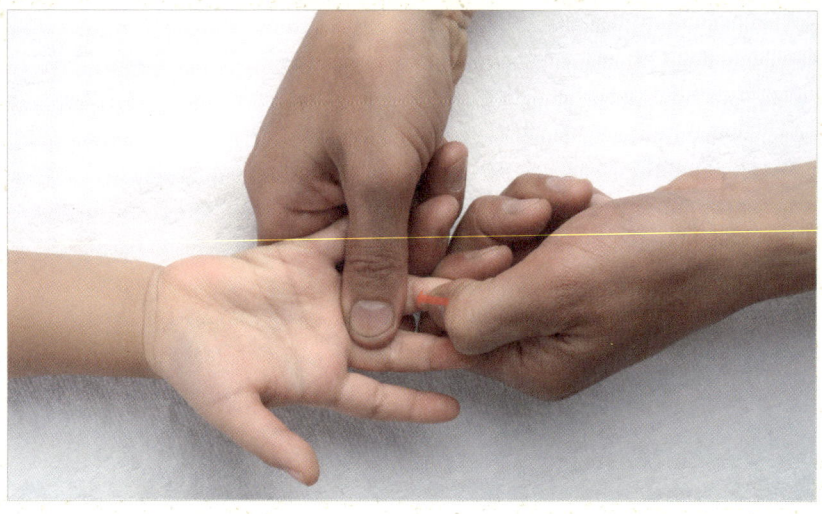

폐경동작

위치 : 약지 지문면.
동작 : 엄마의 엄지면을 사용하여 약지 끝에서 손가락 마디 방향으로 밀어 준다.
횟수 : 10~50회 실시한다.

4 안 합곡 따라하기

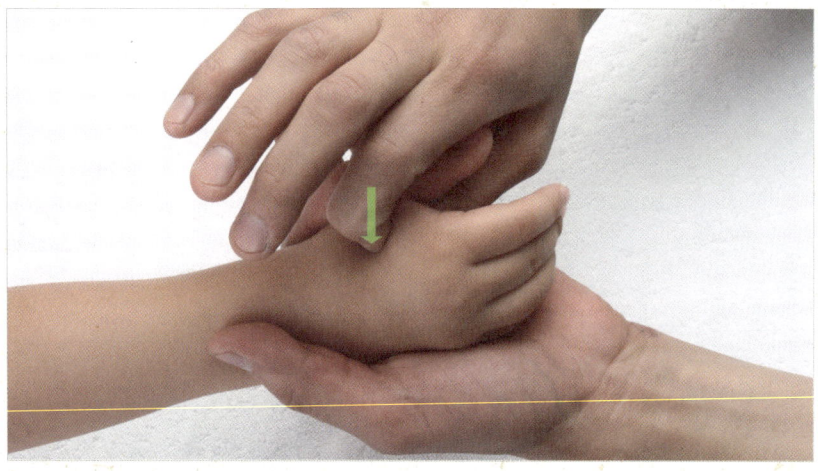

합곡동작

위치 : 손등 쪽 엄지와 식지를 벌렸을 때 사이 중앙에서 약간 식지 쪽에 치우쳐 있다.
동작 : 엄마의 검지를 사용하여 합곡혈을 직각으로 누른 후, 압을 뺐다가 다시 압을 넣어준다.
횟수 : 5~10회 실행한다.

5 유 판문 따라하기

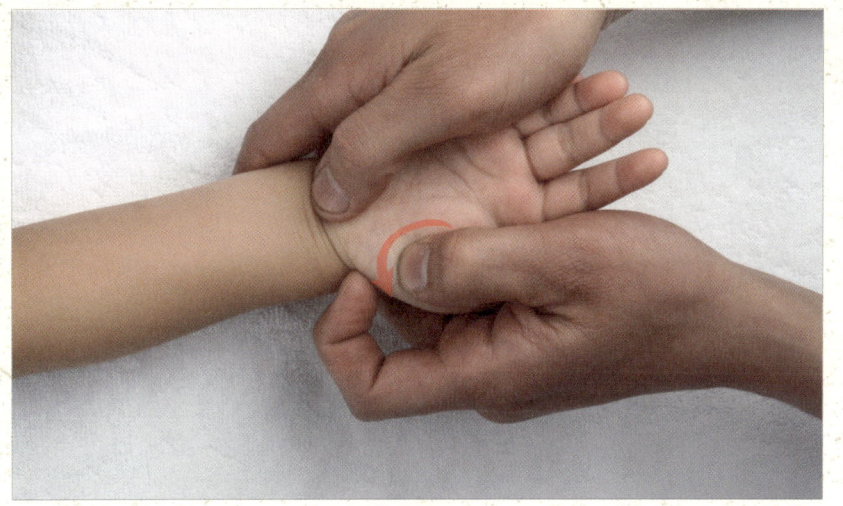

판문동작2

위치 : 엄지 뿌리부분 불룩한 곳 대어제.
동작 : 엄마의 엄지면을 사용하여 판문혈에 대고 유법으로 돌린다.
횟수 : 10~50회 실행한다.

6 개 천문 따라하기

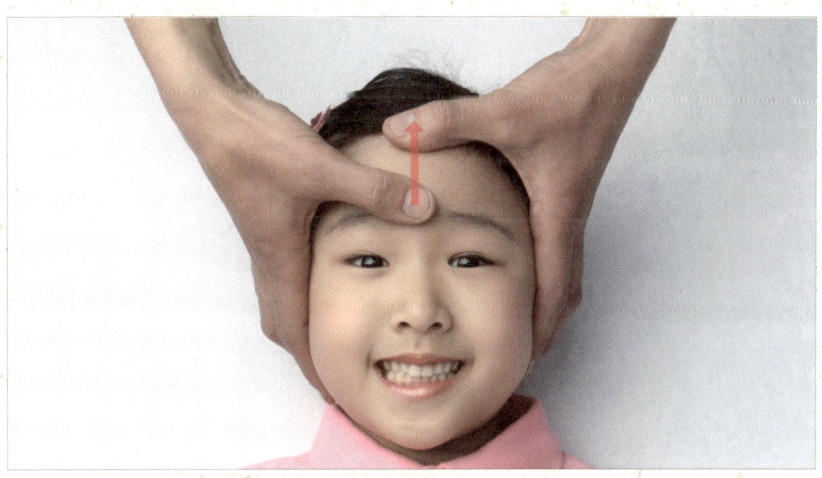

천문동작

위치 : 양 눈썹 중간점에서부터 이마의 머리카락이 시작되는 전발제의 정중선까지의 일직선.
동작 : 양 엄지를 양 눈썹 중간점에 대고 머리카락이 시작되는 전발제의 정중선을 따라서 양 엄지를 교차하며 밀어 올려준다. 이 동작을 개천문開天門이라 한다.
횟수 : 10~50회 정도 실행한다.

7
추 감궁 따라하기

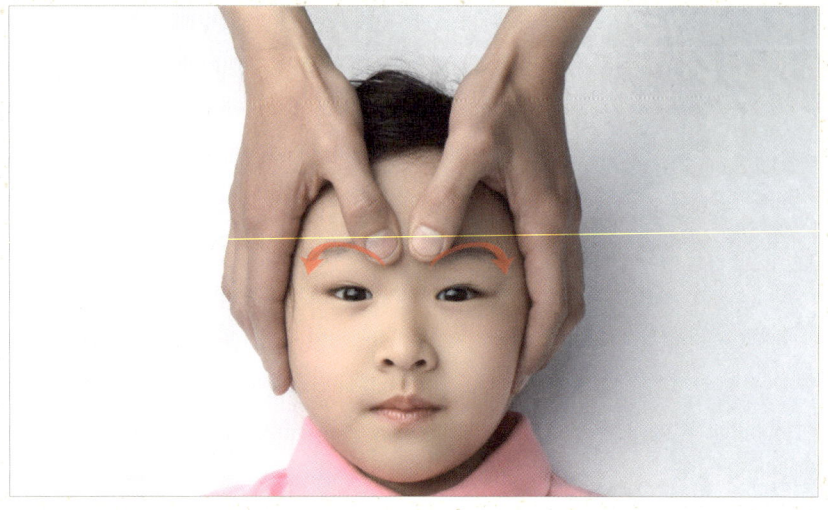

감궁동작

위치 : 양 눈썹선의 안쪽에서 끝선 까지.
동작 : 양 엄지를 각각 대고 엄지를 나누면서 눈썹 바깥 쪽 끝을 향하여 쓸어준다.
횟수 : 10~50회 정도 실행한다.

8
유 태양揉太陽 따라하기

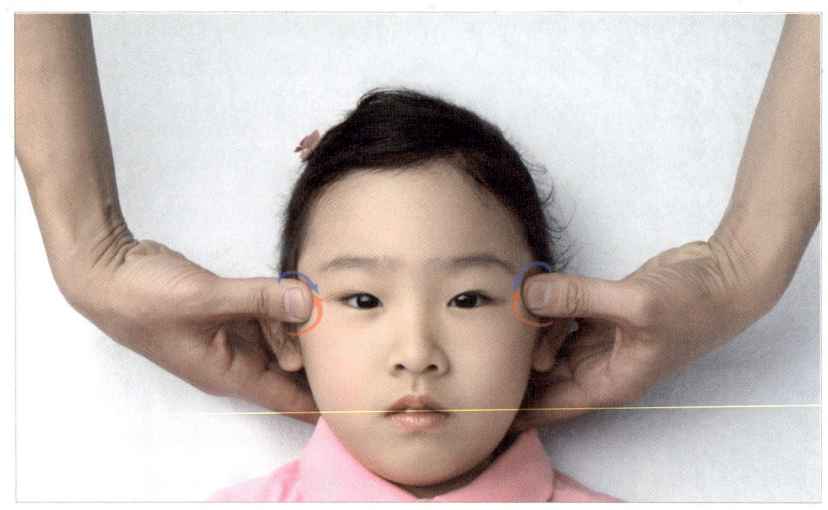

태양동작

위치 : 양 눈썹 바깥쪽 오목 들어 간곳.
동작 : 양 엄지나 중지 끝으로 태양혈을 살짝 눌러주며 돌려준다.
횟수 : 10~50회 실행한다.

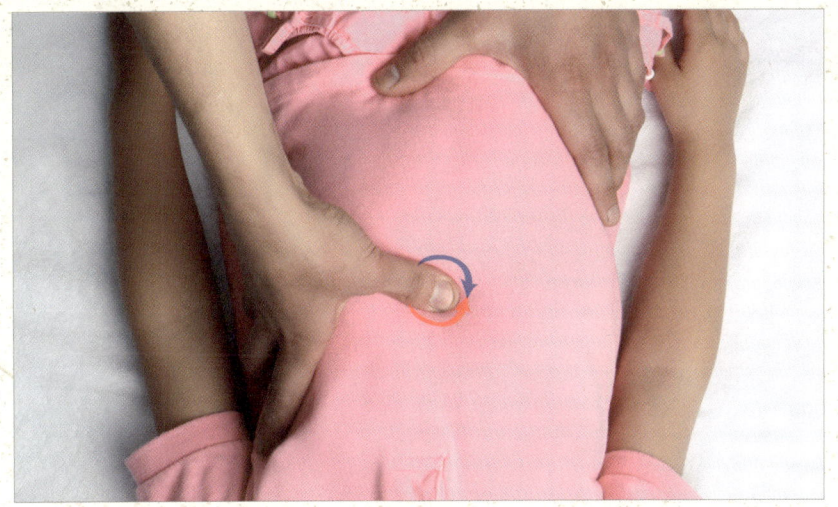

중완동작

9 유 중완 따라하기

위치 : 배꼽과 가슴뼈 검상돌기가슴복판 뾰족한 뼈의 중간지점.
동작 : 엄지, 검지 혹은 중지 끝 부분이나 손바닥 부위를 혈자리에 대고 돌리기.
횟수 : 10~50회 실시한다.

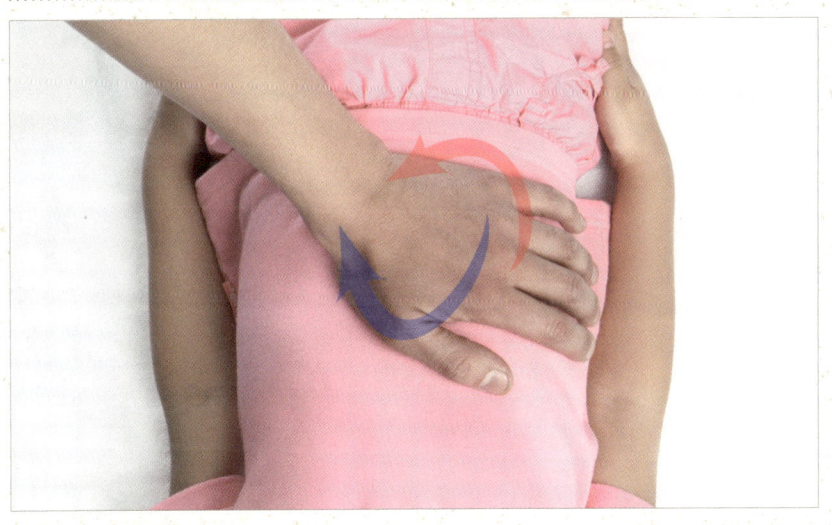

복동작

10 마 복 摩腹 따라하기

위치 : 배 전체.
동작 : 손바닥 전체나 엄지를 제외한 사지四指를 사용하여 쓰다듬기로 복부전체를 문질러 주기.
횟수 : 5분정도 쓰다듬기로 마사지한다.

11
나 천추 따라하기

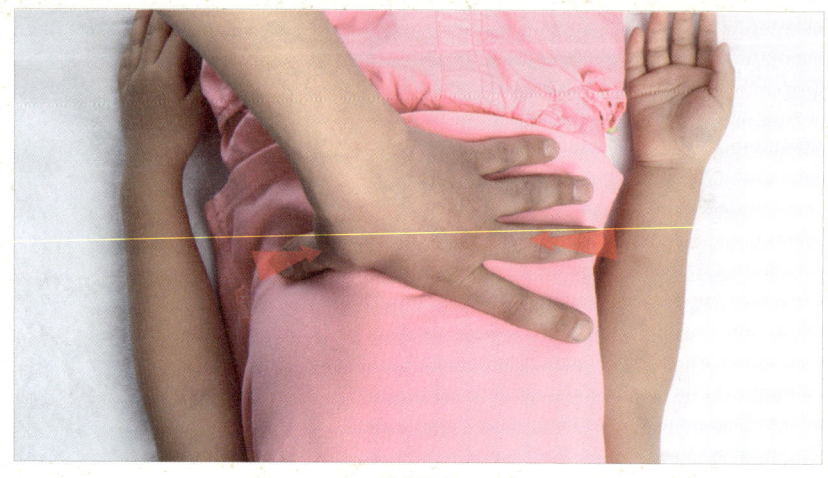

천추동작

위치 : 배꼽 양 옆 2치 부위.

동작 : 엄지를 천추 한쪽 혈자리에 놓고 나머지 사지四指는 반대쪽의 천추혈 주위에 놓은 다음, 배의 근육층을 천천히 깊게 잡은 후 위쪽으로 살짝 들어 올려 주었다가 천천히 배 근육을 놓아주고 다시 근육층을 잡아 올려주는 것을 반복한다.

횟수 : 5~30회 정도 반복한다.

12
안유 족삼리 따라하기

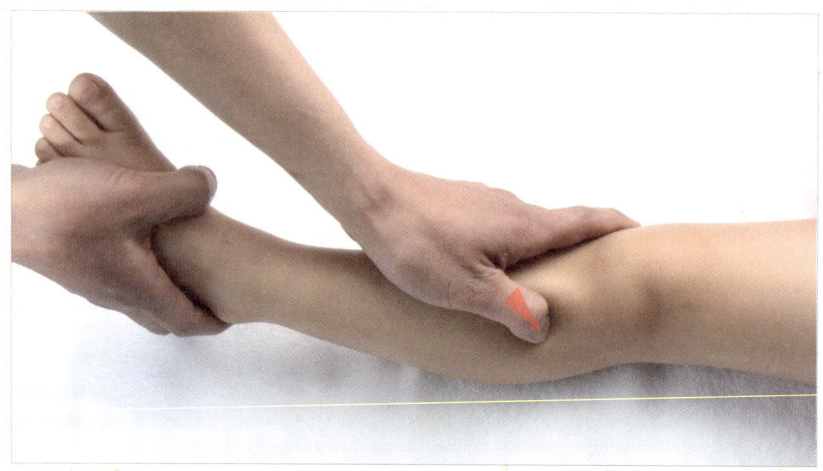

족삼리동작

위치 : 무릎뼈 하단의 바깥쪽 오목 들어간 지점에서 무릎 아래 연결된 뼈경골를 따라 밑으로 3치 내려가고 다시 외측으로 1.5치 나간 지점.

동작 : 엄지면으로 누르며 돌리기.

횟수 : 10~50회 실시한다.

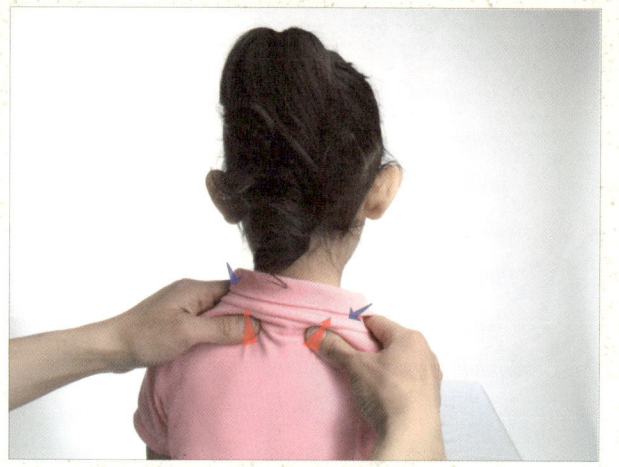

견정동작

13 나 견정 따라하기

위치 : 대추혈에서 어깨끝 부분 견봉을 연결한 선에서 그 중간지점.
동작 : 아이 등 쪽에서 엄지로 견정혈 후방에 있는 근육을 잡고 검지, 중지는 견정혈 전방에 있는 근육을 잡은 후 당기고 놓기를 반복한다.
횟수 : 5~30회 실행한다.

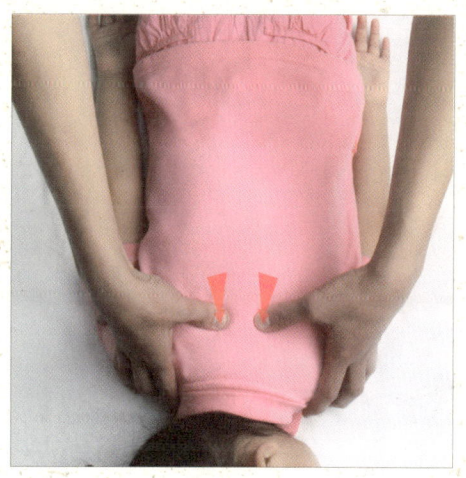

폐수동작

14 유 폐수 따라하기

위치 : 제3흉추 극돌기 아래 양옆으로 1.5치.
동작 : 엄지를 혈자리에 대고 살며시 누르며 돌리거나, 손바닥 전체를 사용하여 혈자리에 대고 누르며 돌린다.
횟수 : 10~50회 실행한다.

15 안유 대장수 따라하기

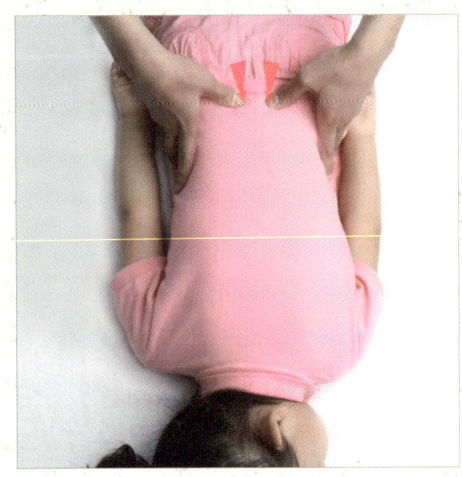

대장수동작

위치 : 제4요추 극돌기 아래에서 양옆으로 1.5치 부위.
동작 : 엄마의 손바닥으로 양쪽 대장수를 감싸고 지그시 눌러주며 돌려주거나, 엄마의 양 엄지를 양쪽 대장수위에 놓고 지그시 눌러주기를 반복한다.
횟수 : 10~50회 실행한다.

16 추 척주 따라하기

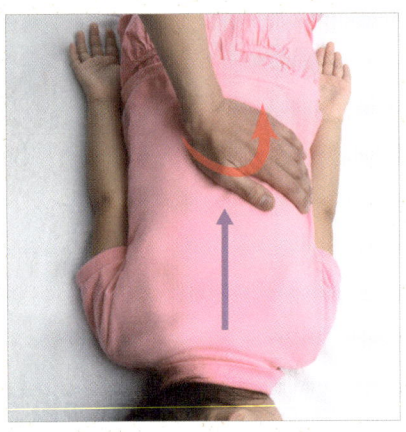

척주동작

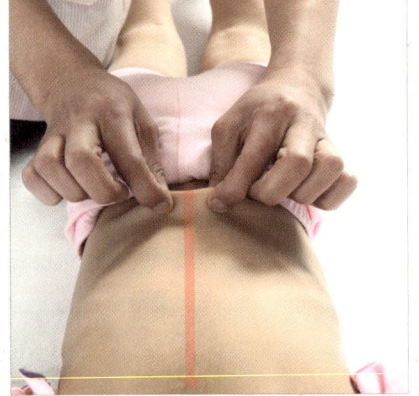

날척동작

위치 : 제7경추에서 꼬리뼈까지.
동작 : 손바닥의 손목 쪽에 가까운 부위를 사용하여 척주혈을 위에서 아래쪽 방향으로 일자밀기로 밀어주거나, 유법으로 돌려주며 위에서 아래로 이동한다. 5~20회 실시 한다.
또는 척주혈의 아래쪽에서 위쪽방향으로 엄지와 검지를 사용하여 근육을 잡아 올려주며 이동하는데 이를 날척이라 부른다. 5~20회 실시 한다.

머리를 좋아지게 하는 뇌 발달 마사지 16

THING 2 — CHAPTER TWO

뇌 발달은 퍼스트 트라우마 치유에서 시작한다.

뇌는 곧 우리아이의 모든 것이다. 엄마로서 꼭 알아둘 사항은 뇌세포가 완성되는 태아 때로 거슬러 되돌아가야 한다. 태아 때 기억세포인 해마가 발달하면서 10달 동안 엄마를 통한 태내 환경이 프로그래밍 된다.

즉 태내에서 엄마가 섭취한 모든 것, 반복적으로 생각한 것, 거친 말 등으로 인한 기억이 정신적 육체적 상처로 뇌에 각인되어 일생동안 함께한다. 또한 출산 시 유도분만, 무통분만, 제왕절개, 탯줄 끊기 등 비자연적인 분만을 통한 상처들이 태어나서 뇌 발달에 장애가 된다. 뿐만 아니라 육체적 정신적 질병으로 나타나는 원인이 된다는 사실이 학자들의 많은 실험을 통해 검증되고 있다.

이렇듯 태내 안 좋은 기억과 출산에 대한 상처를 퍼스트 트라우마라고 한다. 지금 우리 아이의 뇌 발달을 위해서는 퍼스트 트라우마에 대한 치유부터 시작해야 한다. 무엇으로 치유가 시작되어야 하는가. 피부접촉! 5감각이 숨 쉬는 사랑의 접촉! 이다. 사랑의 마음, 사랑의 손길로 부드럽게 쓰다듬고, 정성으로 누르고, 돌리면서 순환하다 서로 그윽하게 바라보는 영혼의 대화는 태내에서와 출산 과정에서 받은 상처를 치유하는 세상에서 가장 근원적인 치료법이다. 피부는 외배엽이라는 한 뿌리에서 나온 또 하나의 뇌로서 감각기능도 뇌도 함께 태어났다. 추나 마사지로부터 우리아이의 완전한 뇌 발달이 시작하는 시발점임을 깨닫자. 지금 당장 시작하자. 오늘도 내일도 모래도 날마다 우리 아이 뇌와 사랑을 나누자.

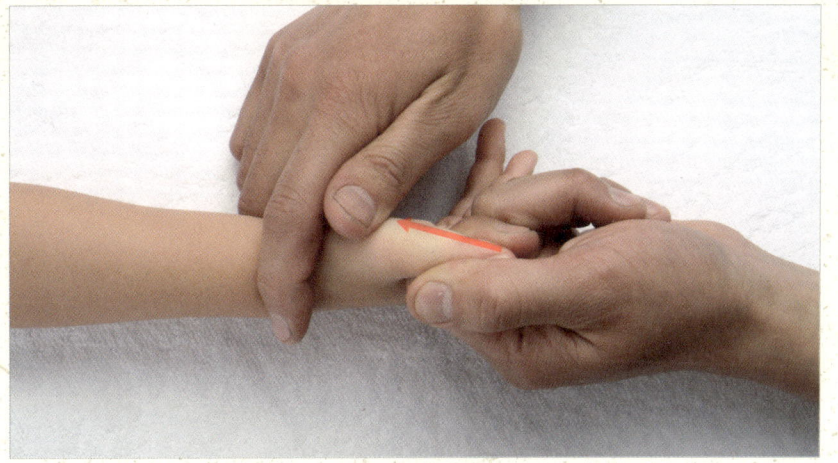

비경동작

1 보 비경 따라하기

위치 : 엄지바깥쪽 측면 끝부분에서 엄지 뿌리 부근까지 직선면.
동작 : 아이의 엄지를 약간 굽혀서 엄마의 엄지 지문면을 사용하여 밀기.
횟수 : 10~50회 실행한다.

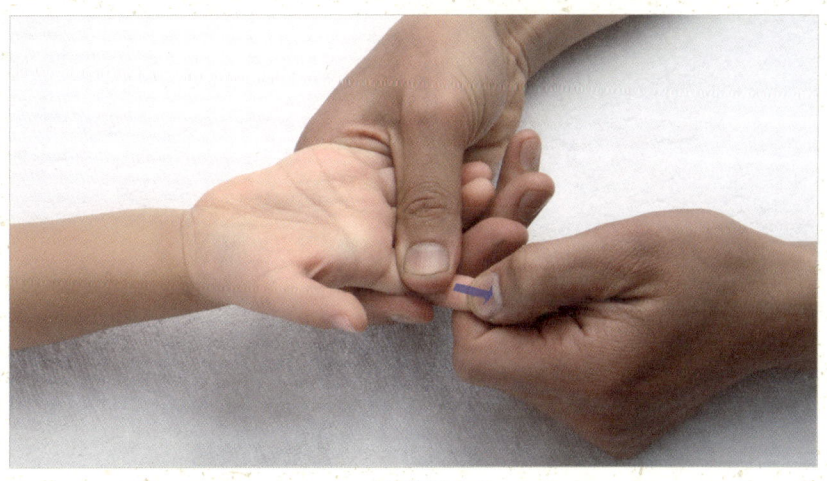

간경동작

2 청 간경 따라하기

위치 : 검지의 지문면.
동작 : 검지 지문 면을 엄마의 엄지를 이용하여 아이의 손끝 방향으로 쓸어내린다.
횟수 : 10~50회 실행한다.

3 안 합곡 따라하기

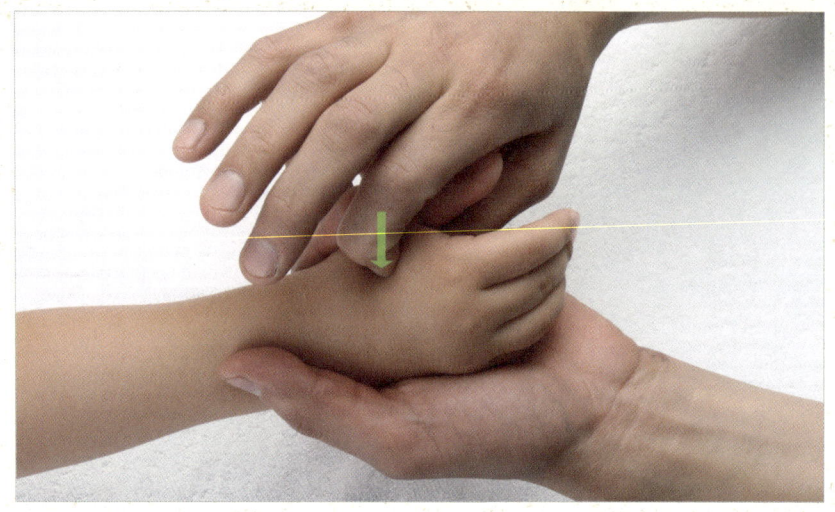

합곡동작

위치 : 손등 쪽 엄지와 식지를 벌렸을 때의 사이 중앙에서 약간 식지 쪽에 치우쳐 있다.
동작 : 엄마의 검지를 사용하여 합곡혈을 직각으로 누른 후, 압을 뺏다가 다시 압을 넣어준다.
횟수 : 5~10회 실행한다.

4 청 천하수 따라하기

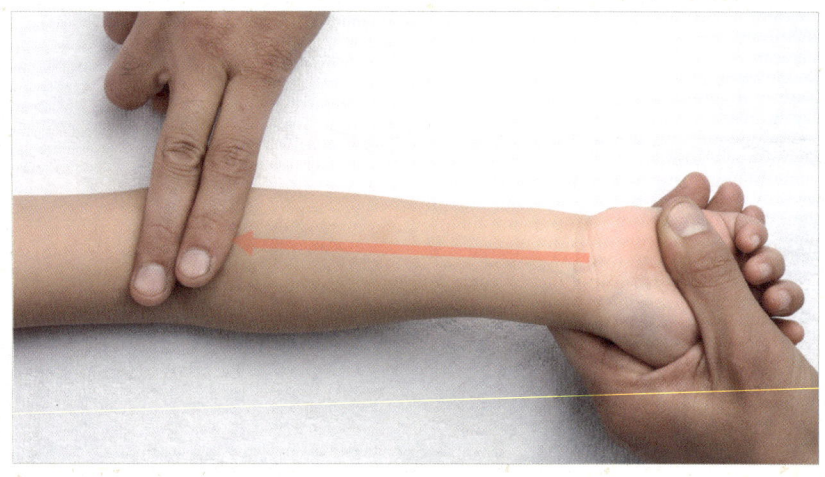

천하수동작

위치 : 손목관절 안쪽주름 한가운데 총근혈에서 팔꿈치관절 안쪽주름 한가운데 곡택혈까지의 일직선.
동작 : 엄마의 검지, 중지를 나란히 붙여 손목에서 팔꿈치 쪽으로 일자밀기를 사용하여 마사지 하여 준다.
횟수 : 10~50회 실행한다.

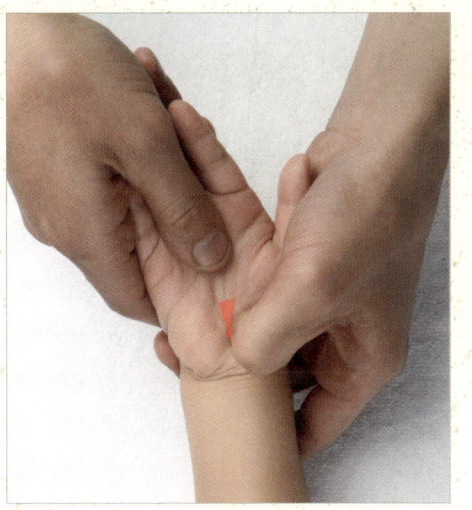

소천심동작

5
안 소천심 따라하기

위치 : 손바닥 뿌리부위의 엄지손가락 아래 불룩한 곳대어제과 새끼손가락 아래 불룩한 곳소어제 두 곳이 만나는 오목 들어간 점.
동작 : 엄마의 엄지를 혈자리에 대고 누른다.
횟수 : 5~30회 실행한다.

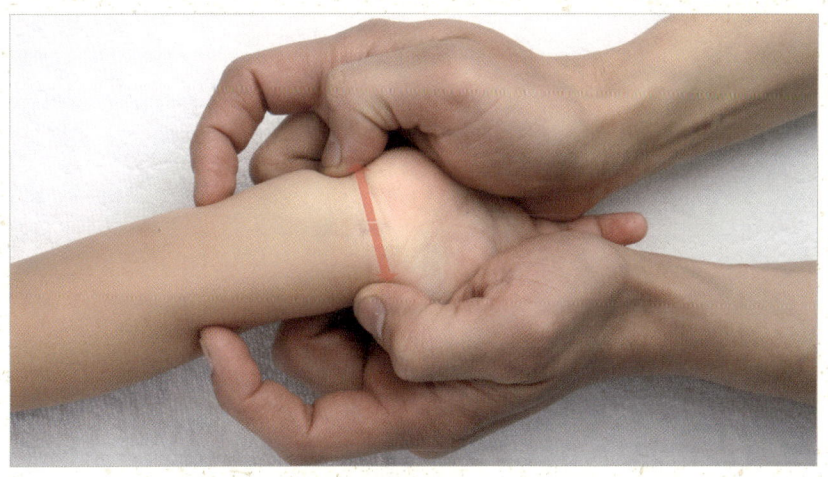

대횡문동작

6
분 음양 따라하기

위치 : 손바닥 면에서 손목에 있는 주름. 이 주름을 반으로 나누어서 엄지 쪽의 주름을 양지라 하고 소지 쪽의 주름을 음지라 하며 주름의 중심을 총근이라 한다.
동작 : 양 엄지를 총근혈에 대고 총근혈을 중심으로 양쪽으로 나누며 문지른다.
횟수 : 10~50회 반복한다.

7
개 천문 따라하기

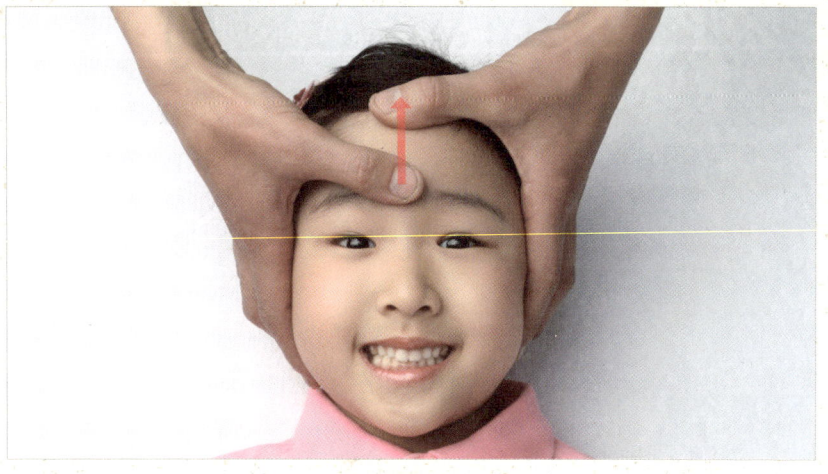

천문동작

위치 : 양 눈썹 중간점에서부터 이마의 머리카락이 시작되는 전발제의 정중선까지의 일직선.

동작 : 양 엄지를 양 눈썹 중간점에 대고 머리카락이 시작되는 전발제의 정중선을 따라서 양 엄지를 교차하며 밀어 올려준다. 이 동작을 개천문開天門이라 한다.

횟수 : 10~50회 정도 실행한다.

8
추 감궁 따라하기

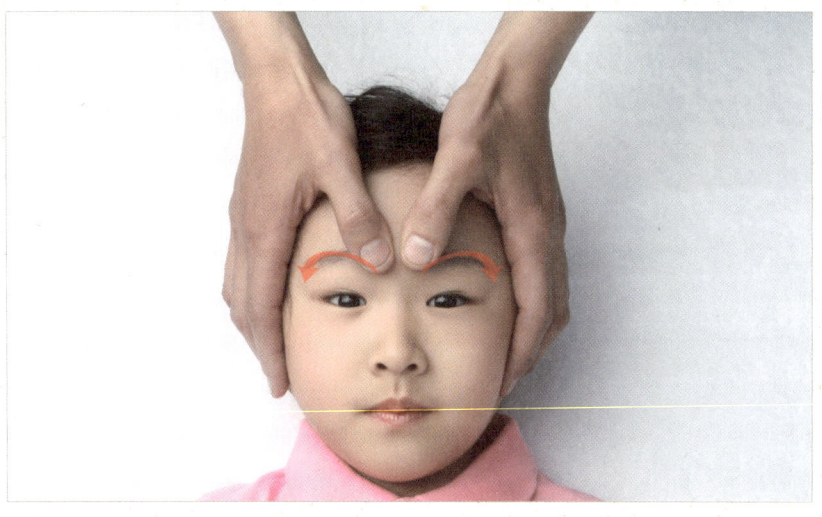

감궁동작

위치 : 양 눈썹선의 안쪽에서 끝선까지.

동작 : 양 엄지를 각각 대고 엄지를 나누면서 눈썹 바깥 쪽 끝을 향하여 쓸어준다.

횟수 : 10~50회 정도 실행한다.

9 유 태양揉太陽 따라하기

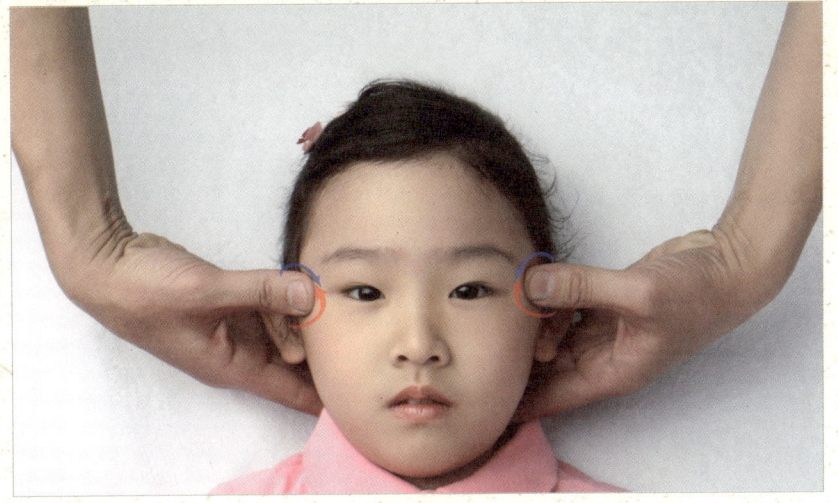

태양동작

위치 : 양 눈썹 바깥쪽 오목 들어 간곳.
동작 : 양 엄지나 중지 끝으로 태양혈을 살짝 눌러주며 돌려준다.
횟수 : 10~50회 실행한다.

10 안 백회 따라하기

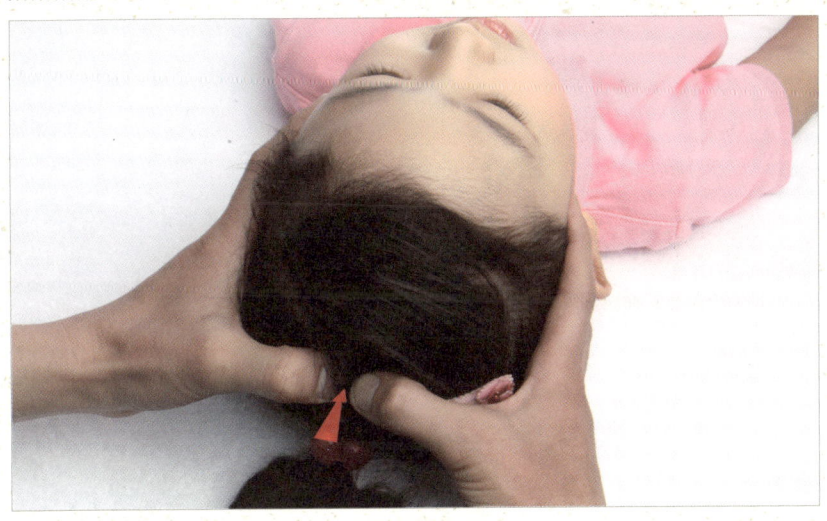

백회동작

위치 : 얼굴 정중선과 머리 중앙선을 지나는 두정정중선頭頂正中線과 양쪽 귀 끝을 잇는 선이 교차하는 점.
동작 : 엄지 지문 면을 백회혈에 대고 지그시 누르거나 유법으로 돌려준다.
횟수 : 5~15회 실행한다.

11
마 복摩腹 따라하기

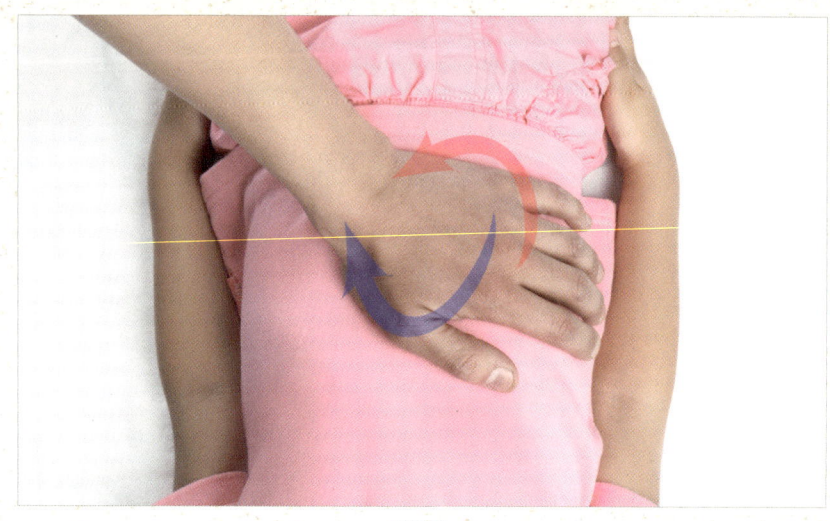

복동작

위치 : 배 전체.
동작 : 손바닥 전체나 엄지를 제외한 사지四指를 사용하여 쓰다듬기로 복부를 문질러 주기.
횟수 : 5분정도 쓰다듬기로 마사지한다.

12
안유 족삼리 따라하기

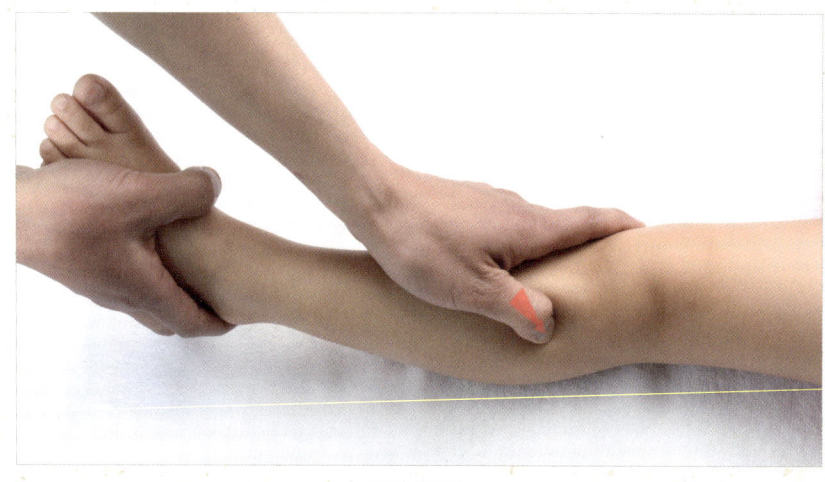

족삼리동작

위치 : 무릎뼈 하단의 바깥쪽 오목 들어간 지점에서 무릎 아래 연결된 뼈경골를 따라 밑으로 3치 내려가고 다시 외측으로 1.5치 나간 지점.
동작 : 엄지면으로 누르며 돌리기.
횟수 : 10~50회 실시한다.

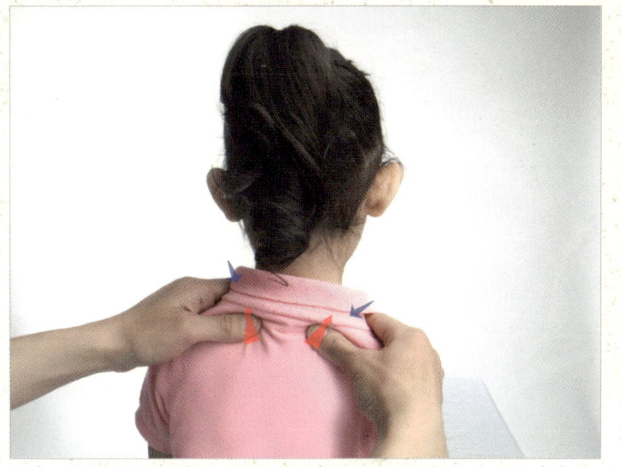

견정동작

13 나 견정 따라하기

- **위치** : 대추혈에서 어깨끝 부분견봉을 연결한 선에서 그 중간지점.
- **동작** : 아이 등 쪽에서 엄지로 견정혈 후방에 있는 근육을 잡고 검지, 중지는 견정혈 전방에 있는 근육을 잡은 후 당기고 놓기를 반복한다.
- **횟수** : 5~30회 실행한다.

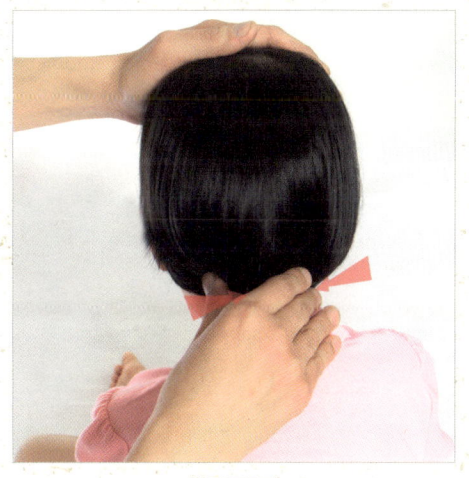

천주골동작

14 나 천주골 따라하기

- **위치** : 뒤통수 머리카락이 시작되는 후발제의 정중선에서부터 대추혈제7경추 하단까지의 일직선.
- **동작** : 엄지와, 검, 중지를 서로 마주보는 모양으로 양쪽 같은 압壓으로 천주골 주위 근육을 나법으로 잡아준다.
- **횟수** : 5~30회 반복한다.

15 유 풍지 따라하기

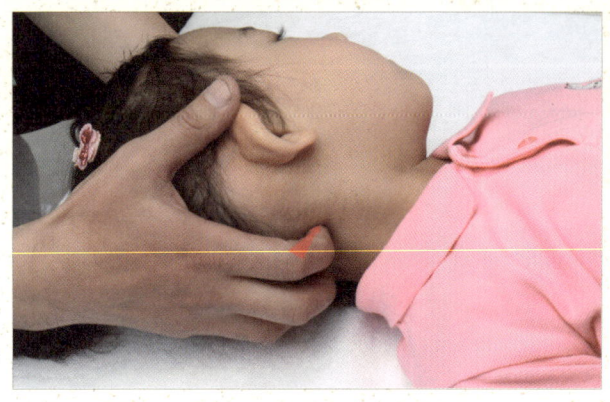

풍지동작

위치 : 뒤통수 튀어나온 곳 아래 쑥 들어간 곳과 귀 뒤쪽 납작 뼈 사이에서 승모근과 흉쇄유돌근 사이.

동작 : 아이가 누운 상태에서 엄마의 식지나 중지를 사용하여 풍지혈을 한쪽씩 지그시 눌러주며 유법으로 돌려주거나, 아이가 앉은 상태에서 엄마의 한쪽 손의 엄지 식지를 동시에 사용하여 양쪽 풍지혈風池穴을 동시에 지그시 눌러주거나 나법으로 잡아준다.

횟수 : 5~10회 정도 실시한다.

16 추 척주 따라하기

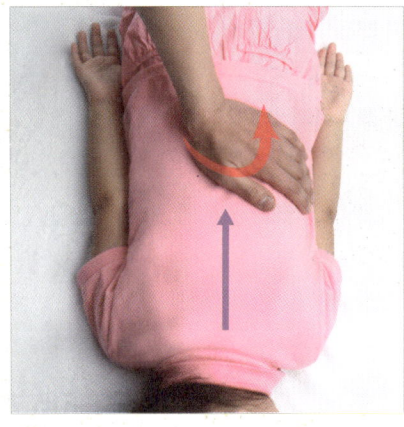

척주동작　　　　　　　　날척동작

위치 : 제7경추에서 꼬리뼈까지.

동작 : 손바닥의 손목 쪽에 가까운 부위를 사용하여 척주혈을 위에서 아래쪽 방향으로 일자밀기로 밀어주거나, 유법으로 돌려주며 위에서 아래로 이동한다. 5~20회 실시 한다.

또는 척주혈의 아래쪽에서 위쪽방향으로 엄지와 검지를 사용하여 근육을 잡아 올려주며 이동하는데 이를 날척이라 부른다. 5~20회 실시 한다.

쑥쑥 자라게 하는 성장 마사지 14

THING 3 · CHAPTER TWO

우리 아이가 제 나이 또래에 비해 성장이 더딜 때 부모는 은근히 걱정이 가득하다. 키가 작은 부모는 자신의 죄인 것만 같다. 그러나 성장은 오히려 유전적인 요인보다 후천적인 영향이 더 많이 작용한다.

우리 아이가 육체적으로 좋은 영양을 섭취하고 근육이 잘 이완되어 있고 충분한 수면과 숙면 그리고 정신적으로 사랑받으며 행복해질 때 엄마 아빠보다 많은 부분 더 자랄 수 있다. 추나 마사지는 성장에 더 없는 보약이다.

걱정은 아무 도움도 되지 않으며 오히려 아이의 기氣를 빼앗는다. 지금 당장 사랑의 마사지를 시작하자. 작은 나무가 정성으로 쑥쑥 자라듯이 우리아이 성장을 위해 저축하듯이 정성으로 반복하자.

1 보 비경 따라하기

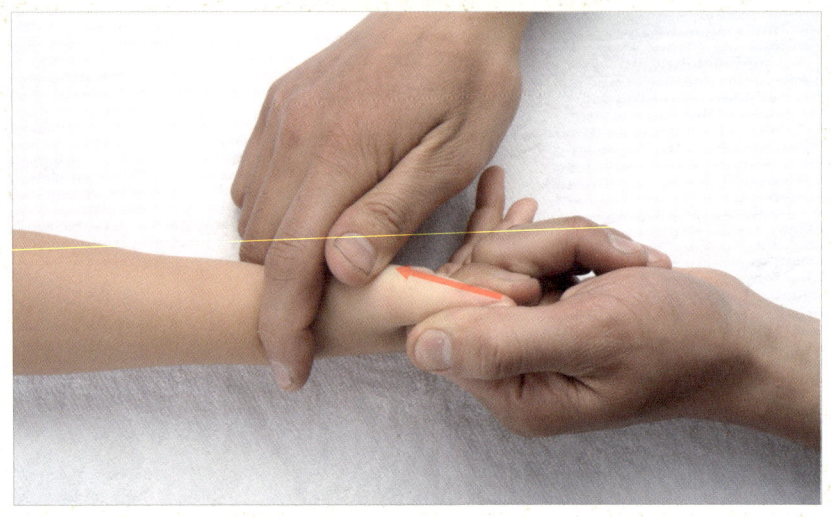

비경동작

위치 : 엄지바깥쪽 측면 끝부분에서 엄지 뿌리 부근까지 직선면.
동작 : 아이의 엄지를 약간 굽혀서 엄마의 엄지 지문면을 사용하여 밀기.
횟수 : 10~50회 실행한다.

2 유 판문 따라하기

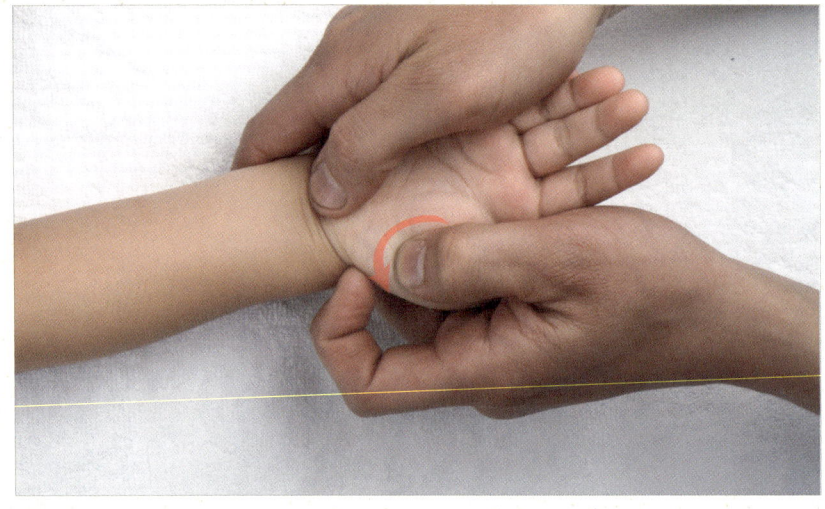

판문동작2

위치 : 엄지 뿌리부분 불룩한 곳 대어제.
동작 : 엄마의 엄지면을 사용하여 판문혈에 대고 유법으로 돌린다.
횟수 : 10~50회 실행한다.

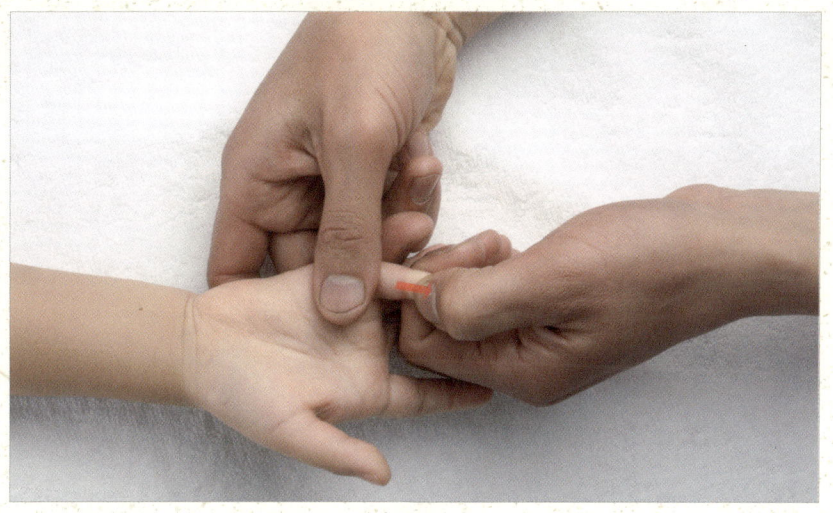
신경동작

| 3 |
| 보 신경 따라하기 |

위치 : 소지의 지문면.
동작 : 엄마의 엄지 지문면을 아이의 신경혈에 대고 손끝에서 손가락 마디 쪽으로 밀어준다.
횟수 : 10~50회 실행한다.

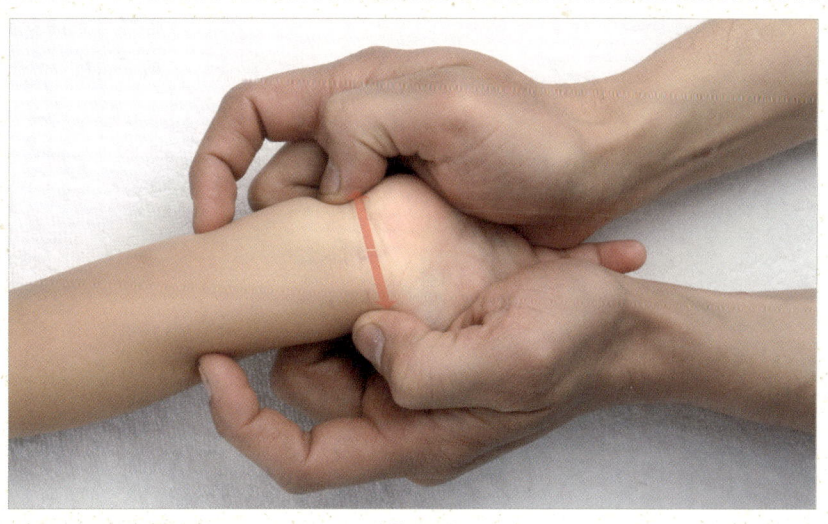
대횡문동작

| 4 |
| 분 음양 따라하기 |

위치 : 손바닥 면에서 손목에 있는 주름. 이 주름을 반으로 나누어서 엄지 쪽의 주름을 양지라 하고 소지 쪽의 주름을 음지라 하며 주름의 중심을 총근이라 한다.
동작 : 양 엄지를 총근혈에 대고 총근혈을 중심으로 양쪽으로 나누며 문지른다.
횟수 : 10~50회 반복한다.

5 추 삼관 따라하기

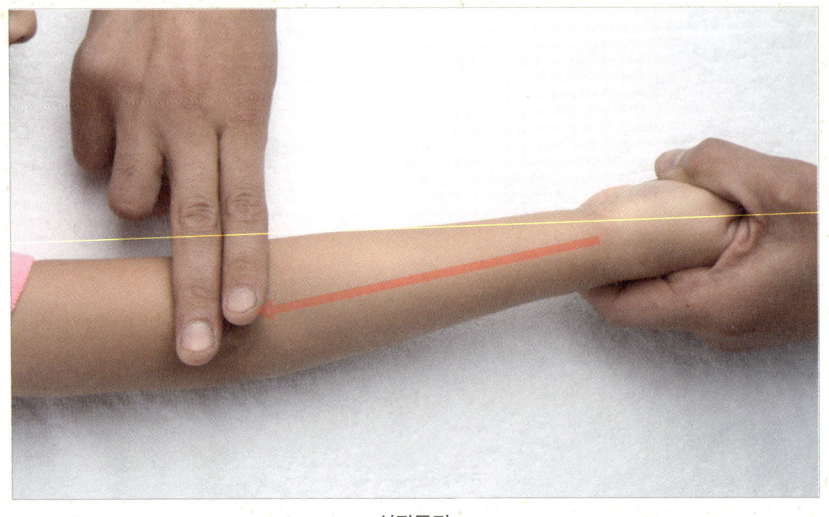

삼관동작

위치 : 대횡문상에서 양지쪽에 해당하는 부위에서 팔꿈치 구부려 주름 끝부분_{곡지}까지의 일직선.
동작 : 엄마의 엄지 혹은 검지, 중지를 나란히 붙여 밀어올리기.
횟수 : 10~50회 실행한다.

6 유 중완 따라하기

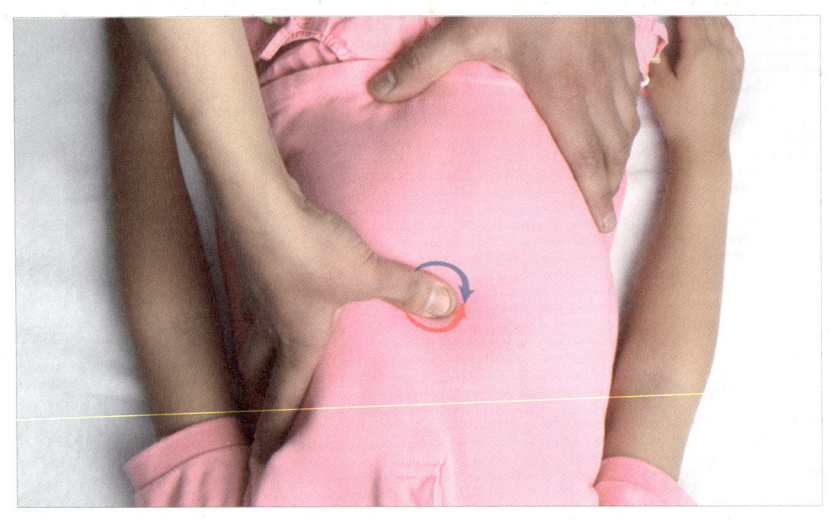

중완동작

위치 : 배꼽과 가슴뼈 검상돌기_{가슴복판 뾰족한 뼈}의 중간지점.
동작 : 엄지, 검지 혹은 중지 끝 부분이나 손바닥 부위를 혈자리에 대고 돌리기.
횟수 : 10~50회 실시한다.

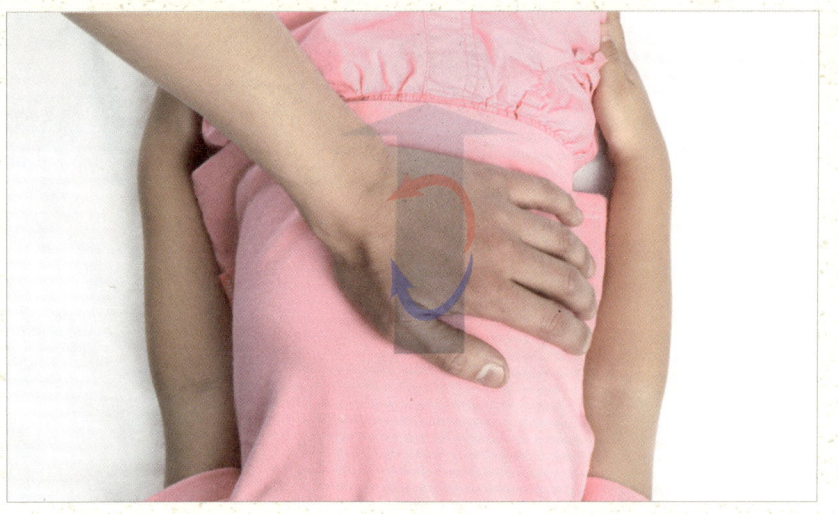

복동작

**7
마 복摩腹
따라하기**

위치 : 배 전체.
동작 : 손바닥 전체나 엄지를 제외한 사지四指를 사용하여 쓰다듬기로 복부전체를 문질러 주기. 상복부에서 하복부쪽으로 마사지해야 한다.
횟수 : 5분정도 쓰다듬기로 마사지한다.

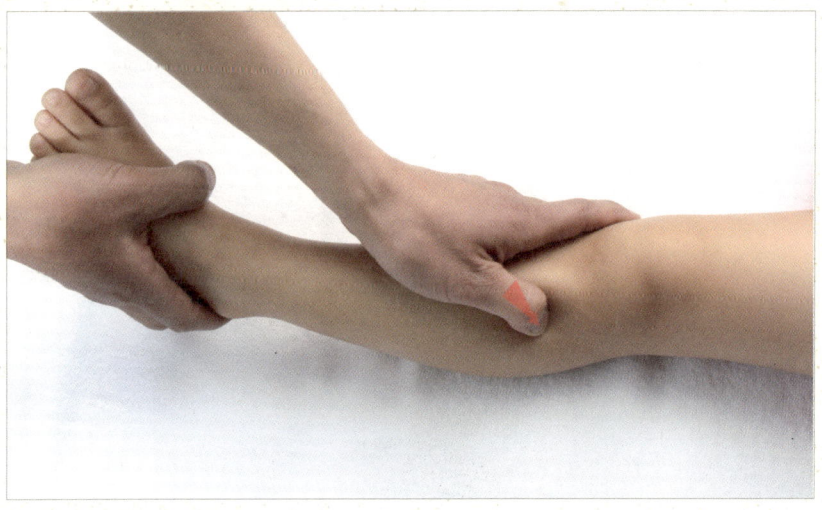

족삼리동작

**8
안유 족삼리
따라하기**

위치 : 무릎뼈 하단의 바깥쪽 오목 들어간 지점에서 무릎 아래 연결된 뼈경골를 따라 밑으로 3치 내려가고 다시 외측으로 1.5치 나간 지점.
동작 : 엄지면으로 누르며 돌리기.
횟수 : 10~50회 실시한다.

| 9 나 견정 따라하기 |

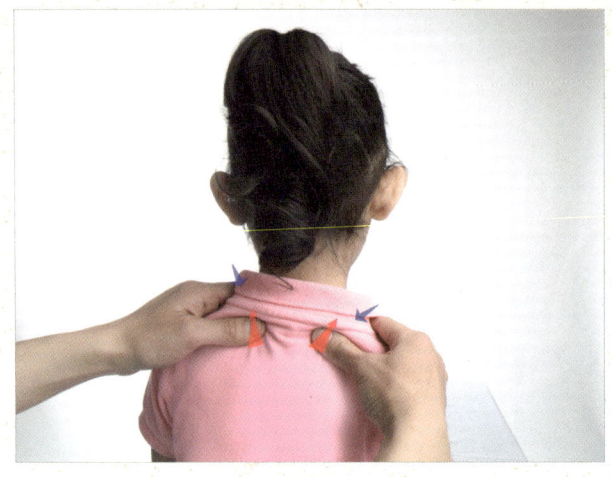

견정동작

위치 : 대추혈에서 어깨끝 부분 견봉을 연결한 선에서 그 중간지점.
동작 : 아이 등 쪽에서 엄지로 견정혈 후방에 있는 근육을 잡고 검지, 중지는 견정혈 전방에 있는 근육을 잡은 후 당기고 놓기를 반복한다.
횟수 : 5~30회 실행한다.

| 10 유 비수 따라하기 |

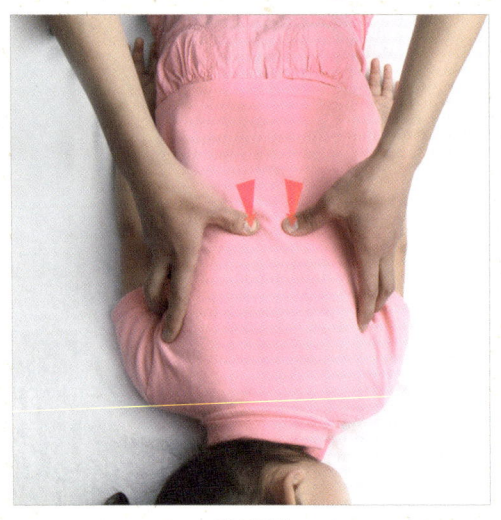

비수동작

위치 : 제11흉추 극돌기 아래에서 양옆으로 1.5치.
동작 : 엄지를 혈자리에 대고 살며시 누르며 돌리거나, 손바닥 전체를 사용하여 혈자리에 대고 누르며 돌린다.
횟수 : 돌리기로 10~50회 실행한다.

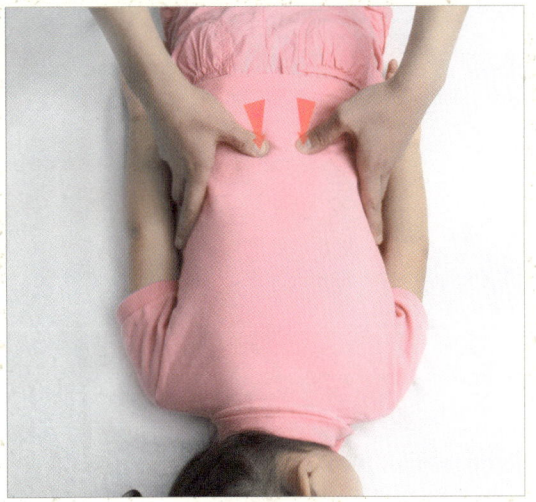

신수동작

11 유 신수 따라하기

위치 : 검지의 지문면.
동작 : 검지 지문면을 엄마의 엄지를 이용하여 아이의 손끝 방향으로 쓸어내린다.
횟수 : 10~50회 실행한다.

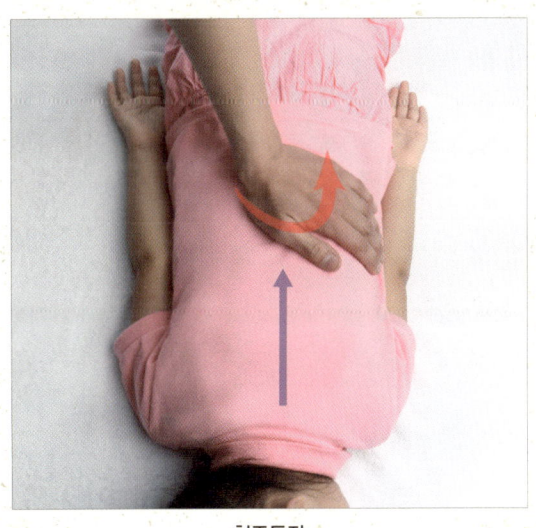

척주동작

12 추 척주 따라하기

위치 : 제7경추에서 꼬리뼈까지.
동작 : 손바닥의 손목 쪽에 가까운 부위를 사용하여 척주혈을 위에서 아래쪽 방향으로 일자밀기로 밀어주거나, 유법으로 돌려주며 위에서 아래로 이동한다.
횟수 : 5~20회 실행한다.

13 안 후승산 따라하기

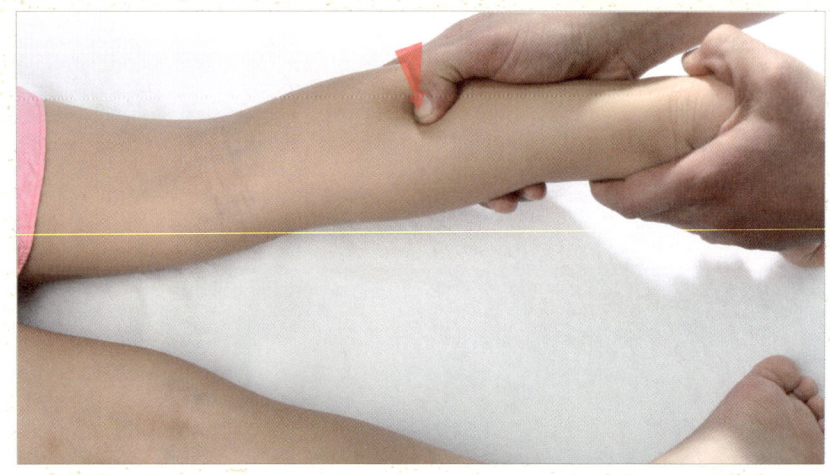

후승산동작

- **위치** : 종아리 쪽 장딴지 중간이며, 장딴지 근육에 힘을 주었을 때 다리 뒤쪽 오금과 발뒤꿈치를 연결하는 선의 중간 지점 오목 들어가는 곳.
- **동작** : 엄지의 지문 면을 사용하여 혈자리를 지그시 눌렀다가 놓았다가 다시 지그시 누르기를 반복한다.
- **횟수** : 5~10회 실행한다.

14 발신양퇴

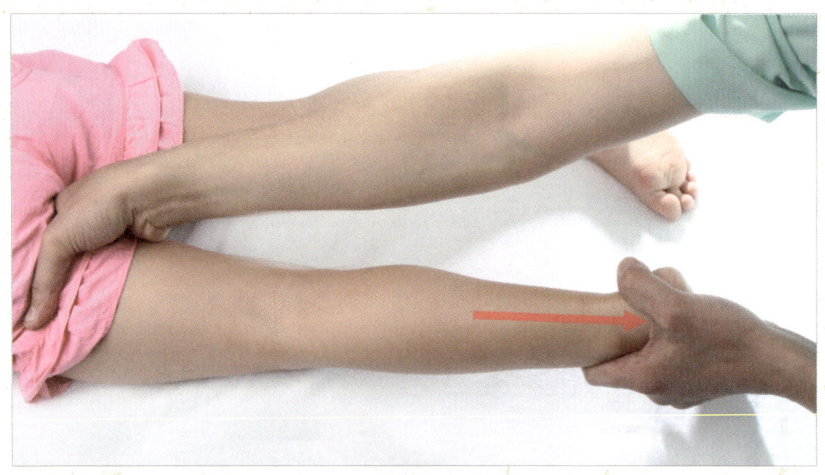

발신양퇴동작

- **동작** : 아이가 엎드린 상태에서 엄마의 한손은 엉덩이와 허벅지사이의 주름위에 놓아 고정시키고 다른 한손은 아이의 발목을 잡고 발목을 발바닥 방향으로 당기기.
- **횟수** : 1~3회 실행한다.

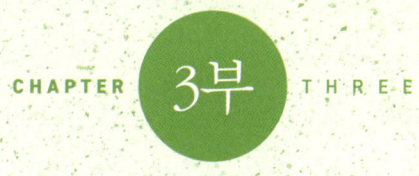

증상별 맞춤마사지

우리아이 튼튼하게 하는 증상별 맞춤마사지

감기 / 영아설사 / 변비 / 아토피 / 밤에 우는 아이 / 허약체질 / 밥 안 먹는 아이 / 기침 / 야뇨 / 비염 / 틱장애 / 자폐아이 / 뇌성마비 / 어린이 시력저하 / 신증후군

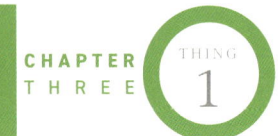

우리아이 튼튼하게 하는 증상별 맞춤마사지

"아픈 만큼 성장한다."는 말은 자라나는 아이들에게 꼭 맞는 표현인 것 같다. 태어나서 6개월까지는 엄마로부터 받은 면역력 때문에 건강하다가 그 이후부터는 새로운 도약이 필요하다. 즉 제 구실을 하기위해 또 하나의 "음식"인 사랑을 끝없이 요구하게 된다. 여기에 실린 아이들이 자주 앓는 질병들은 모두 하나같이 부모의 따뜻한 마음 따뜻한 손길을 필요로 한다.

인정받고 보호받고자 하는 사랑에 대한 본능!

우리아이에게 꼭 맞는 증상만 골라 반복해도 내 아이는 사랑 받았다는 만족감으로 모든 질병을 이겨내고 꿋꿋이 바르게 자랄 것이다.

감기

감기 달고 살던 우리아이가 건강해 졌어요.

우리들 어릴 적 감기를 달고 살았다고 푸념하신 부모님들 얘기가 실감이 난다. 우리 아이도 엄마 닮아서인지 시도 때도 없이 감기를 달고 산다. 여러 가지 다른 질환으로 발전하기 전에 빨리 치료를 해야 한다. 감기약 자주 먹이면 여러 부작용이 있고 아이의 면역력도 떨어진다고 하니 소아추나로 면역력을 길러 감기 퇴치에 나서야겠다. 우리아이 주치의는 어디까지나 엄마가 첫 번째이다.

감기는 코, 인두, 후두, 기관 등 상기도의 감염성 염증질환으로 급성비염 및 부비동염, 급성 인후염, 급성 중이염, 급성 기관지염 등을 포함한 광범위한 증상을 나타낸다. 상기도 감염의 원인은 일반적으로 바이러스인 경우가 많다. 세균감염이 원인이 되는 경우는 약 5~10% 미만으로 매우 적다. 감기는 아동기에 흔히 발생하는데 4~7세 전후로 절정에 달한다. 어린이 감기는 증상이 변화무쌍하므로 소아과 전문의의 치료하에 소아추나 치료는 보조적 요법으로 접근하는 것이 좋다. 감기에 대한 소아추나 마사지의 효과는 보조치료로 매우 효과적이다. 다음과 같은 마사지로 우리아이 감기를 앓는 횟수가 점점 줄어들 것이다.

1 안 합곡 따라하기

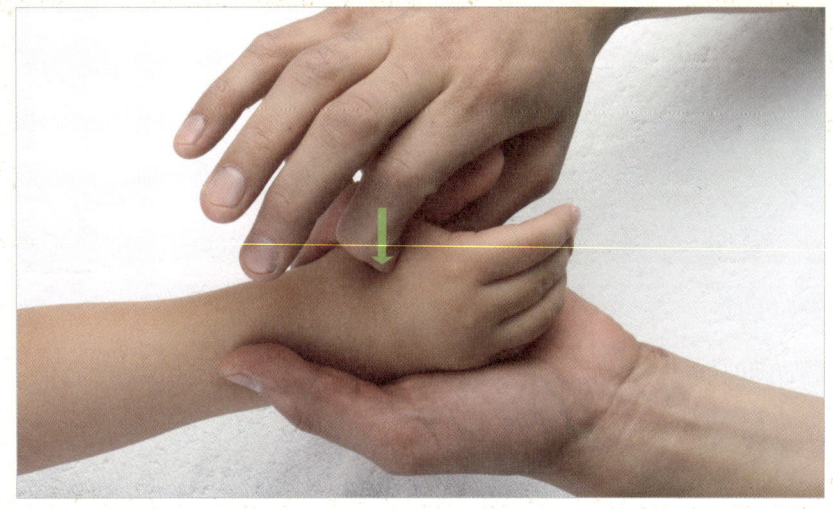

합곡동작

위치 : 손등 쪽 엄지와 식지를 벌렸을 때의 사이 중앙에서 약간 식지 쪽에 치우쳐 있다.
동작 : 엄마의 검지를 사용하여 합곡혈을 직각으로 누른 후, 압을 뺏다가 다시 압을 넣어준다.
횟수 : 5~10회 실행한다.

2 유 판문 따라하기

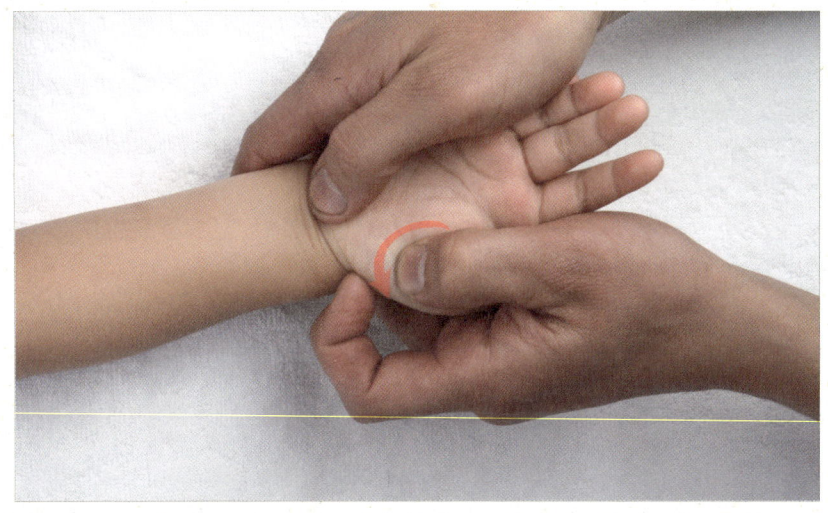

판문동작2

위치 : 엄지 뿌리부분 불룩한 곳 대어제.
동작 : 엄마의 엄지면을 사용하여 판문혈에 대고 유법으로 돌린다.
횟수 : 10~50회 실행한다.

3 개 천문 따라하기

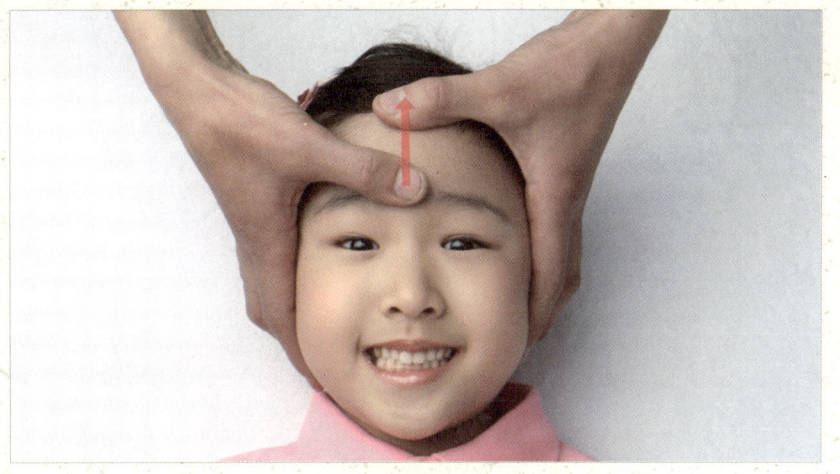

천문동작

- **위치** : 양 눈썹 중간점에서부터 이마의 머리카락이 시작되는 전발제의 정중선까지의 일직선.
- **동작** : 양 엄지를 양 눈썹 중간점에 대고 머리카락이 시작되는 전발제의 정중선을 따라서 양 엄지를 교차하며 밀어 올려준다. 이 동작을 개천문 開天門이라 한다.
- **횟수** : 10~50회 정도 실행한다.

4 추 감궁 따라하기

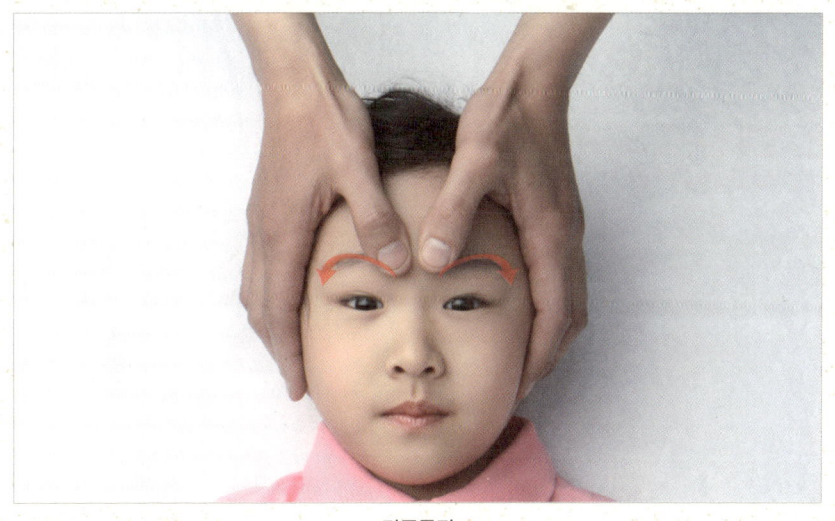

감궁동작

- **위치** : 양 눈썹선의 안쪽에서 끝선 까지.
- **동작** : 양 엄지를 각각 대고 엄지를 나누면서 눈썹 바깥 쪽 끝을 향하여 쓸어준다.
- **횟수** : 10~50회 정도 실행한다.

5 유 태양 揉太陽 따라하기

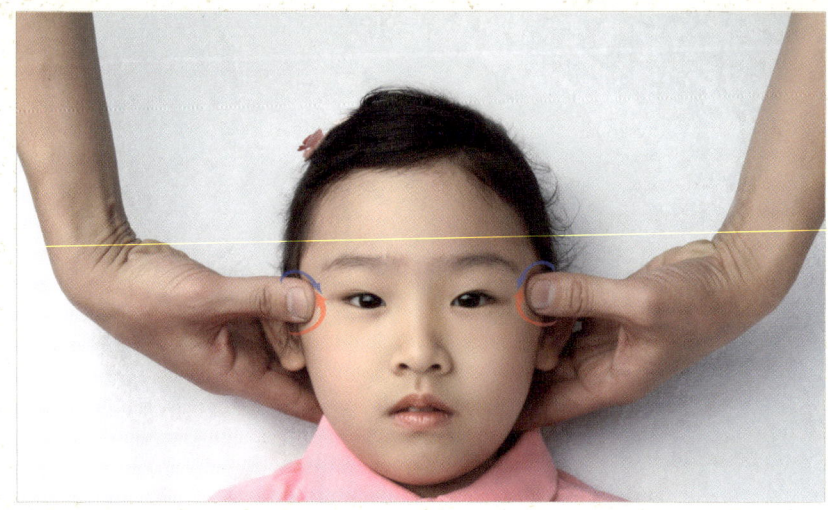

태양동작

위치 : 양 눈썹 바깥쪽 오목 들어 간곳.
동작 : 양 엄지나 중지 끝으로 태양혈을 살짝 눌러주며 돌려준다.
횟수 : 10~50회 실행한다.

6 안유 영향 迎香 따라하기

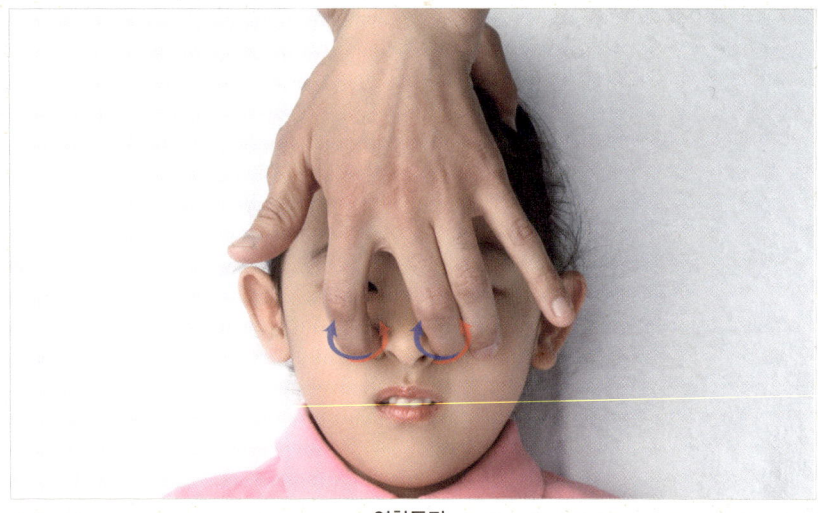

영향동작

위치 : 콧망울 외측으로 0.5치寸.
동작 : 엄마의 검지, 중지를 동시에 영향혈에 한쪽씩 위에 대고 지그시 눌러주며 돌려준다.
횟수 : 10~30회 실행한다.

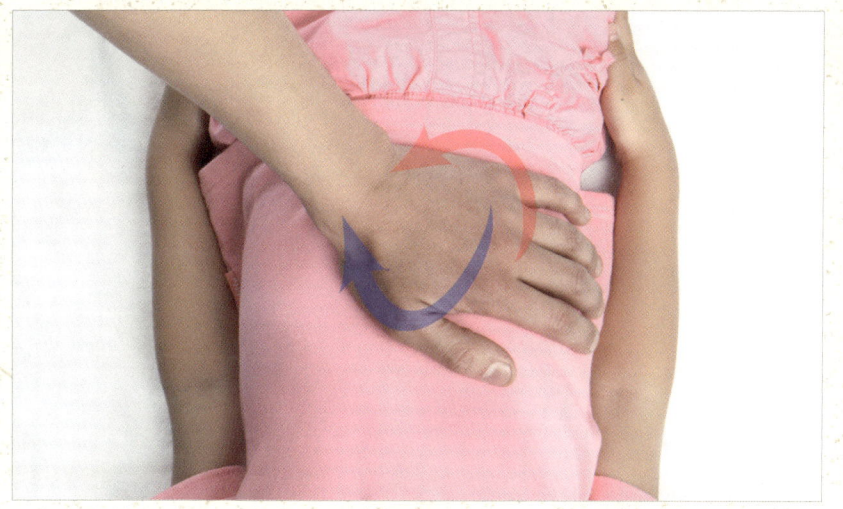

복동작

7
마 복 摩腹 따라하기

위치 : 배 전체.
동작 : 손바닥 전체나 엄지를 제외한 사지四指로 쓰다듬기로 복부전체를 문질러 주기.
횟수 : 1분에서 5분정도 쓰다듬기로 마사지한다.

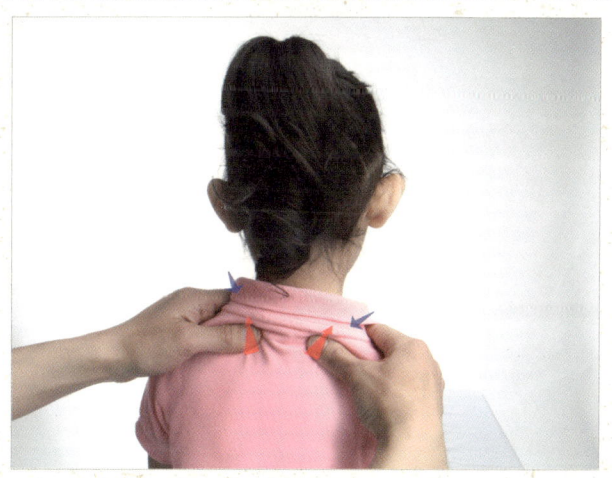

견정동작

8
나 견정 따라하기

위치 : 대추혈에서 어깨끝 부분견봉을 연결한 선에서 그 중간지점.
동작 : 아이 등 쪽에서 엄지로 견정혈 후방에 있는 근육을 잡고 검지, 중지는 견정혈 전방에 있는 근육을 잡은 후 당기고 놓기를 반복한다.
횟수 : 5~30회 실행한다.

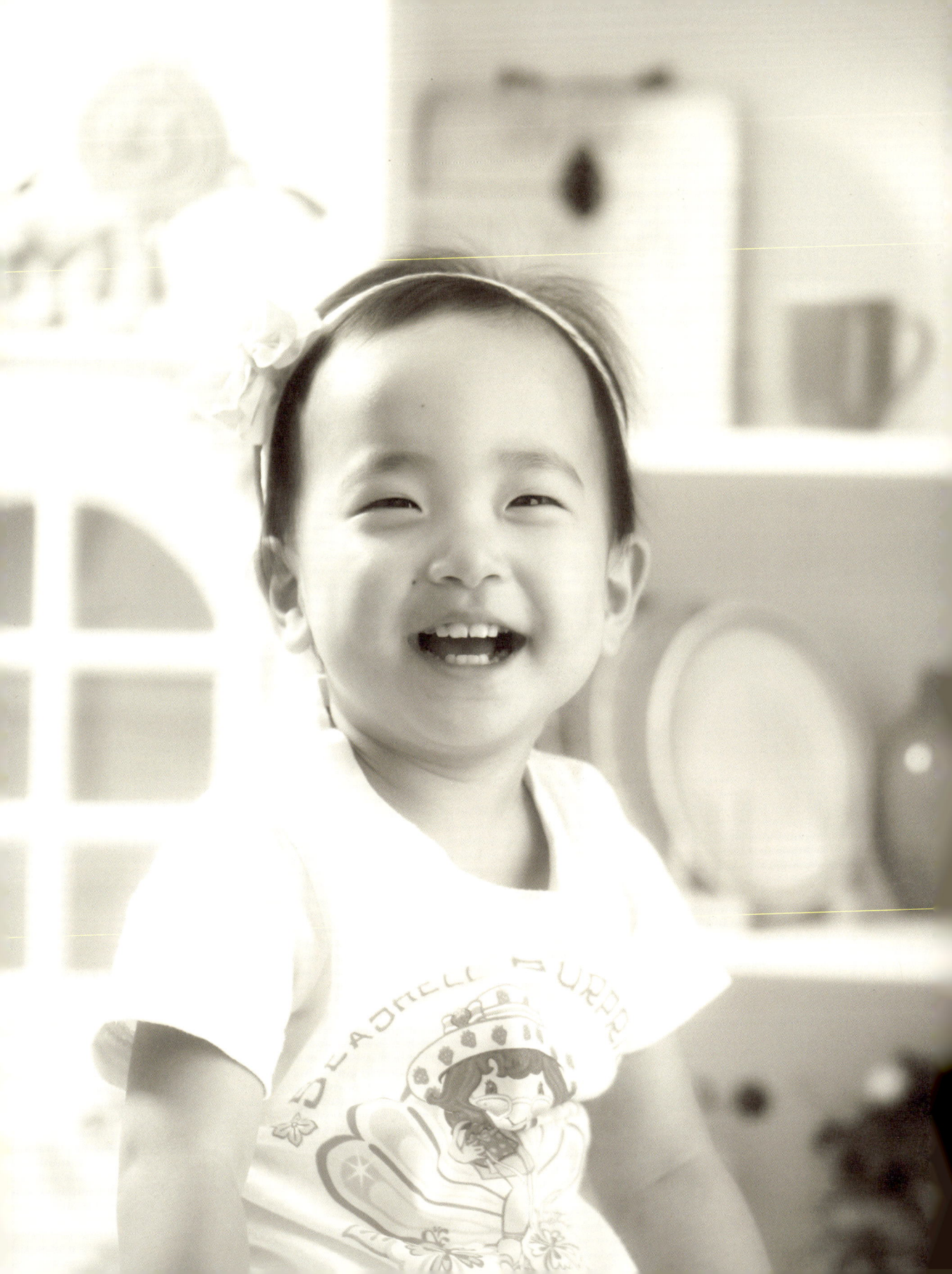

영아설사

설사에 효과가 커요.

영아 설사라면 약 밖에 더 있나 일반적으로 생각하게 된다. 증상이 좋아졌다가도 자주 반복하는 설사이다 보니 우리아이 성장이 더딜까 봐 걱정이 된다. 소아추나라면 엄마 사랑으로 치유하는 치유법이라서 신뢰심이 간다.

영아설사는 설사를 위주로 하는 흔한 질환이다. 사계절 발생하나 특히 여름, 가을에 많이 발생한다. 제때 치료하지 않으면 유아의 영양 상태와 성장 발육에 부정적 영향을 미친다. 그 원인은 외부의 사기邪氣의 침입으로 인해 올수도 있고 좋지 못한 음식이 원인이거나 소화기능이 약해져서 발생할 수도 있다.

영아설사는 소아추나 마사지만으로도 매우 좋은 효과를 볼 수 있지만 영아 탈수 등 이차적 문제가 올 수도 있기 때문에 전문의의 치료를 함께 병행하는 것이 바람직하다. 소아추나로 더 좋은 효과를 보기 위해서는 동물성 음식모유, 분유 등을 적게 먹이고 미음물로 대체할 것을 권한다. 다음과 같이 마사지를 실행한다.

1
보 비경 따라하기

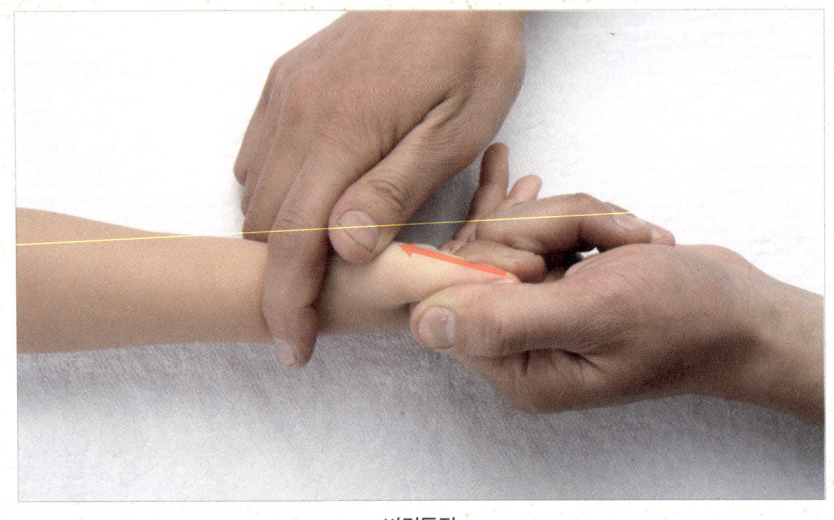

비경동작

위치: 엄지바깥쪽 측면 끝부분에서 엄지 뿌리 부근까지 직선면.
동작: 아이의 엄지를 약간 굽혀서 엄마의 엄지 지문면을 사용하여 밀기.
횟수: 10~50회 실행한다.

2
보 대장 따라하기

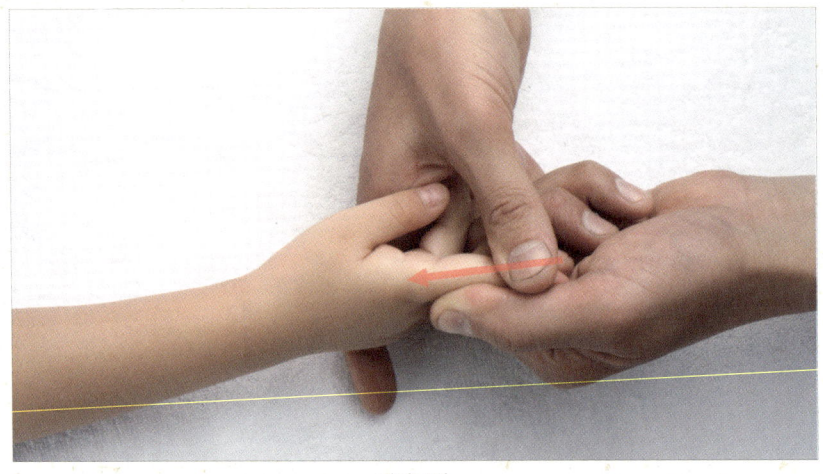

대장동작

위치: 엄지 쪽에 가까운 검지측면의 끝에서 검지 뿌리까지 직선면.
동작: 엄마의 엄지면을 사용하여 밀어 쓸어주기.
횟수: 10~50회 실행한다.

3 추 판문 따라하기

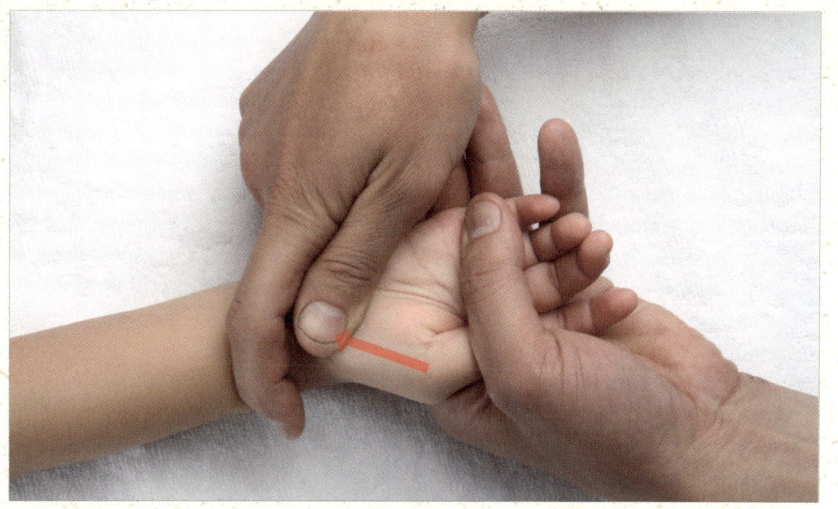

판문동작1

위치 : 엄지 뿌리부분 불룩한 곳 대어제.
동작 : 엄마의 엄지면을 사용하여 판문혈에 대고 아이의 손목 쪽에서 엄지손끝 방향으로 일자로 밀어준다.
횟수 : 10~50회 실행한다.

4 마 복摩腹 따라하기

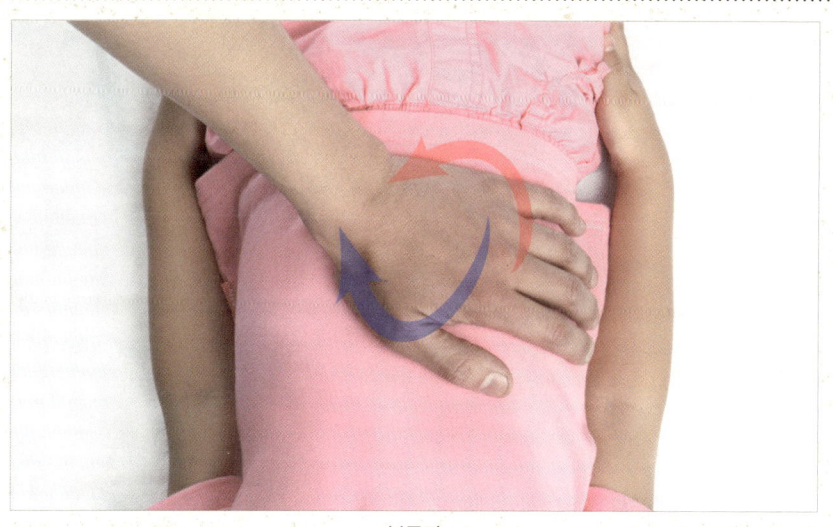

복동작

위치 : 배 전체.
동작 : 손바닥 전체나 엄지를 제외한 사지四指로 쓰다듬기로 복부전체를 문질러 주기.
횟수 : 1분에서 5분정도 쓰다듬기로 마사지한다.

5 추상 칠절골 따라하기

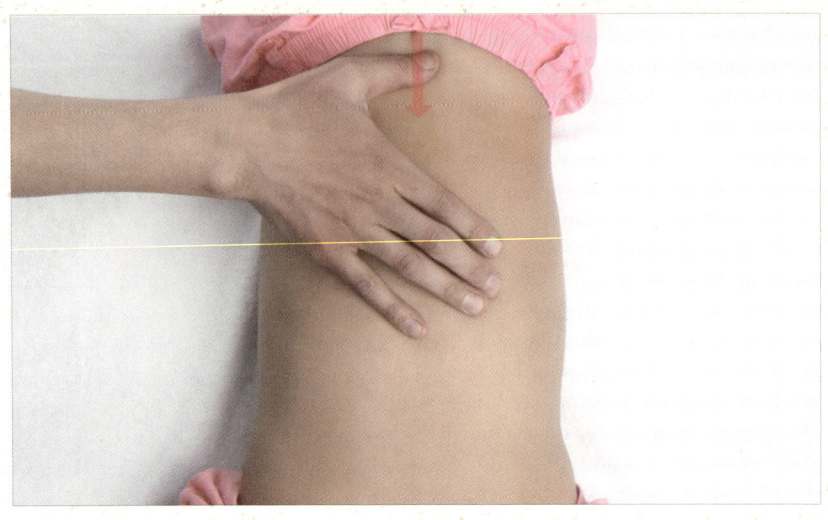

추상칠절골동작

위치 : 제4요추에서 꼬리뼈까지 이루는 일직선.
동작 : 엄지나 검, 중지 두 손가락을 나란히 붙이고 밑쪽에서 위쪽으로 밀어 주기.
횟수 : 10~50회 실행한다.

6 날 척주 따라하기

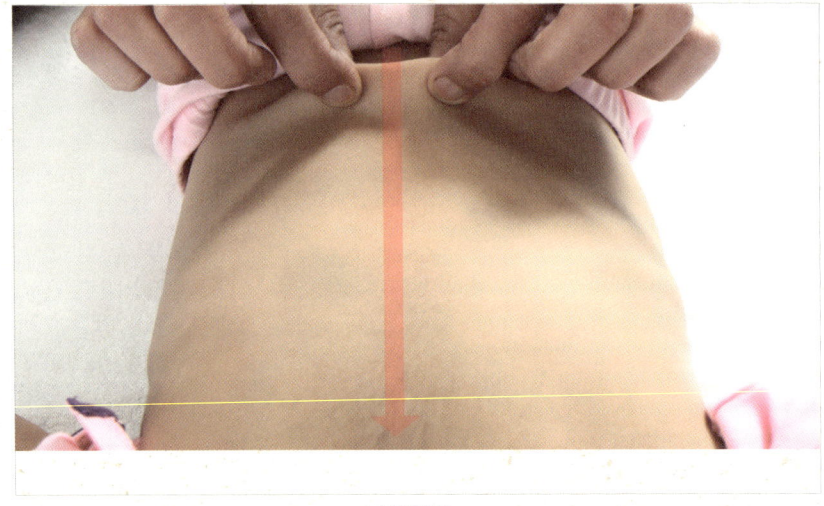

날척동작

위치 : 제7경추에서 꼬리뼈까지.
동작 : 척주혈의 아래쪽에서 위쪽방향으로 엄지와 검지를 사용하여 근육을 잡아 올려주며 이동하는데 이를 날척이라 부른다.
횟수 : 3~10회 정도 실행한다.

변비

변비가 이제 무섭지 않아요.

변비로 밑이 빠진 아이도 있다는 말을 들어 본적이 있다. 막상 우리아이가 그 입장이 되고 보니 예삿일이 아니다. 소아추나로 우리 아이 심한 변비를 6개월 노력하면 고칠 수 있다니 엄마로서 해보지 않을 수 없다.

변비란 대장 연동 운동의 저하로 1주일에 2회 미만이거나, 배변 시 굳은 변을 보며 통증이나 출혈이 나타나는것을 말한다.

3~4세가 되어야 성인처럼 1~2일에 1~2회 배변한다. 2~3일에 한 번 보더라도 대변이 굳지 않고 편하게 본다면 변비가 아니다. 소아 만성변비는 주로 이유식 이후 또는 배변 습관을 익히는 시기부터 시작되는데 심리적 또는 신체적으로 배변에 장애를 느끼는 기능성 배변 장애기 주로 많다. 즉 기질적으로 선천성 거대 결장, 선천성 갑상선 기능 저하증 등의 원인으로 인한 변비 발생은 5~10% 정도에 불과하며, 대부분 불규칙한 배변이 원인이다. 또한 요즈음 어린이들은 패스트푸드나 기름진 음식, 육식의 과다 섭취와 수분과 섬유질 섭취부족 그리고 운동부족과 과도한 학업 스트레스가 변비의 원인이 되기도 한다.

변비치료는 소아추나 마사지를 병행하면서 물을 조금씩 자주 마시는 습관을 기르면서 일반적으로 6개월 이상 노력 하면 좋은 효과를 볼 수 있다. 다음 마사지 방법을 소개한다.

1 유 판문 따라하기

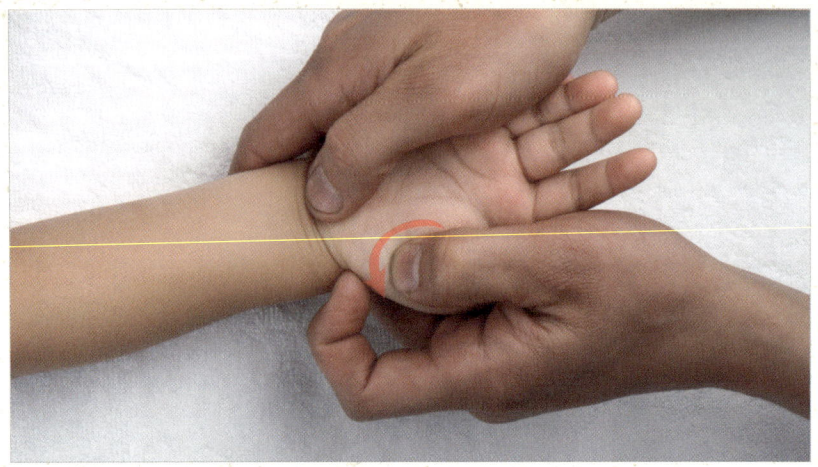

판문동작2

위치 : 엄지 뿌리부분 불룩한 곳 대어제.
동작 : 엄마의 엄지면을 사용하여 판문혈에 대고 유법으로 돌린다.
횟수 : 10~50회 실행한다.

2 청 대장 따라하기

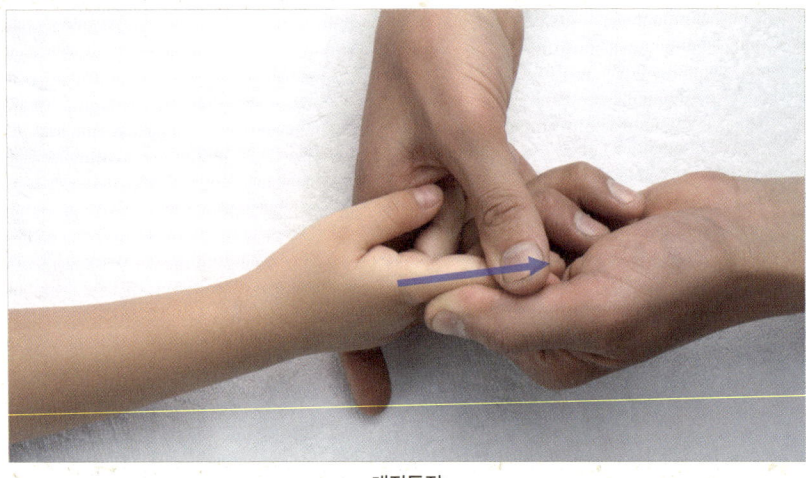

대장동작

위치 : 엄지 쪽에 가까운 검지측면의 끝에서 검지 뿌리까지 직선면.
동작 : 엄마의 엄지면을 사용하여 밀어 쓸어주기.
횟수 : 10~50회 실행한다.

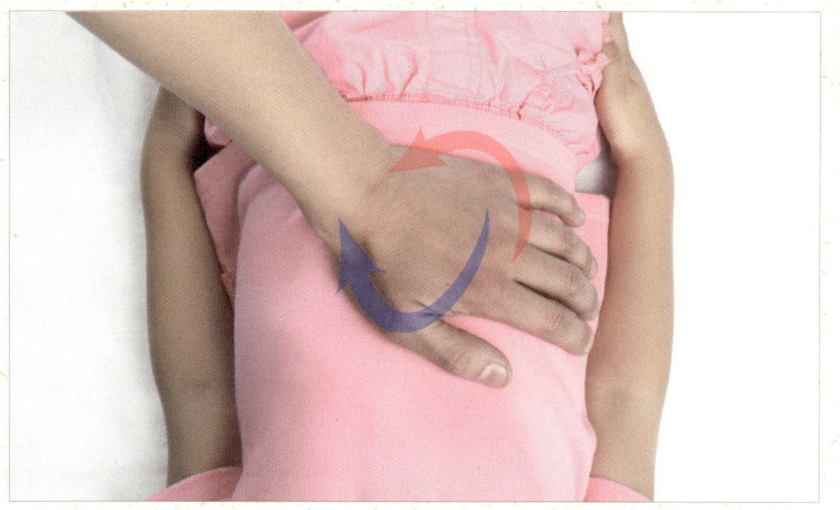

복동작

3 마 복摩腹 **따라하기**

위치 : 배 전체.
동작 : 손바닥 전체나 엄지를 제외한 사지四指로 쓰다듬기로 복부전체를 문질러 주기.
횟수 : 1분에서 5분정도 쓰다듬기로 마사지한다.

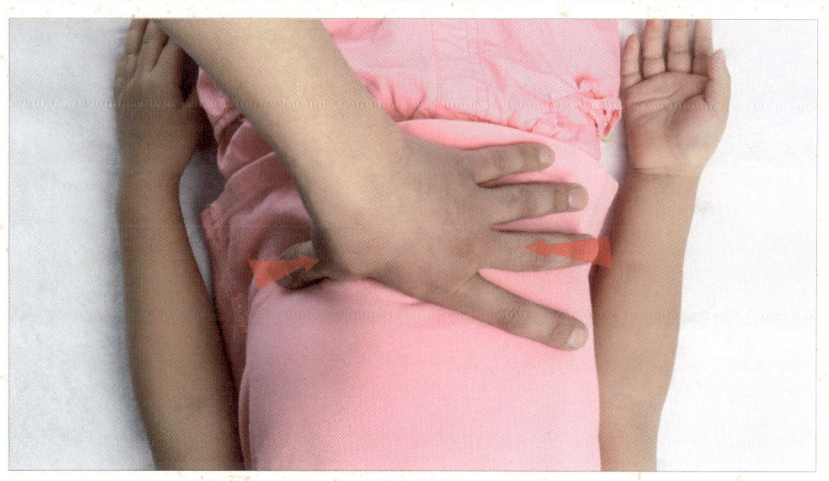

천추동작

4 나 천추 따라하기

위치 : 배꼽 양 옆 2치 부위.
동작 : 엄지를 천추 한쪽 혈자리에 놓고 나머지 사지四指는 반대쪽의 천추혈 주위에 놓은 다음, 배의 근육층을 천천히 깊게 잡은 후 위쪽으로 살짝 들어 올려 주었다가 천천히 배 근육을 놓아주고 다시 근육층을 잡아 올려주는 것을 반복한다.
횟수 : 5~30회 정도 반복한다.

5 안유 대장수 따라하기

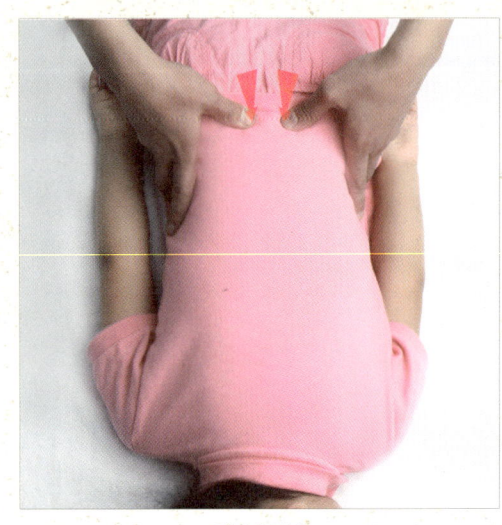

대장수동작

위치 : 제4요추 극돌기 아래에서 양옆으로 1.5치 부위.
동작 : 엄마의 손바닥으로 양쪽 대장수를 감싸고 지그시 눌러주며 돌려주거나, 엄마의 양 엄지를 양쪽 대장수위에 놓고 지그시 눌러주기를 반복한다.
횟수 : 10~50회 실행한다.

6 추하 칠절골 따라하기

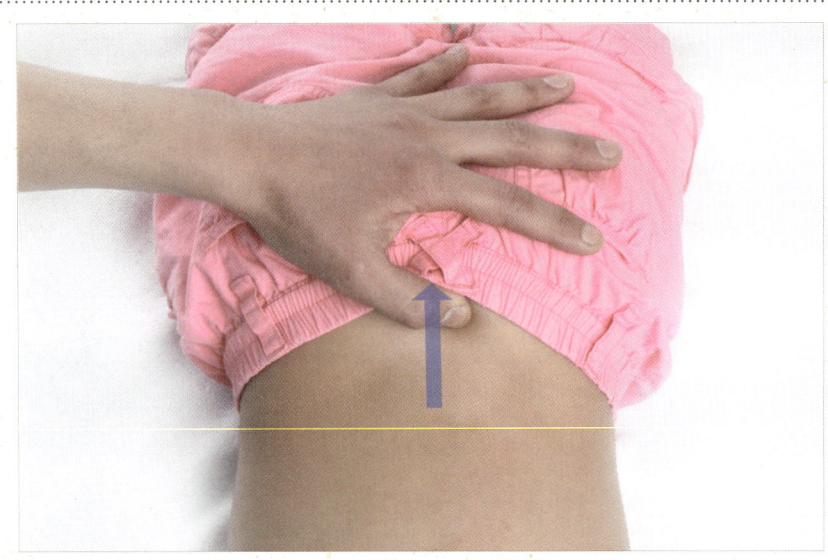

추하칠절골동작

위치 : 제4요추에서 꼬리뼈까지 이루는 일직선.
동작 : 엄지나 검, 중지 두 손가락을 나란히 붙이고 위쪽에서 밑으로 밀어 내리기.
횟수 : 10~50회 실행한다.

아토피

건강한 피부가 되었어요

아토피로 시달리는 아이에게 온 신경을 집중하여 따라다니다 보면 가정의 행복은 생각할 여유조차 없다. 먹는 것, 입는 것, 바르는 것, 마시는 공기까지 생활환경의 전반적인 것을 통제하지 않으면 안 되기 때문이다. 때로는 친자연적인 환경을 찾아 먼 오지와 같은 시골로 이사를 가기도 하는데 이럴때 부모의 심정은 말로 표현하기조차 힘들다. 소아추나로 긁지 않는 건강한 피부가 된다면 춤추고 싶은 것이 엄마 마음이다.

아토피는 만성적으로 재발하기 쉬운 심한 가려움증이 동반되는 피부 습진 질환의 일종이다. 보통 태열이라고 부르는 영아의 습진도 아토피에 속한다. 아토피성 피부염은 환자의 유전적인 소인과 환경적인 요인, 환자의 면역학적 이상과 피부 보호막의 이상 등 여러 원인이 복합적으로 작용하는 것으로 알려져 있다. 또한 환자의 80% 이상에서는 면역학적 이상을 보여 혈액 속에서 면역글로불린EIgE가 증가 한다고 한다.

대부분의 아토피성 피부염 환자에서 음식물이나 공기 중의 항원에 대한 특이 IgE 항체가 존재하여 항원에 노출 시 양성반응을 보여 아토피 증상이 나타나는 것을 알 수 있다. 아토피는 피부에 생기지만 소아추나 치료의 목표는 대장을 건강하게 하는 것이다. 피부의 근원은 대장에 속하기 때문이다, 일반적인 아토피치료와 아이에 맞는 보습제 사용을 병행하여 치료하면 아토피 치료 효과를 한층 더 올려 줄 수 있다. 다음 마사지 방법을 소개한다.

1
유 판문 따라하기

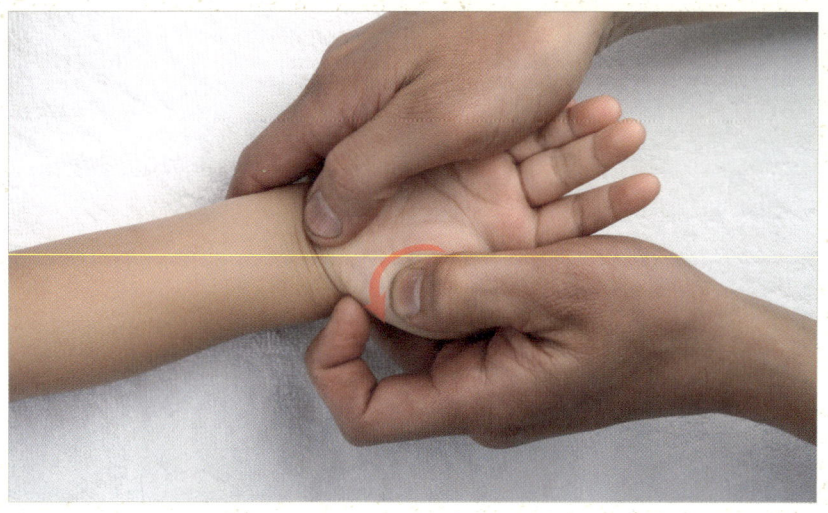

판문동작2

위치 : 엄지 뿌리부분 불룩한 곳 대어제.
동작 : 엄마의 엄지면을 사용하여 판문혈에 대고 유법으로 돌린다.
횟수 : 10~50회 실행한다.

2
안 합곡 따라하기

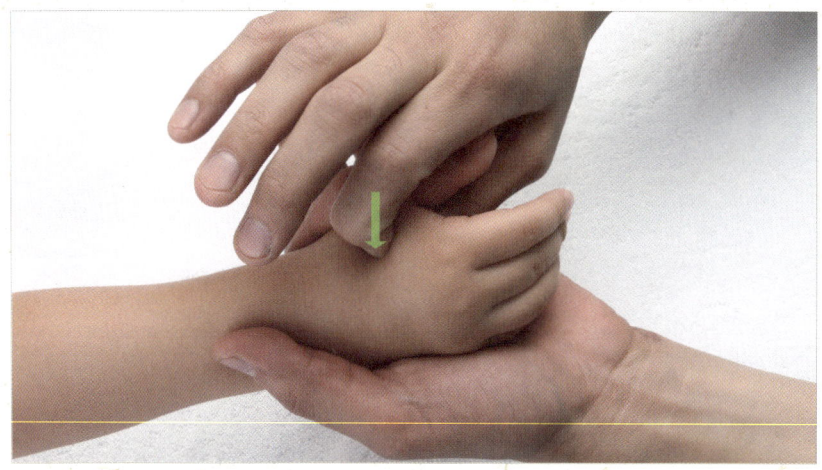

합곡동작

위치 : 손등 쪽 엄지와 식지를 벌렸을 때의 사이 중앙에서 약간 식지 쪽에 치우쳐 있다.
동작 : 엄마의 검지를 사용하여 합곡혈을 직각으로 누른 후, 압을 뺏다가 다시 압을 넣어준다.
횟수 : 5~10회 실행한다.

3 마 복(摩腹) 따라하기

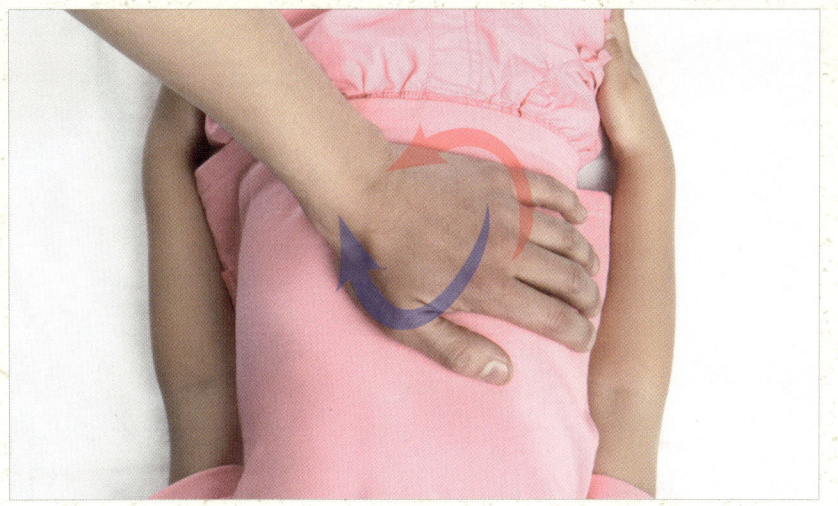

복동작

위치 : 배 전체.
동작 : 손바닥 전체나 엄지를 제외한 사지四指를 사용하여 쓰다듬기로 복부전체를 문질러 주기.
횟수 : 5분정도 쓰다듬기로 마사지한다.

4 나 천추 따라하기

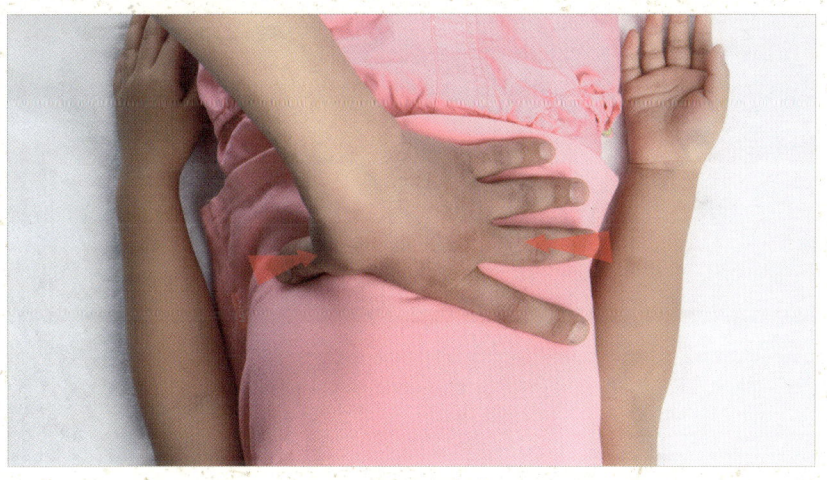

천추동작

위치 : 배꼽 양 옆 2치 부위.
동작 : 엄지를 천추 한쪽 혈자리에 놓고 나머지 사지四指는 반대쪽의 천추혈 주위에 놓은 다음, 배의 근육층을 천천히 깊게 잡은 후 위쪽으로 살짝 들어 올려 주었다가 천천히 배 근육을 놓아주고 다시 근육층을 잡아 올려주는 것을 반복한다.
횟수 : 5~30회 정도 반복한다.

5 나 두각 따라하기

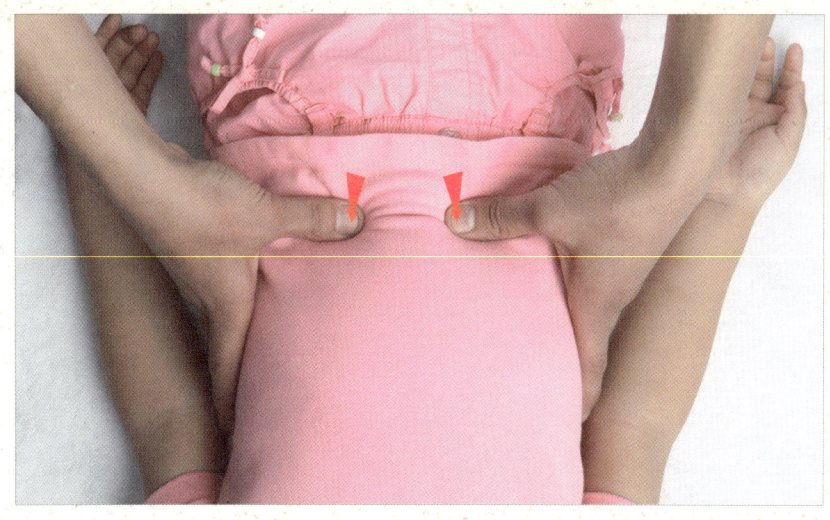

두각동작

위치 : 배꼽아래 2치에서 다시 양 옆으로 2치인 지점으로 배 근육 양쪽 끝부분.
동작 : 엄지를 혈자리에 놓고 나머지 검지와 중지는 상응하는 뒤쪽 허리 쪽에 대고 엄지와 검, 중지를 서로 마주보는 힘으로 배 근육을 깊게 잡았다 놓았다를 반복 한다.
횟수 : 3~10회 정도 반복한다.

6 안 태충 따라하기

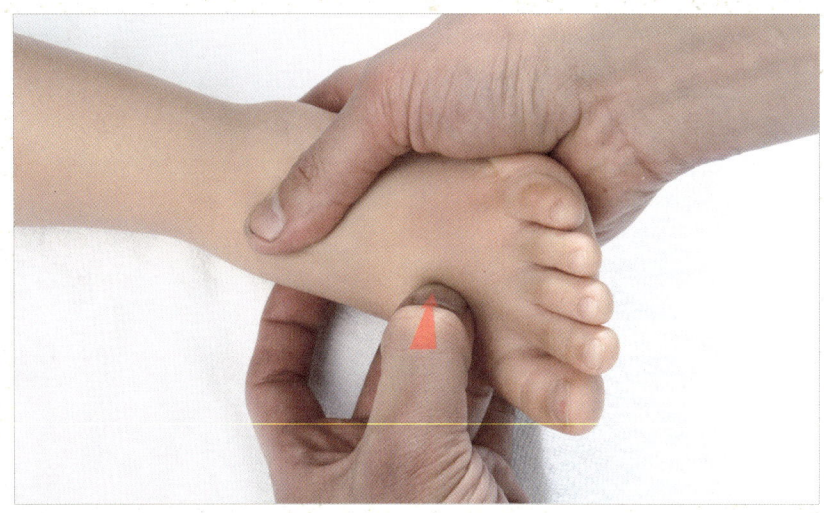

태충동작

위치 : 첫 번째 발가락과 두 번째 발가락 사이의 접합부에서 발등 쪽으로 1.5치 올라간 지점.
동작 : 엄마의 엄지면을 태충혈에 대고 지그시 누른 후, 압을 뺏다가 다시 압을 넣어준다.
횟수 : 3~10회 정도 반복한다.

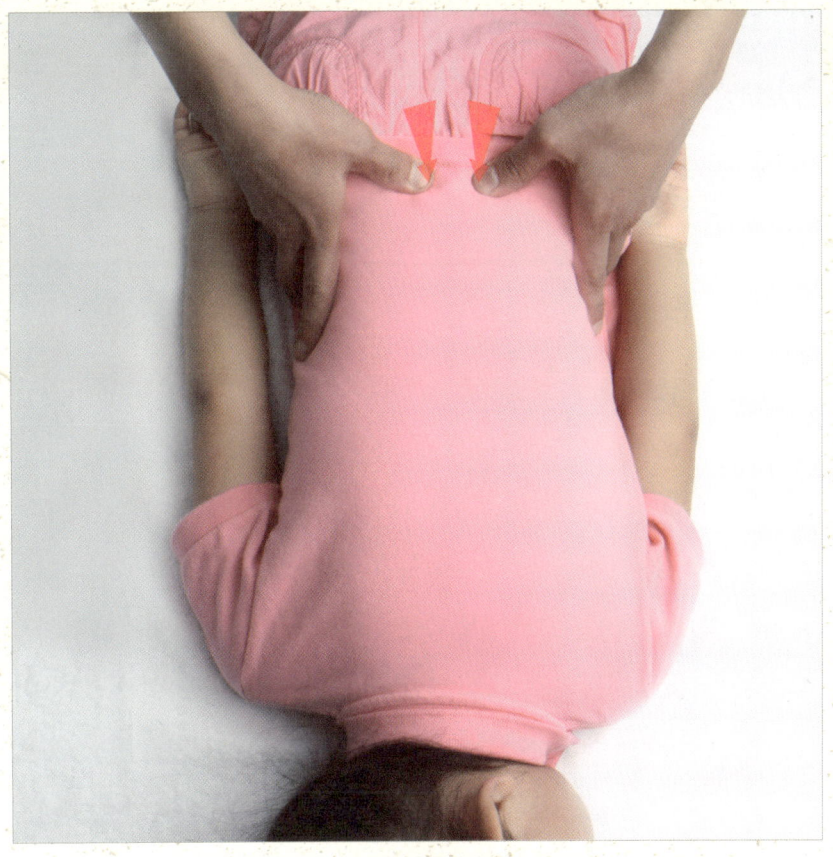

대장수동작

7 안유 대장수 따라하기

위치 : 제4요추 극돌기 아래에서 양옆으로 1.5치 부위.

동작 : 엄마의 손바닥으로 양쪽 대장수를 감싸고 지그시 눌러주며 돌려주거나, 엄마의 양 엄지를 양쪽 대장수위에 놓고 지그시 눌러주기를 반복한다.

횟수 : 10~50회 실행한다.

밤마다 우는 아이

쌔근쌔근 잘 자요.

유아에게 자주 발생하는 질병중 하나라고 하지만, 내 아이가 밤만 되면 목이 터져라고 연속적으로 울게 되면 엄마 아빠 마음은 애간장이 다 탄다.

표현할 수 만 있어도 좋으련만! 원인을 알 수 없기에 더욱 갑갑하기만 하다. 어떤 원인이든 간에 해볼 수 있는 방법은 다 찾아 봐야할 입장이다. 소아추나가 그 방법이라면 얼마나 고마운 일인가. 쌔근쌔근 잘 자는 우리 아이를 볼 수만 있다면….

밤에 우는 아기의 의학적 명칭은 야제라고 부른다. 우는 것이 간헐적으로 울거나 연속적으로 우는데 아침까지 계속 우는 경우도 있다. 6개월 미만의 영아나 신생아에게 많이 발생한다. 그 원인은 소화기 쪽의 문제로 복통이 있는 경우나 배가 고파서 우는 경우가 많고, 목이 마르거나 춥거나 덥거나 습하거나 피부가 간지러워서 우는 경우도 있으며 전등을 끄면 어두움이 무서워서 우는 경우도 있다.

야제의 치료는 사실상 이렇다 할 치료약이 없는 상태인데, 소아추나는 야제 치료에 매우 좋은 효과를 보고 있다. 다음 마사지방법을 소개한다.

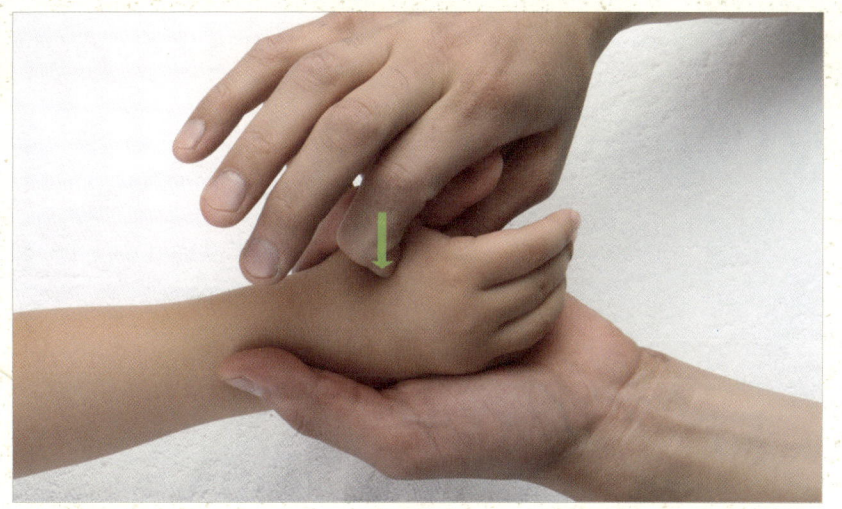

합곡동작

위치 : 손등 쪽 엄지와 식지를 벌렸을 때의 사이 중앙에서 약간 식지 쪽에 치우쳐 있다.
동작 : 엄마의 검지를 사용하여 합곡혈을 직각으로 누른 후, 압을 뺏다가 다시 압을 넣어준다.
횟수 : 5~10회 실행한다.

1
안 합곡
따라하기

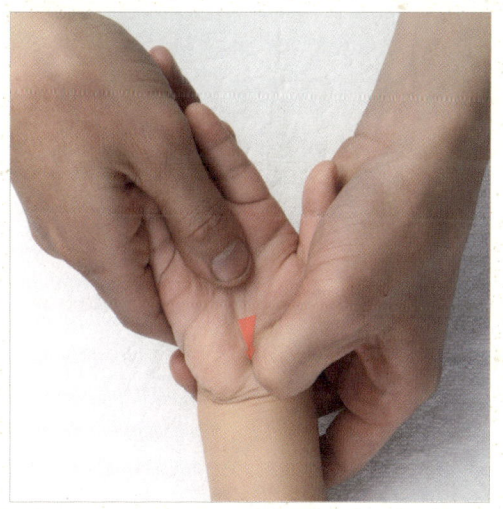

소천심동작

위치 : 손바닥 뿌리부위의 엄지손가락 아래 불룩한 곳대어제과 새끼손가락 아래 불룩한 곳소어제 두 곳이 만나는 오목 들어간 점.
동작 : 엄마의 엄지를 혈자리에 대고 누른다.
횟수 : 5~30회 실행한다.

2
안 소천심
따라하기

3 개 천문 따라하기

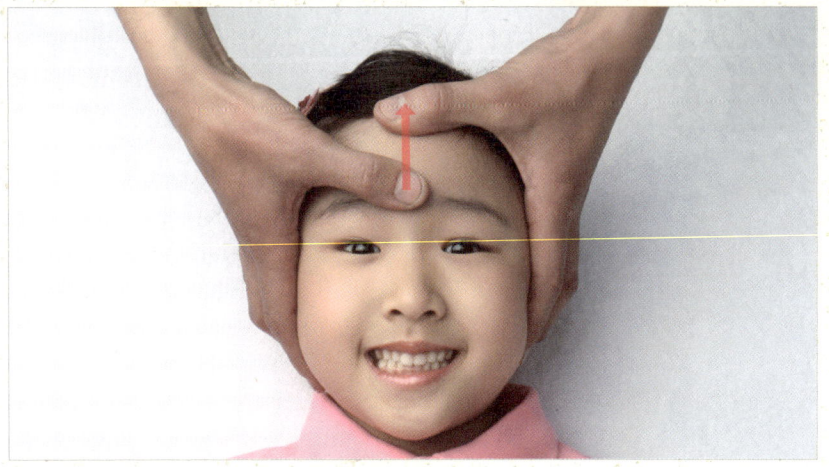

천문동작

위치 : 양 눈썹 중간점에서부터 이마의 머리카락이 시작되는 전발제의 정중선까지의 일직선.
동작 : 양 엄지를 양 눈썹 중간점에 대고 머리카락이 시작되는 전발제의 정중선을 따라서 양 엄지를 교차하며 밀어 올려준다. 이 동작을 개천문開天門이라 한다.
횟수 : 10~50회 정도 실행한다.

4 추 감궁 따라하기

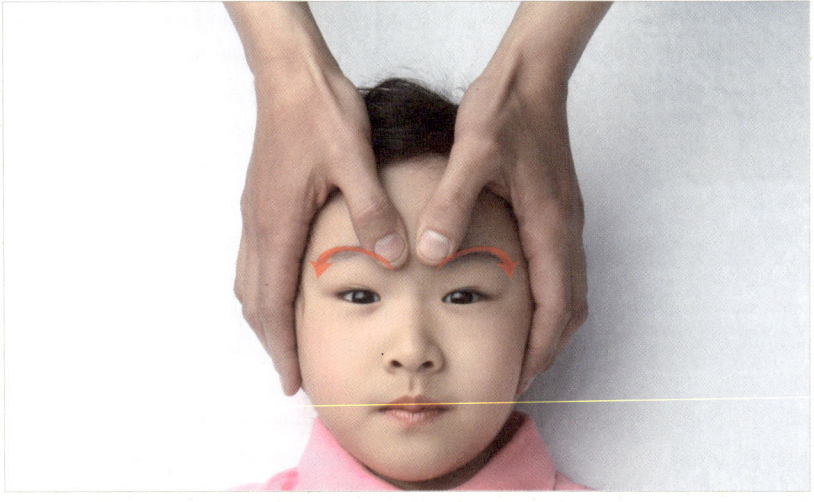

감궁동작

위치 : 양 눈썹선의 안쪽에서 끝선 까지.
동작 : 양 엄지를 각각 대고 엄지를 나누면서 눈썹 바깥 쪽 끝을 향하여 쓸어준다.
횟수 : 10~50회 정도 실행한다.

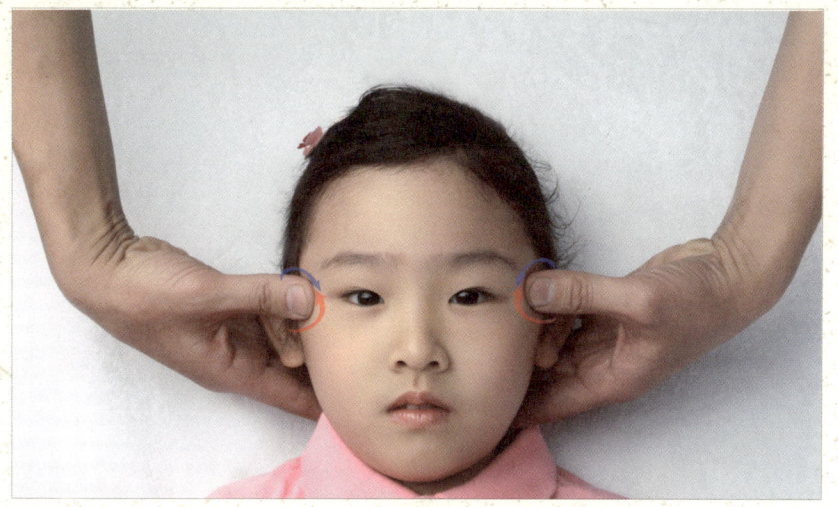

태양동작

5 유 태양 揉太陽 따라하기

위치 : 양 눈썹 바깥쪽 오목 들어 간곳.
동작 : 양 엄지나 중지 끝으로 태양혈을 살짝 눌러주며 돌려준다.
횟수 : 10~50회 실행한다.

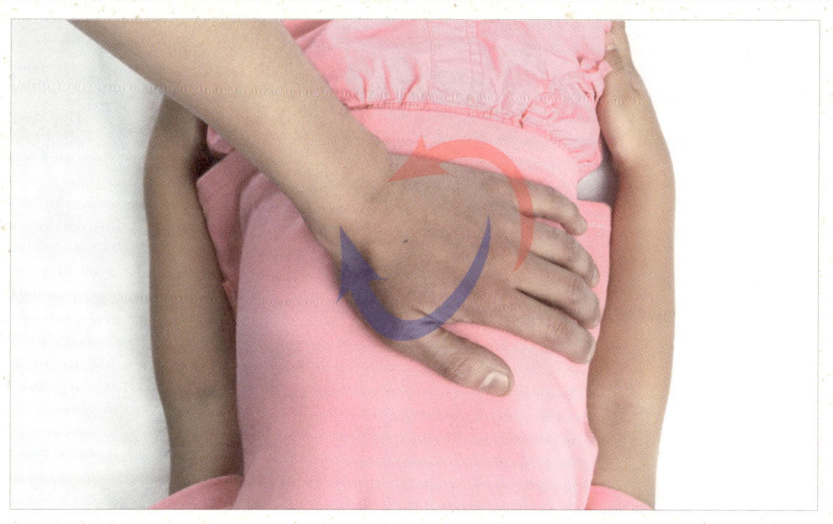

복동작

6 마 복 摩腹 따라하기

위치 : 배 전체.
동작 : 손바닥 전체나 엄지를 제외한 사지四指로 쓰다듬기로 복부전체를 문질러 주기.
횟수 : 1분에서 5분정도 쓰다듬기로 마사지한다.

7 안유 족삼리 따라하기

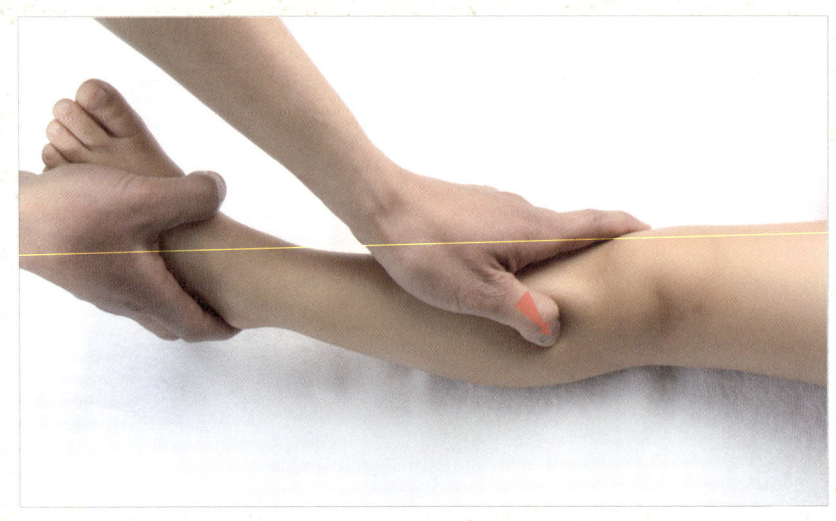

족삼리동작

위치 : 무릎뼈 하단의 바깥쪽 오목 들어간 지점에서 무릎 아래 연결된 뼈경골를 따라 밑으로 3치 내려가고 다시 외측으로 1.5치 나간 지점.
동작 : 엄지면으로 누르며 돌리기.
횟수 : 10~50회 실시한다.

8 나 천주골 따라하기

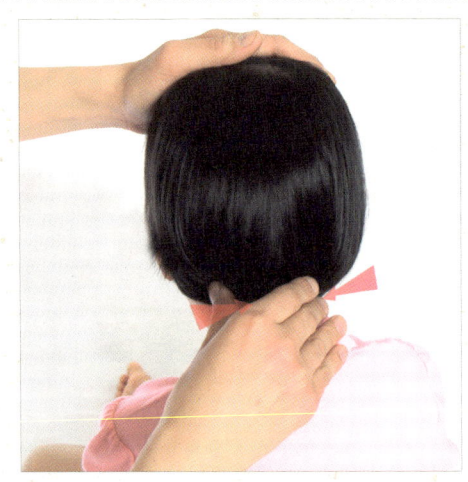

천주골동작

위치 : 뒤통수 머리카락이 시작되는 후발제의 정중선에서부터 대추혈제7경추 하단까지의 일직선.
동작 : 엄지와, 검, 중지를 서로 마주보는 모양으로 양쪽 같은 압壓으로 천주골 주위 근육을 나법으로 잡아준다.
횟수 : 5~30회 반복한다.

9 나 견정 따라하기

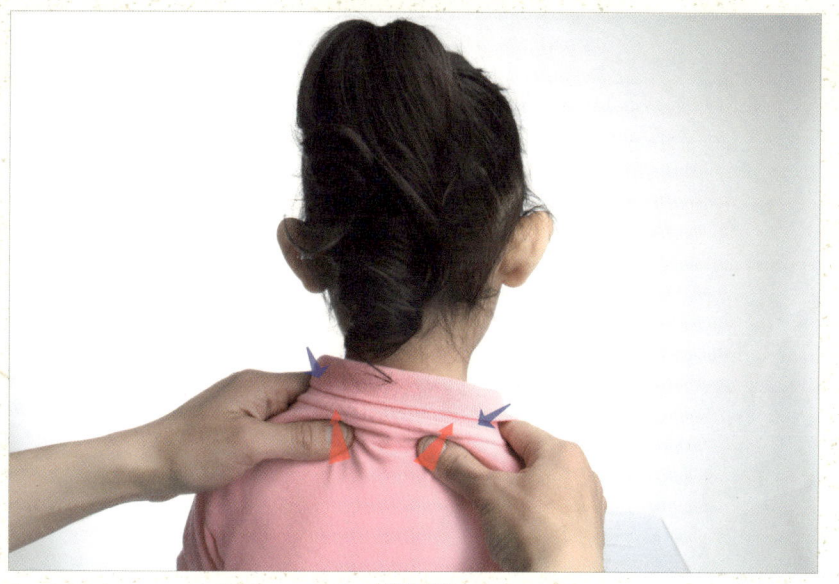

견정동작

위치: 대추혈에서 어깨끝 부분견봉을 연결한 선에서 그 중간지점.

동작: 아이 등 쪽에서 엄지로 견정혈 후방에 있는 근육을 잡고 검지, 중지는 견정혈 전방에 있는 근육을 잡은 후 당기고 놓기를 반복한다.

횟수: 5~30회 실행한다.

6

허약체질

이제는 안녕

이유 없이 약한 우리아이! 무엇이 부족해서일까?

남부럽지 않게 먹을 것 입힐 것 다 갖추고 부족함이 없다 싶은데 늘 기운 없어 보이고 어깨가 처져 있다.

좋다는 보약은 다 먹여 보았는데도 말이다. 선천적이라면 부모인 우리 탓일까?

부모가 할 수 있는 방법이 있다면 어떤 정성이 들더라도 해 봐야 한다. 허약체질은 그 자체가 질병은 아니지만 몸이 허약해서 여러 질병에 쉽게 노출될 수 있고 생활에도 여러 가지 제약이 있기 때문에 힘들어 하는 경우가 많다.

원인으로는 선천적인 것과 후천적인 원인으로 나누어 볼 수 있는 데, 선천적으로는 어머니로부터 신기腎氣를 적게 받아서이고, 후천적으로는 잦은 질병과 여러 가지 약의 장기 복용, 안 좋은 음식습관이나 생활습관 및 열악한 환경등으로 인해 이차적으로 체질이 저하되는 경우이다. 또한 운동부족, 과도한 스트레스 등도 원인이 될 수 있다. 소아추나 치료의 또 하나의 장점이라면 허약체질을 개선하는데 좋은 효과를 보이고 있다는 것이다.

우리가 일반적으로 약이나 수술로 치료가 안 되면 불치병이라고 생각한다, 그러나 사실상 그것은 해당 질병이 원래 약이나 수술보다는 다른 치료법이 오히려 좋은 효과를 볼 수 있다는 가정도 해 볼 수가 있다. 허약체질의 소아추나 치료의 장점은 부작용 없이 체질개선 효과가 뛰어나다는 것이다. 다음 마사지방법을 소개한다.

1
보 비경
따라하기

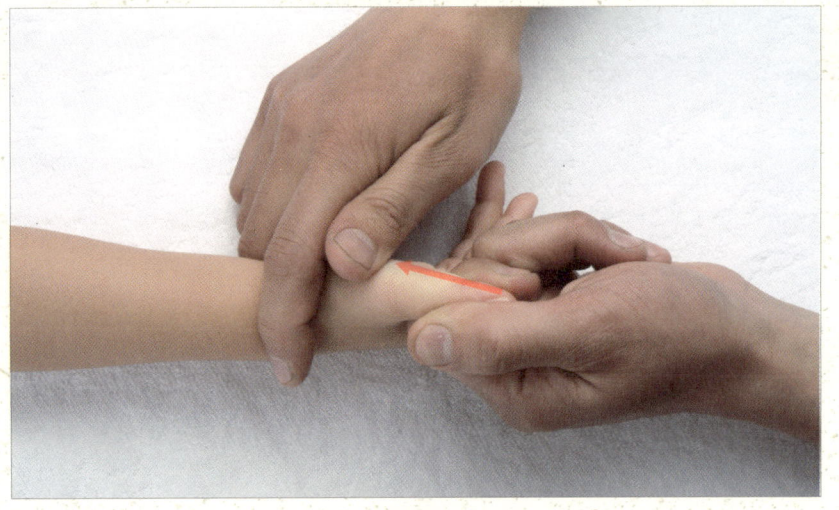

비경동작

위치 : 엄지바깥쪽 측면 끝부분에서 엄지 뿌리 부근까지 직선면.
동작 : 아이의 엄지를 약간 굽혀서 엄마의 엄지지문면을 사용하여 밀기.
횟수 : 10~50회 실행한다.

2
안 합곡
따라하기

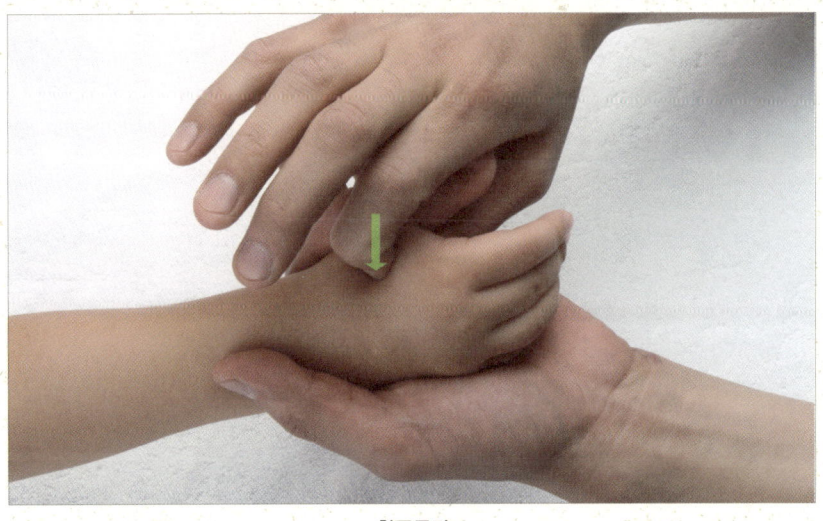

합곡동작

위치 : 손등 쪽 엄지와 식지를 벌렸을 때의 사이 중앙에서 약간 식지 쪽에 치우쳐 있다.
동작 : 엄마의 검지를 사용하여 합곡혈을 직각으로 누른 후, 압을 뺏다가 다시 압을 넣어준다.
횟수 : 5~10회 실행한다.

3
마 복摩腹 따라하기

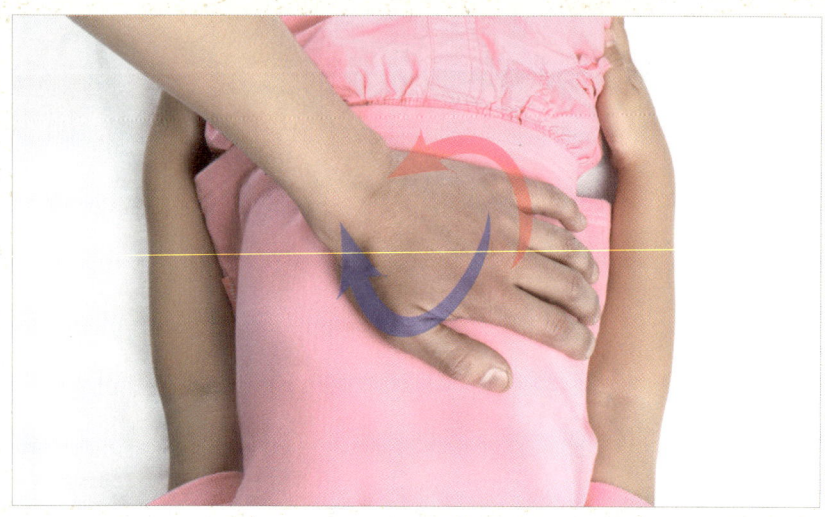

복동작

위치 : 배 전체.
동작 : 손바닥 전체나 엄지를 제외한 사지四指를 사용하여 쓰다듬기로 복부전체를 문질러 주기.
횟수 : 5분정도 쓰다듬기로 마사지한다.

4
마 관원단전 따라하기

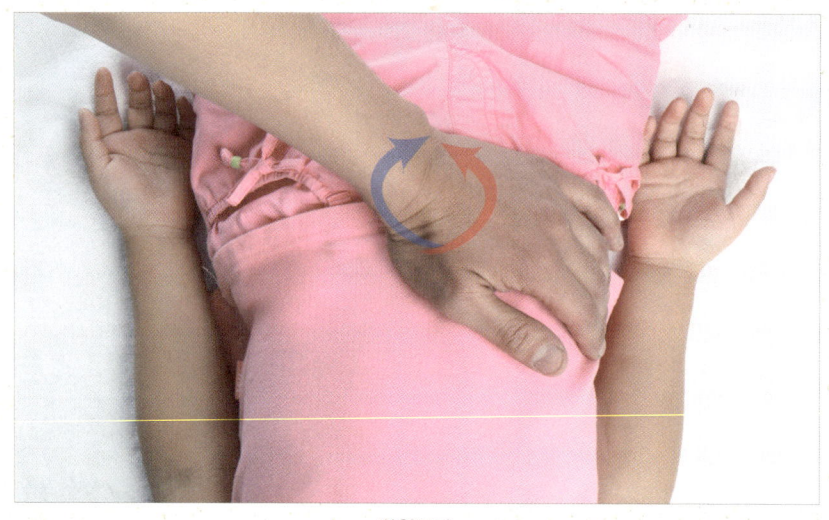

관원동작

위치 : 배꼽직하 2.5치.
동작 : 엄마의 손바닥을 관원혈에 대고 지그시 눌러주며 돌려준다.
횟수 : 1~3분 실행한다.

5 안유 족삼리 따라하기

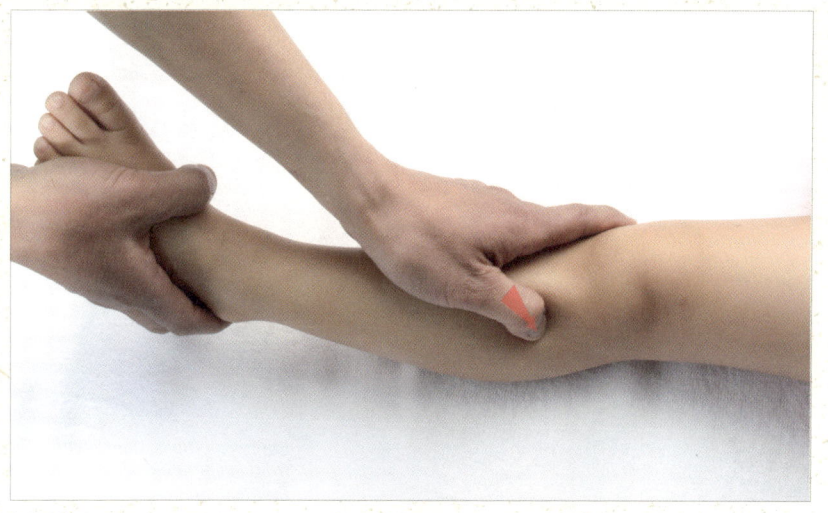

족삼리동작

위치 : 무릎뼈 하단의 바깥쪽 오목 들어간 지점에서 무릎 아래 연결된 뼈경골를 따라 밑으로 3치 내려가고 다시 외측으로 1.5치 나간 지점.

동작 : 엄지면으로 누르며 돌리기.

횟수 : 10~50회 실시한다.

6 나 견정 따라하기

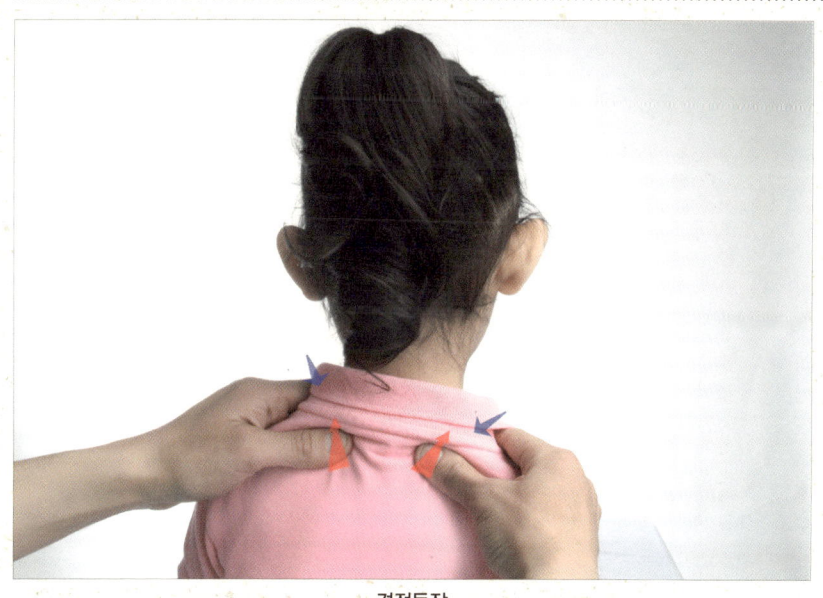

견정동작

위치 : 대추혈에서 어깨끝 부분견봉을 연결한 선에서 그 중간지점.

동작 : 아이 등 쪽에서 엄지로 견정혈 후방에 있는 근육을 잡고 검지, 중지는 견정혈 전방에 있는 근육을 잡은 후 당기고 놓기를 반복한다.

횟수 : 5~30회 실행한다.

7 추 척주 따라하기

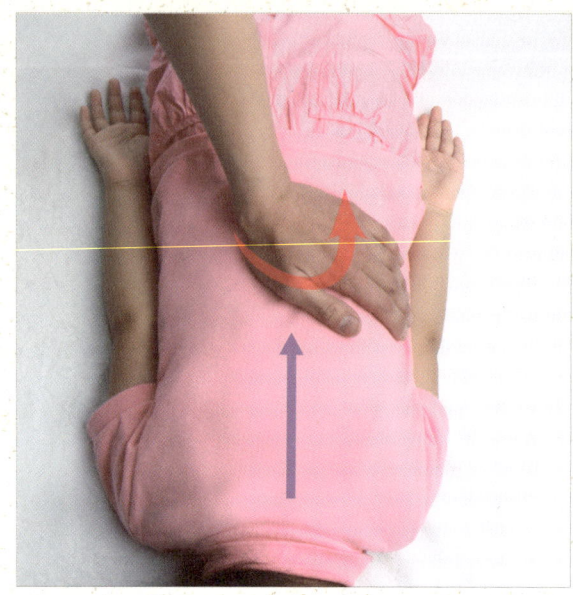

척주동작

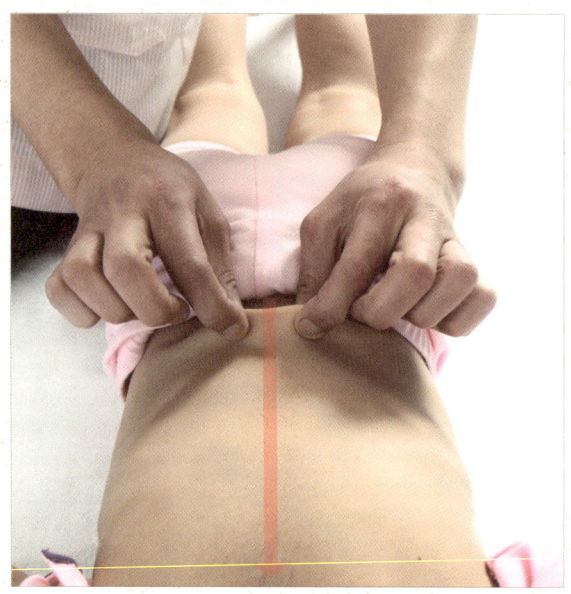

날척동작

위치 : 제7경추에서 꼬리뼈까지.

동작 : 손바닥의 손목 쪽에 가까운 부위를 사용하여 척주혈을 위에서 아래쪽 방향으로 일자밀기로 밀어주거나, 유법으로 돌려주며 위에서 아래로 이동한다. 5~20회 실시 한다. 또는 척주혈의 아래쪽에서 위쪽방향으로 엄지와 검지를 사용하여 근육을 잡아 올려주며 이동하는데 이를 날척이라 부른다. 5~20회 실시 한다.

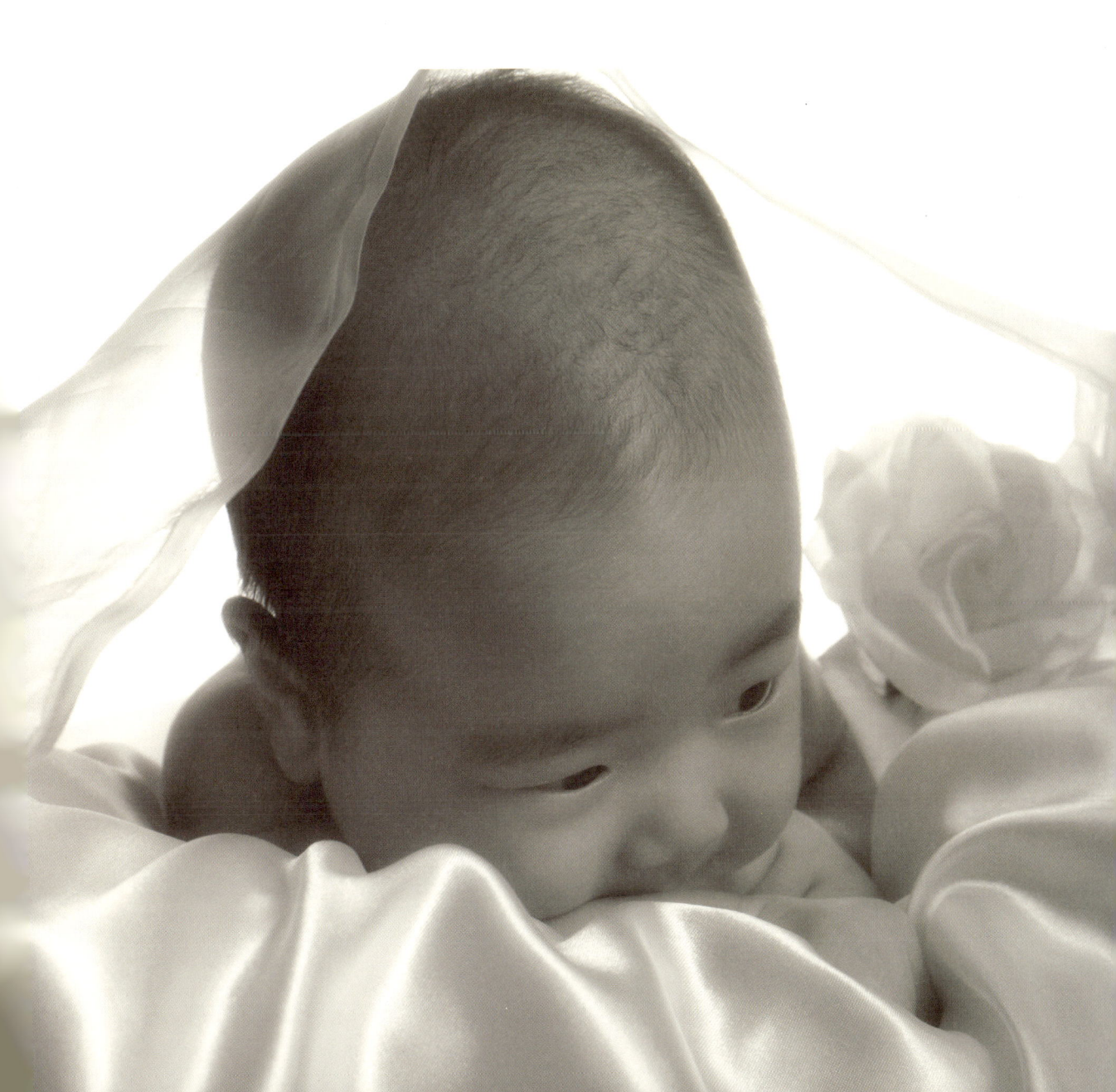

7

밥 안 먹는 아이

식사 시간이 즐거워요.

먹는 즐거움이 없다면 아이들은 결코 행복할 수 없을 것이다.

밥 먹기를 싫어하는 우리아이 즐거운 식사 시간을 만들어 줄 수는 없을까? 아무거나 듬뿍듬뿍 잘 먹고 잘 자라는 이웃집 아이가 너무도 부럽기만 하다. 이제부터 소아추나 요법으로 우리아이도 다른 아이처럼 듬뿍듬뿍 잘 먹고 잘 자는 아이가 될 수 있다.

소아의 식욕부진을 한의학적 명칭으로 염식厭食이라고 한다. 증상으로 비교적 오랜 시간 동안 음식에 관심이 없고 식욕도 없으며 심지어 음식을 거부하기도 한다. 원인으로는 어린이는 성인보다 생리적인 소화 비위기능이 약하고 음식물을 소화 섭취하는 능력이 떨어져 식욕부진 상태가 오기가 쉽다.

장기적으로 식습관과 음식종류가 좋지 않는 경우와 다른 질병에 의한 이차적 증상으로 나타날 수도 있다. 식욕부진의 가장 큰 문제점은 아이가 계속 여위는데 있다. 소아추나는 식욕을 증진해 줄 뿐만 아니라 음식의 소화 흡수력이 개선되기 때문에 아이가 여위지 않고 잘 성장하는데 도움이 된다. 다음 마사지방법을 소개한다.

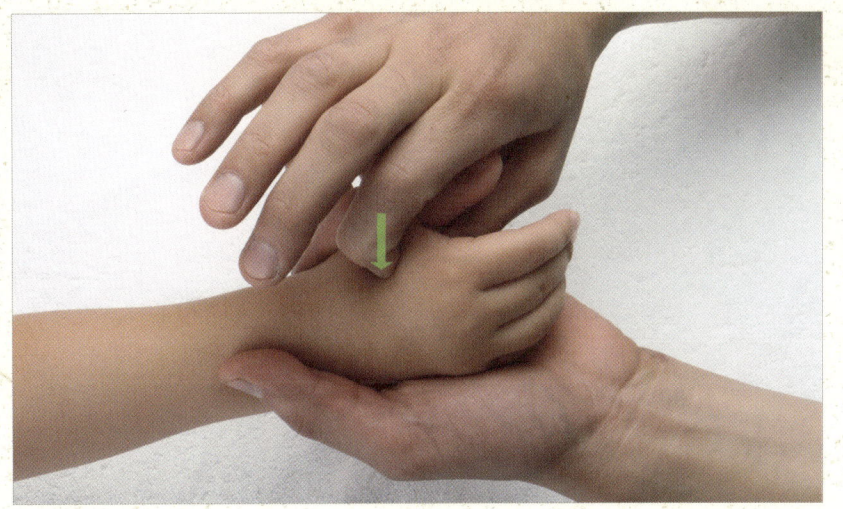

합곡동작

위치 : 손등 쪽 엄지와 식지를 벌렸을 때의 사이 중앙에서 약간 식지 쪽에 치우쳐 있다.
동작 : 엄마의 검지를 사용하여 합곡혈을 직각으로 누른 후, 압을 뺐다가 다시 압을 넣어준다.
횟수 : 5~10회 실행한다.

1
안 합곡 따라하기

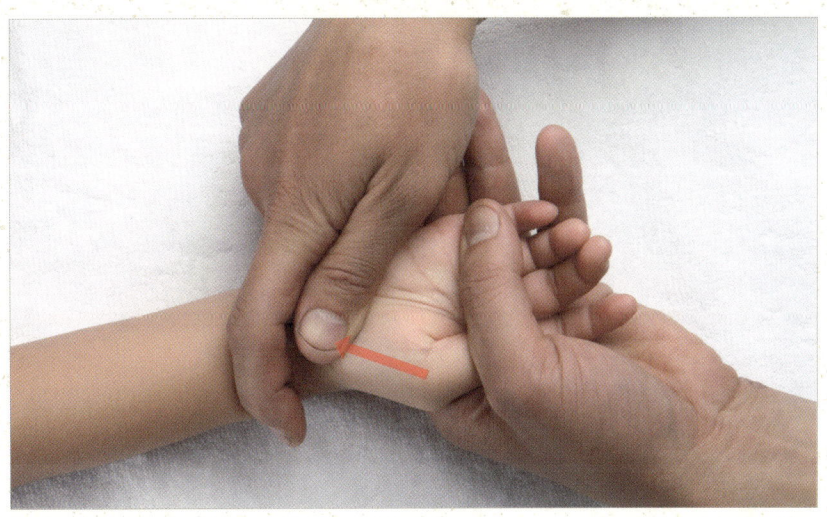

판문동작1

위치 엄지 뿌리부분 불룩한 곳 대어제.
동작 엄마의 엄지면을 사용하여 판문혈에 대고 아이의 엄지쪽에서 손목쪽 방향으로 일자로 밀어준다.
횟수 10~50회 실행한다.

2
추 판문 따라하기

3 추 사횡문 따라하기

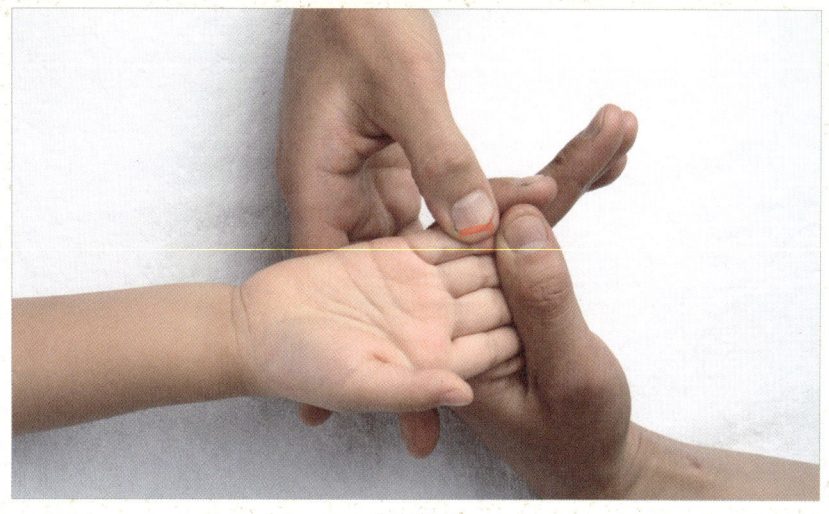

사횡문동작

위치 : 손바닥 쪽 검지부터 소지까지 각 손가락의 첫째 관절마디의 주름.
동작 : 혈자리 하나씩 손톱 끝으로 눌러주거나, 혈자리를 하나씩 엄마의 엄지를 사용하여 아이의 손끝 방향으로 조금 빠르게 반복적으로 밀어주기를 한다.
횟수 : 매 혈자리마다 5~10회 실행한다.

4 추하 중완 따라하기

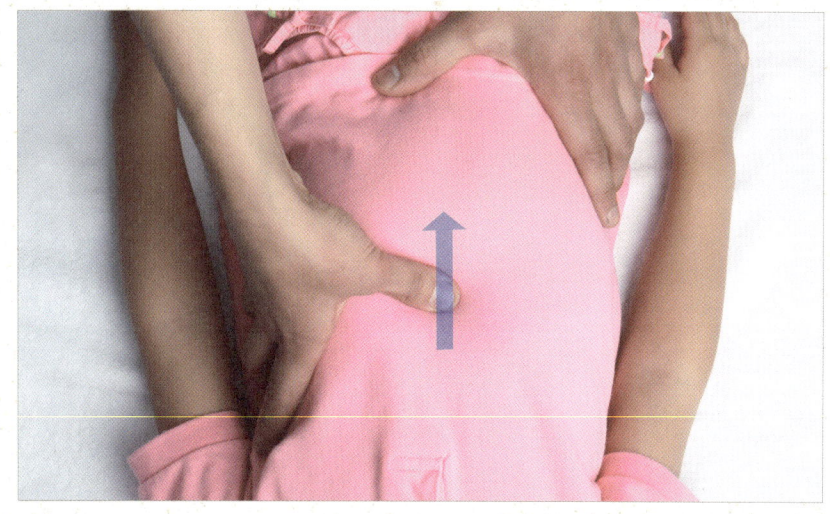

중완동작

위치 : 배꼽과 가슴뼈 검상돌기 가슴복판 뾰족한 뼈의 중간지점.
동작 : 엄지나 손바닥부위를 중완혈 상단에 놓고 중완혈 아랫쪽으로 쓸어 내려준다.
횟수 : 10~50회 실시한다.

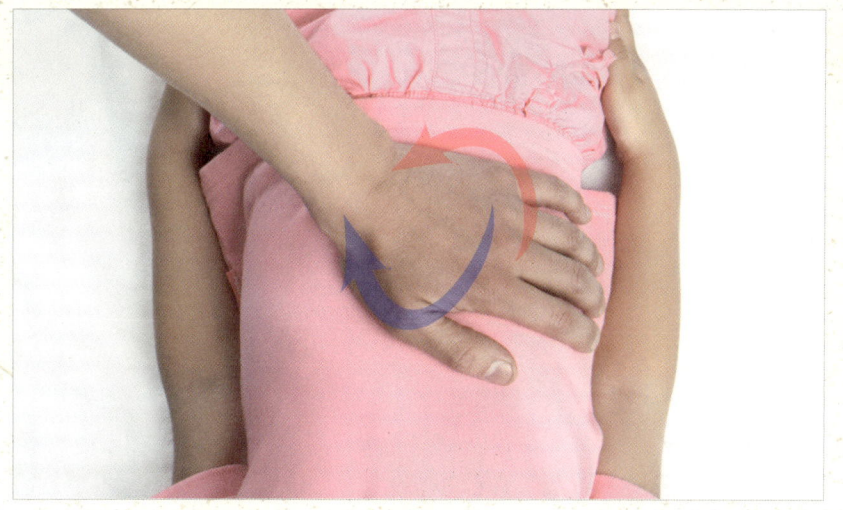

복동작

위치 : 배 전체.
동작 : 손바닥 전체나 엄지를 제외한 사지四指를 사용하여 쓰다듬기로 복부전체를 문질러 주기.
횟수 : 5분정도 쓰다듬기로 마사지한다.

5
마 복 摩腹
따라하기

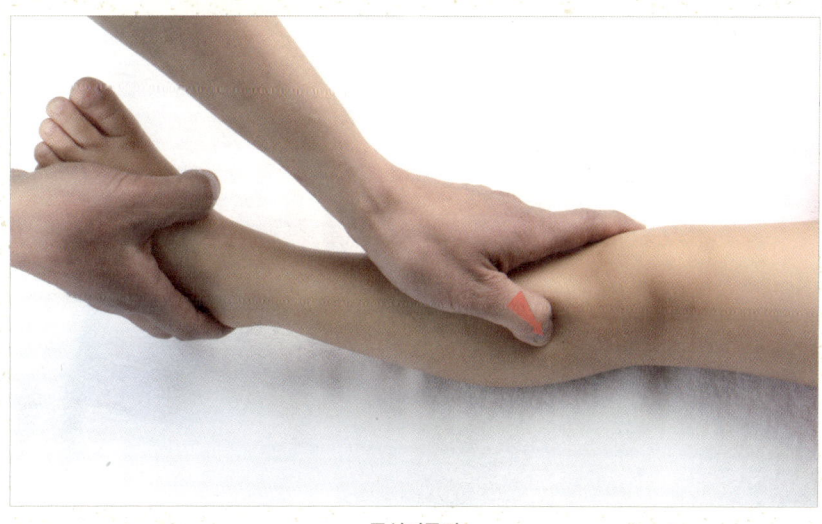

족삼리동작

위치 : 무릎뼈 하단의 바깥쪽 오목 들어간 지점에서 무릎 아래 연결된 뼈경골를 따라 밑으로 3치 내려가고 다시 외측으로 1.5치 나간 지점.
동작 : 엄지면으로 누르며 돌리기.
횟수 : 10~50회 실시한다.

6
안유 족삼리
따라하기

7 유 비수 따라하기

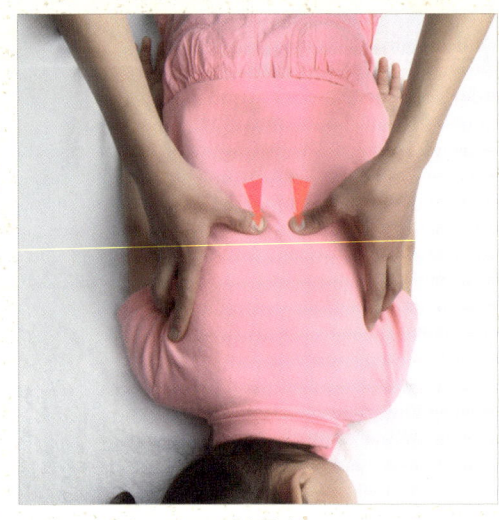

비수동작

위치 : 제11흉추 극돌기 아래에서 양옆으로 1.5치.
동작 : 엄지를 혈자리에 대고 살며시 누르며 돌리거나, 손바닥 전체를 사용하여 혈자리에 대고 누르며 돌린다.
횟수 : 돌리기로 10~50회 실행한다.

8 안유 대장수 따라하기

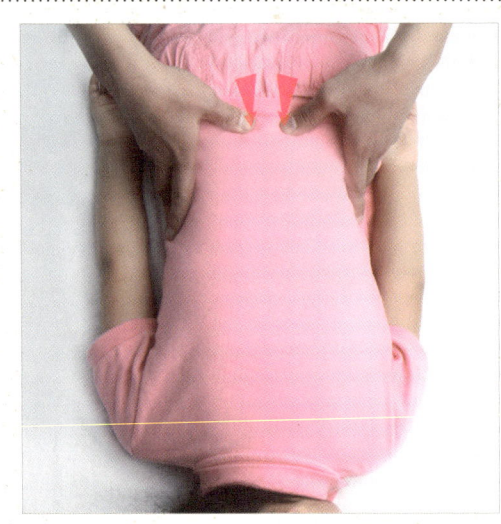

대장수동작

위치 : 제4요추 극돌기 아래에서 양옆으로 1.5치 부위.
동작 : 엄마의 손바닥으로 양쪽 대장수를 감싸고 지그시 눌러주며 돌려주거나, 엄마의 양 엄지를 양쪽 대장수위에 놓고 지그시 눌러주기를 반복한다.
횟수 : 10~50회 실행한다.

9 추 척주 따라하기

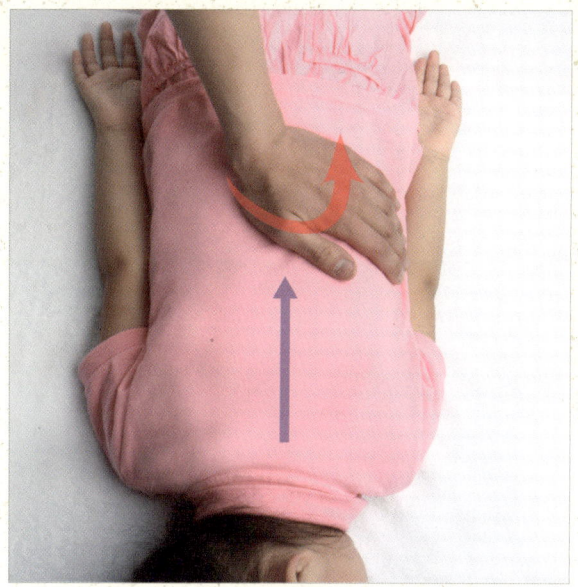

척주동작

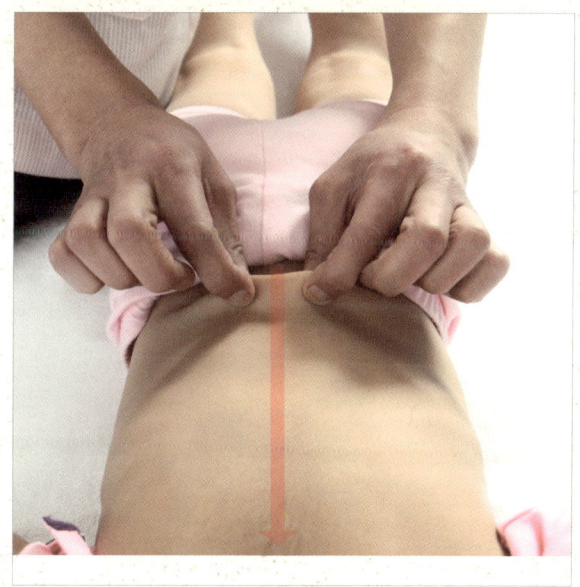

날척동작

위치 : 제7경추에서 꼬리뼈까지.

동작 : 손바닥의 손목 쪽에 가까운 부위를 사용하여 척주혈을 위에서 아래쪽 방향으로 일자밀기로 밀어주거나, 유법으로 돌려주며 위에서 아래로 이동한다. 5~20회 실시 한다.

또는 척주혈의 아래쪽에서 위쪽방향으로 엄지와 검지를 사용하여 근육을 잡아 올려주며 이동하는데 이를 날척이라 부른다. 5~20회 실시 한다.

기침

가슴이 편안해 졌어요.

기침이 심하면 가슴까지 아파하는 우리아이가 안쓰럽다.

폐 계통의 질환 중에서 자주 나타나는 증후가 감기로 인한 기침이다. 만성 기침의 가장 흔한 원인은 콧속 분비물의 증가에 의한 후비루 증후군이다.

후비루 증후군의 원인은 매우 다양한데 그 대표적인 예가 알레르기성 비염이나 선행하는 감기후의 비염, 축농증이다. 알레르기성 비염은 기침과 더불어 맑은 콧물, 코막힘, 코 및 눈 주위의 가려움증이 주 증상이다. 기침에 대한 소아추나의 접근은 소아과전문의의 치료에 대한 보조요법으로 병행하는 것이 좋다. 기침에 대한 치료 포인트는 등을 마사지 할 때에는 피부에 마찰과 자극에 의한 발열감을 엄마 손에서 느껴야 한다는 것이다. 다음 마사지 방법을 소개한다.

1 안 합곡 따라하기

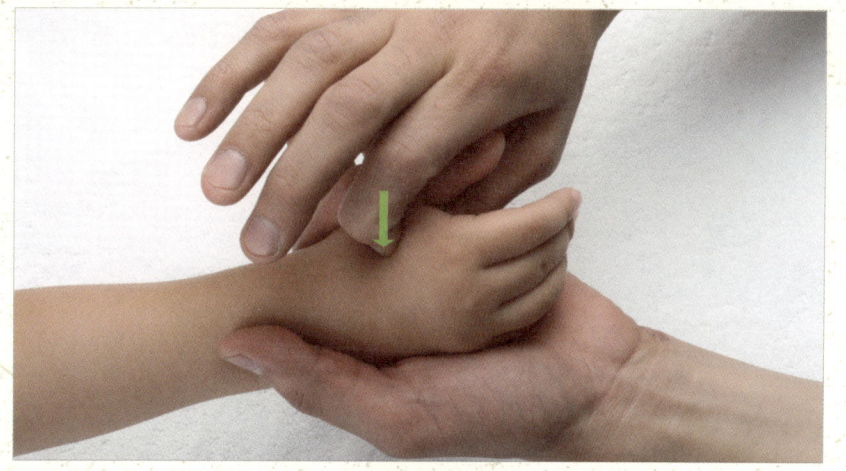

합곡동작

위치 : 손등 쪽 엄지와 식지를 벌렸을 때의 사이 중앙에서 약간 식지 쪽에 치우쳐 있다.
동작 : 엄마의 검지를 사용하여 합곡혈을 직각으로 누른 후, 압을 뺏다가 다시 압을 넣어준다.
횟수 : 5~10회 실행한다.

2 유 판문 따라하기

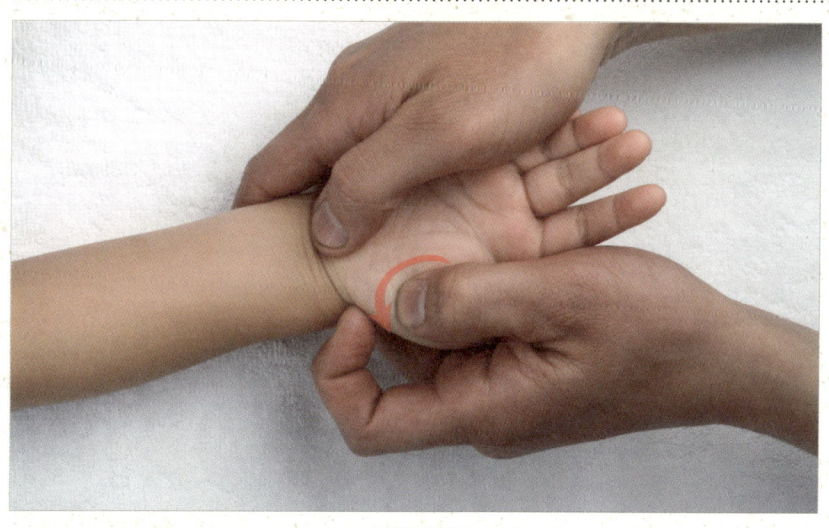

판문동작2

위치 : 엄지 뿌리부분 불룩한 곳 대어제.
동작 : 엄마의 엄지면을 사용하여 판문혈에 대고 유법으로 돌린다.
횟수 : 10~50회 실행한다.

3 분추 전중 따라하기

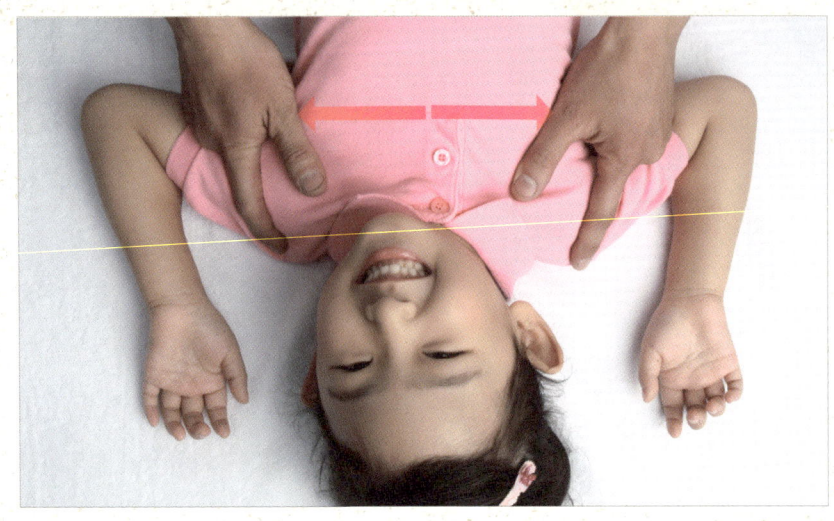

전중동작

위치 : 가슴의 양 유두의 중간점.
동작 : 양 엄지를 나란히 전중혈에 놓고 양 젖꼭지를 지나 양 겨드랑이까지 분리되는 방향으로 동시에 나누어 밀기.
횟수 : 10~50회 실행한다.

4 마 복摩腹 따라하기

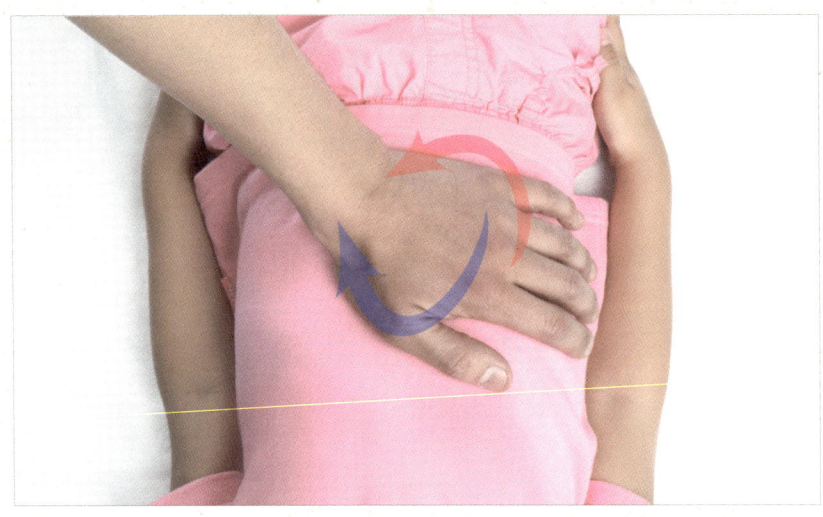

복동작

위치 : 배 전체.
동작 : 손바닥 전체나 엄지를 제외한 사지四指를 사용하여 쓰다듬기로 복부전체를 문질러 주기.
횟수 : 5분정도 쓰다듬기로 마사지한다.

5 나 견정 따라하기

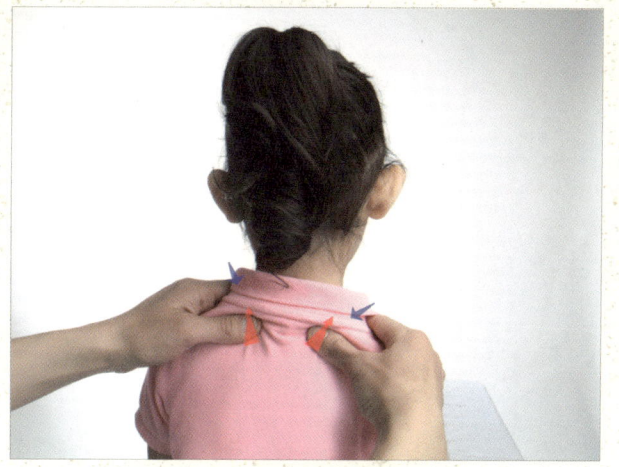

견정동작

위치 : 대추혈에서 어깨끝 부분 견봉을 연결한 선에서 그 중간지점.
동작 : 아이 등 쪽에서 엄지로 견정혈 후방에 있는 근육을 잡고 검지, 중지는 견정혈 전방에 있는 근육을 잡은 후 당기고 놓기를 반복한다.
횟수 : 5~30회 실행한다.

6 마 협륵 따라하기

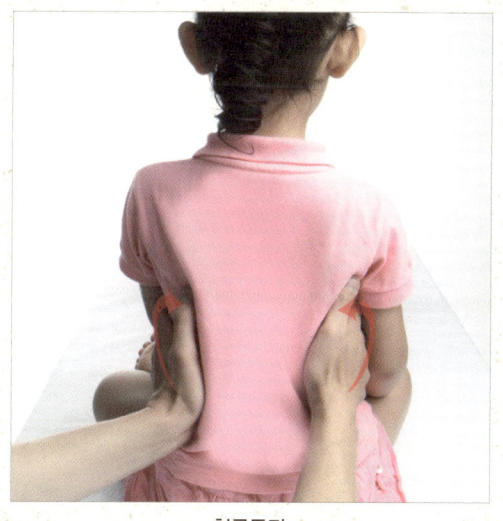

협륵동작

위치 : 겨드랑이에서부터 배꼽 양옆 2치(천추혈 天樞穴)까지의 일직선.
동작 : 우리아이 등 쪽에서 엄마는 양 손바닥을 겨드랑이에 끼우고 겨드랑이부터 배꼽양쪽선 까지 위에서 아래로 마찰하면서 쓰다듬는다.
횟수 : 10~50회 정도 실행한다.

7 유 폐수 따라하기

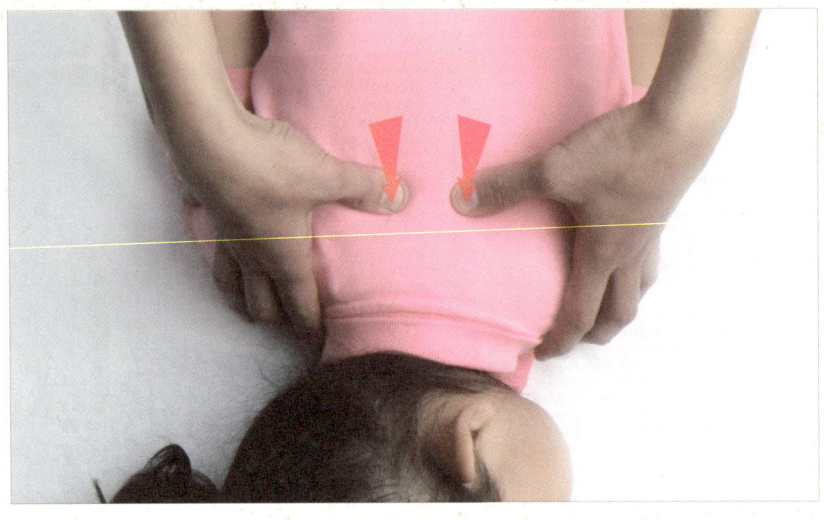

폐수동작

위치 : 제3흉추 극돌기 아래 양옆으로 1.5치.
동작 : 엄지를 혈자리에 대고 살며시 누르며 돌리거나, 손바닥 전체를 사용하여 혈자리에 대고 누르며 돌린다.
횟수 : 10~50회 실행한다.

8 안유 대장수 따라하기

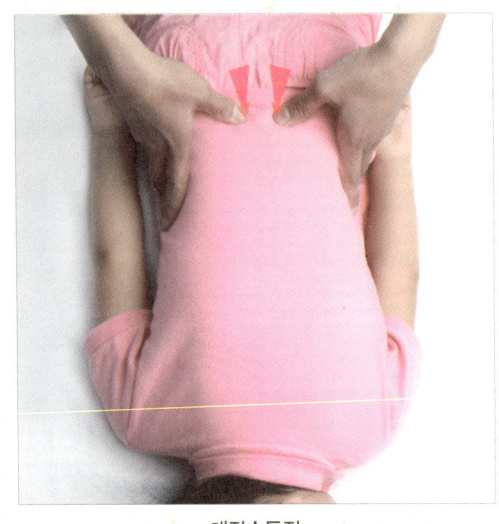

대장수동작

위치 : 제4요추 극돌기 아래에서 양옆으로 1.5치 부위.
동작 : 엄마의 손바닥으로 양쪽 대장수를 감싸고 지그시 눌러주며 돌려주거나, 엄마의 양 엄지를 양쪽 대장수위에 놓고 지그시 눌러주기를 반복한다.
횟수 : 10~50회 실행한다.

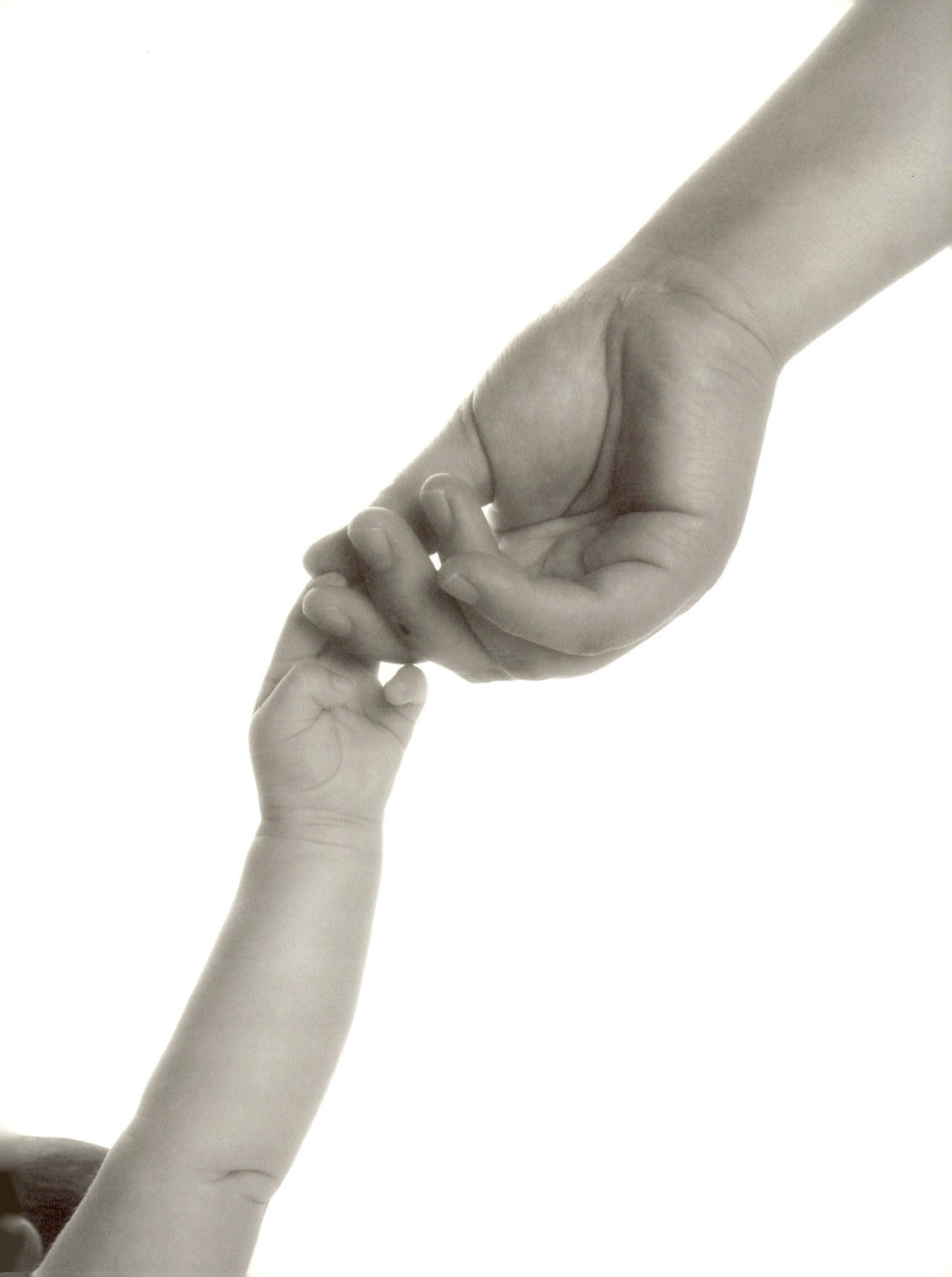

9 야뇨

야뇨에 소아추나 만한 것이 또 있나요?

기저귀를 이미 뗀지 오래인데 밤마다 다시 차야하는 수치감을 느끼는 우리 아이가 안쓰럽다. 아침마다 이부자리 마를 날이 없는 야뇨 때문에 신경이 곤두서고 회초리를 들고 싶어지는 것이 솔직한 엄마의 심정이다. 그러나 아이의 잘못이 아니기 때문에 참아야 한다.

야뇨증은 만 5세 이후가 되어서도 자면서 소변을 가리지 못하는 경우를 말한다. 6개월 이후에서 2~3세경이 되면 방광 용적이 커지고 간격도 늘어나기 시작하여 배뇨 반사의 의식적인 조절 기능이 형성되어 4세 이상이 되면 어른과 같은 조절능력이 생긴다. 보통 1주에 2번 이상 오줌을 싸면 야뇨증이라고 진단할 수 있다.

야뇨의 원인은 한방에서는 하체의 기운이 허虛하고 한寒이 있고 신기腎氣가 약해서 방광을 제대로 다스리지 못하여 방광의 기화氣化기능이 떨어져 일어난다고 본다. 야뇨에 대한 소아추나의 마사지는 장기간을 두고 끈기 있게 마사지를 해야 한다는 점을 유념해야한다. 혹 한두 달 안에 효과를 보는 경우도 있지만 최소 6개월에서 1년 이상이 걸리는 경우가 많다. 연령대로는 만 6,7세가 가장 효과적이다. 실수했다고 혼내지 않도록 하며 마사지를 통해 신기腎氣를 북돋아 주어야한다. 다음 마사지방법을 소개한다.

1 안 합곡 따라하기

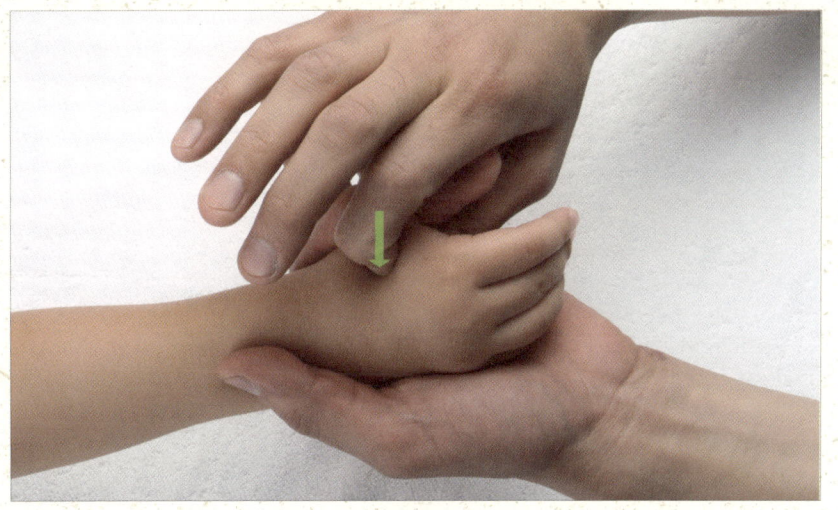

합곡동작

위치 : 손등 쪽 엄지와 식지를 벌렸을 때의 사이 중앙에서 약간 식지 쪽에 치우쳐 있다.
동작 : 엄마의 검지를 사용하여 합곡혈을 직각으로 누른 후, 압을 뺏다가 다시 압을 넣어준다.
횟수 : 5~10회 실행한다.

2 안 내로공 따라하기

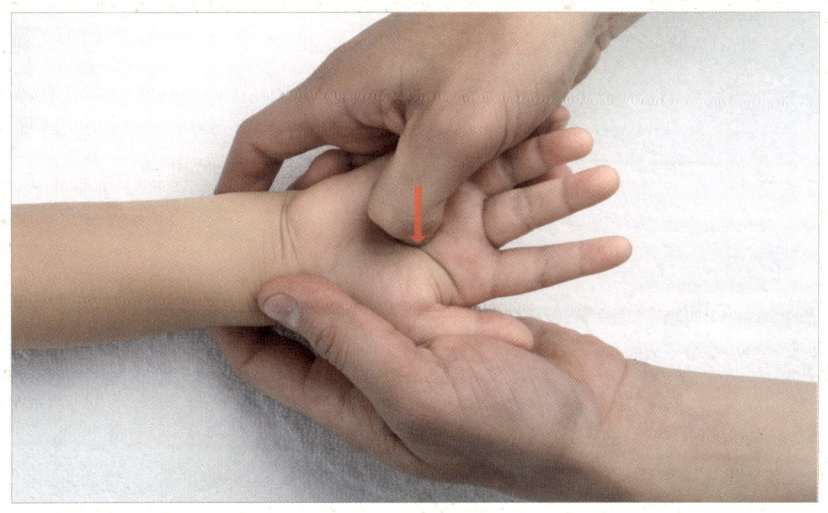

내로공동작

위치 : 손바닥 중심으로 아이의 중지를 구부려 중지 끝이 닿는 곳.
동작 : 엄마의 엄지 끝을 혈자리에 대고 누르기.
횟수 : 3~10회 실행한다.

3
마 관원단전 따라하기

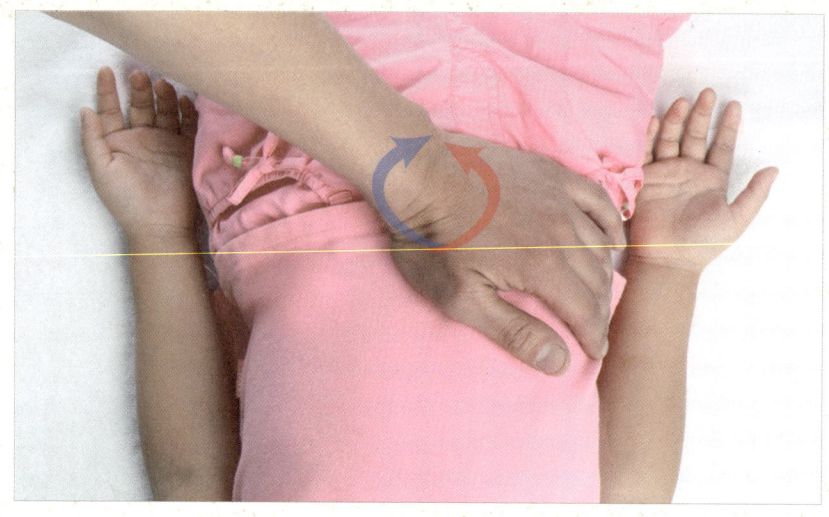

관원동작

위치 : 배꼽직하 2.5치.
동작 : 엄마의 손바닥을 관원혈에 대고 지그시 눌러주며 돌려준다.
횟수 : 1~3분 실행한다.

4
안유 족삼리 따라하기

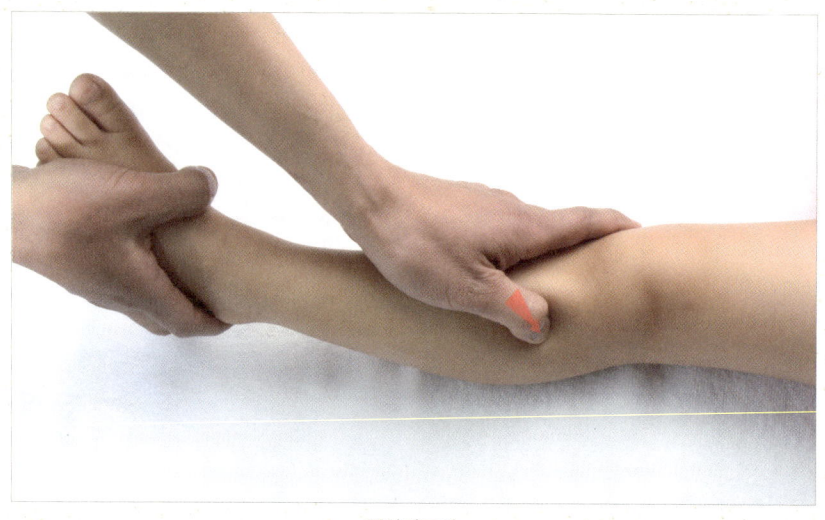

족삼리동작

위치 : 무릎뼈 하단의 바깥쪽 오목 들어간 지점에서 무릎 아래 연결된 뼈경골를 따라 밑으로 3치 내려가고 다시 외측으로 1.5치 나간 지점.
동작 : 엄지면으로 누르며 돌리기.
횟수 : 10~50회 실시한다.

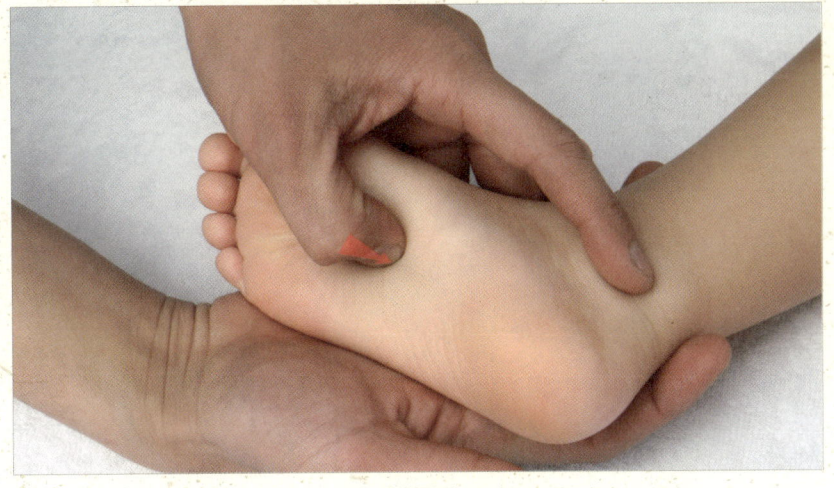

용천동작

5 안유 용천 따라하기

위치 : 두 번째 세 번째 발가락 사이에서 발바닥 면을 따라 발뒤꿈치 방향으로 내려가면 오목 들어가는 지점이 나오는데 그 높이는 발바닥을 3등분하여 엄지 발가락 쪽 1/3높이에 해당한다.
동작 : 엄마의 엄지손을 용천혈에 대고 지그시 누르면서 돌려준다.
횟수 : 10~50회 정도 실행한다.

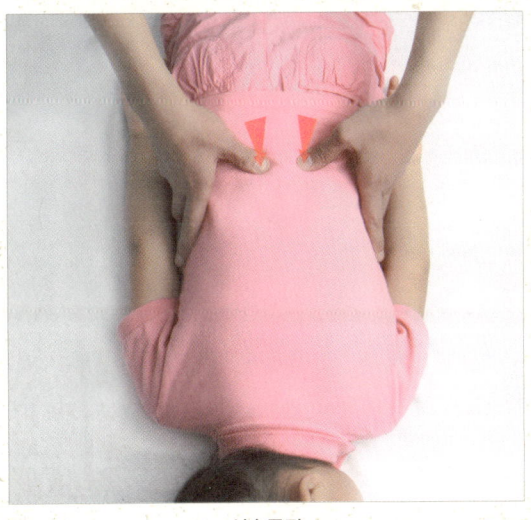

신수동작

6 유 신수 따라하기

위치 : 검지의 지문면.
동작 : 검지 지문면을 엄마의 엄지를 이용하여 아이의 손끝 방향으로 쓸어내린다.
횟수 : 10~50회 실행한다.

7 유 풍지 따라하기

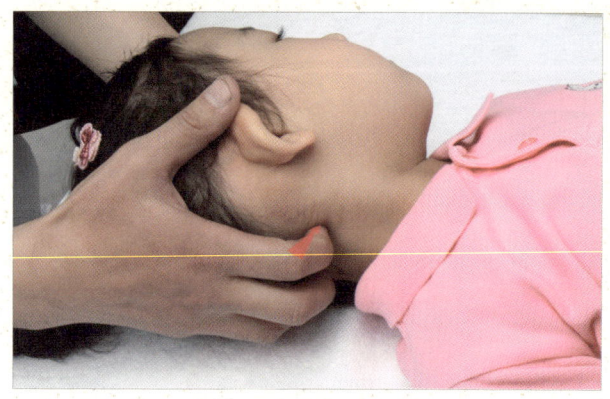

풍지동작

위치 : 뒤통수 튀어나온 곳 아래 쑥 들어간 곳과 귀 뒤쪽 납작 뼈 사이에서 승모근과 흉쇄유돌근 사이.

동작 : 아이가 누운 상태에서 엄마의 식지나 중지를 사용하여 풍지혈을 한쪽씩 지그시 눌러주며 유법으로 돌려주거나, 아이가 앉은 상태에서 엄마의 한쪽 손의 엄지 식지를 동시에 사용하여 양쪽 풍지혈風池穴을 동시에 지그시 눌러주거나 나법으로 잡아준다.

횟수 : 5~10회 정도 실시한다.

8 추 척주 따라하기

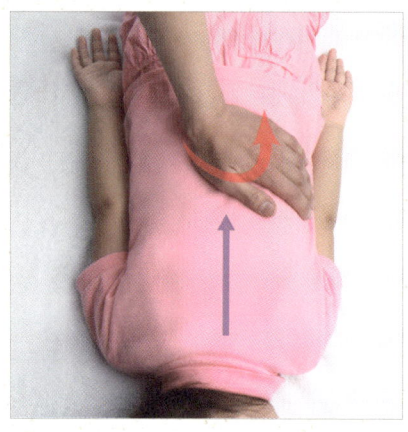

척주동작

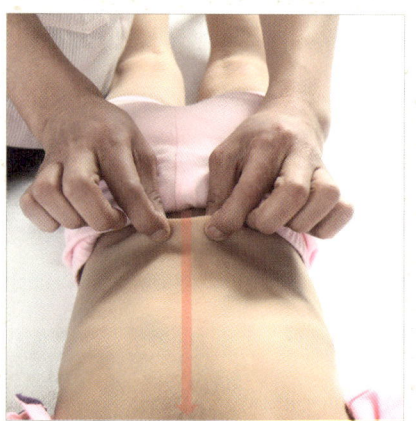

날척동작

위치 : 제7경추에서 꼬리뼈까지.

동작 : 손바닥의 손목 쪽에 가까운 부위를 사용하여 척주혈을 위에서 아래쪽 방향으로 일자밀기로 밀어주거나, 유법으로 돌려주며 위에서 아래로 이동한다. 5~20회 실시 한다.

또는 척주혈의 아래쪽에서 위쪽방향으로 엄지와 검지를 사용하여 근육을 잡아 올려주며 이동하는데 이를 날척이라 부른다. 5~20회 실시 한다.

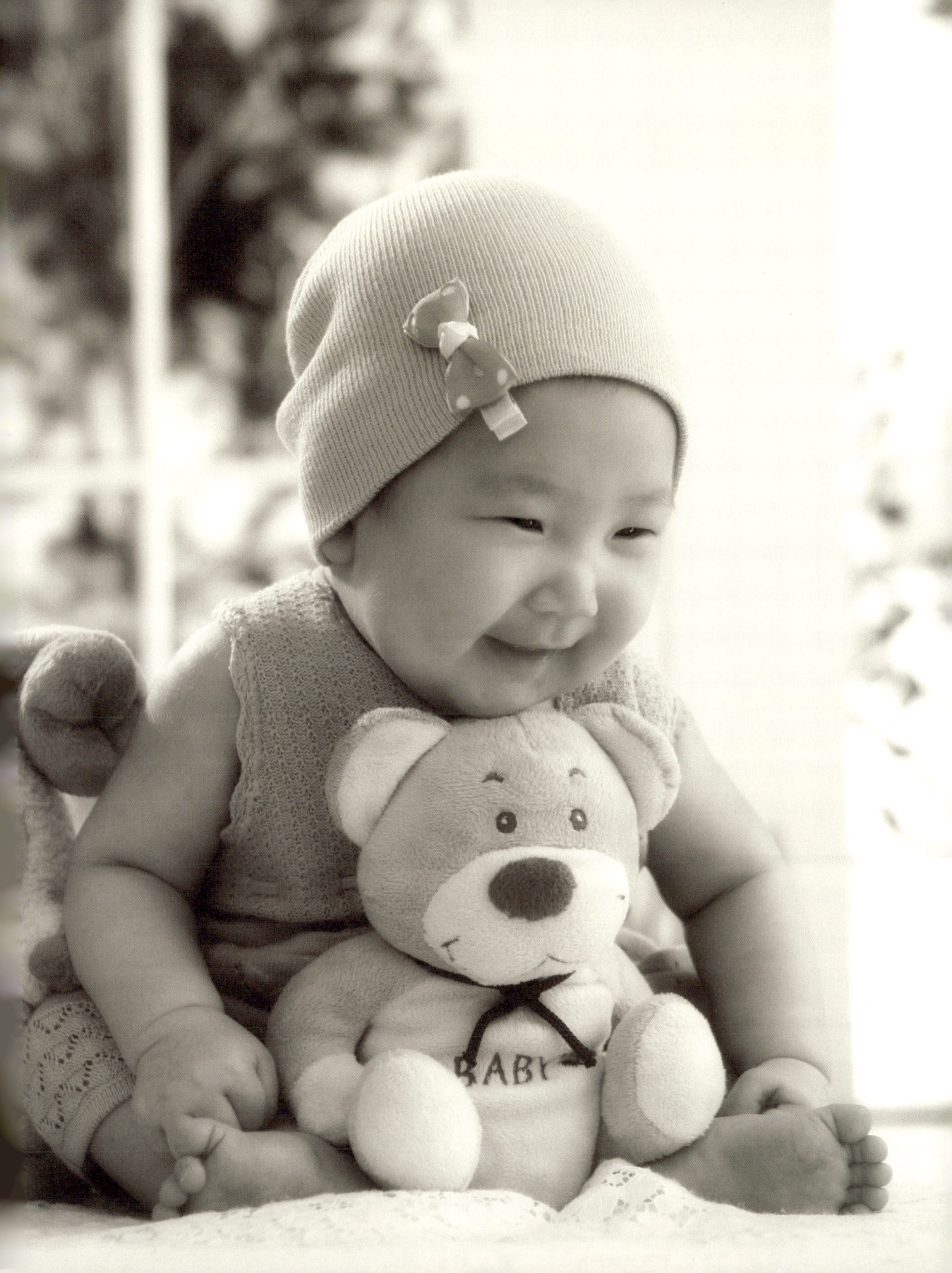

10

비염

비염에 효과 좋아요.

비염에 좋다는 약국, 한의원을 얼마나 들락 거렸는가! 이제는 포기하고 내버려두고 싶은 심정이다. 그러나 비염이 오래되면 집중력도 떨어지고 학습에도 장애가 있으니 무엇이라도 해봐야 한다. 이제까지는 돈을 들여 남의 힘을 빌렸지만 이제는 엄마의 손끝의 사랑과 정성을 들여 볼 때이다.

비염은 비강을 덮고 있는 점막의 염증성 질환으로 코막힘, 콧물, 기침, 재채기, 후각 소실, 후비루 등의 증상이 있다. 크게 감염성과 비감염성으로 나눌 수 있는데 세균으로 인한 만성 감염성 비염은 잦은 감기로 치료가 안 된 경우, 부비동염이나 편도선 염증이 반복된 오래 된 비염, 또는 영양상태가 불량한 경우에 발생할 수 있다. 비감염성 만성 비염은 자율신경계의 불균형, 호르몬 이상, 약물, 정서 불안, 비강 구조 이상 및 비강비대에 의해 나타날 수 있다. 비염에 대한 소아추나의 접근은 소아과전문의의 치료 하에서 보조적 요법으로 치료하는 것이 좋다. 또한 비염치료는 본인의 식생활 개선이 우선되어야 한다. 다음 마사지방법을 소개한다.

<table>
<tr><td></td><td>1
안 합곡
따라하기</td></tr>
</table>

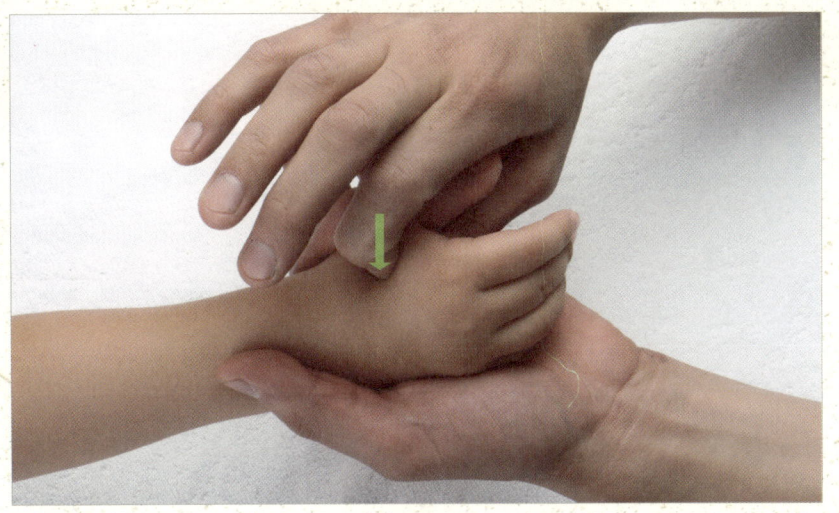

합곡동작

위치 : 손등 쪽 엄지와 식지를 벌렸을 때의 사이 중앙에서 약간 식지 쪽에 치우쳐 있다.

동작 : 엄마의 검지를 사용하여 합곡혈을 직각으로 누른 후, 압을 뺏다가 다시 압을 넣어준다.

횟수 : 5~10회 실행한다.

<table>
<tr><td></td><td>2
개 천문
따라하기</td></tr>
</table>

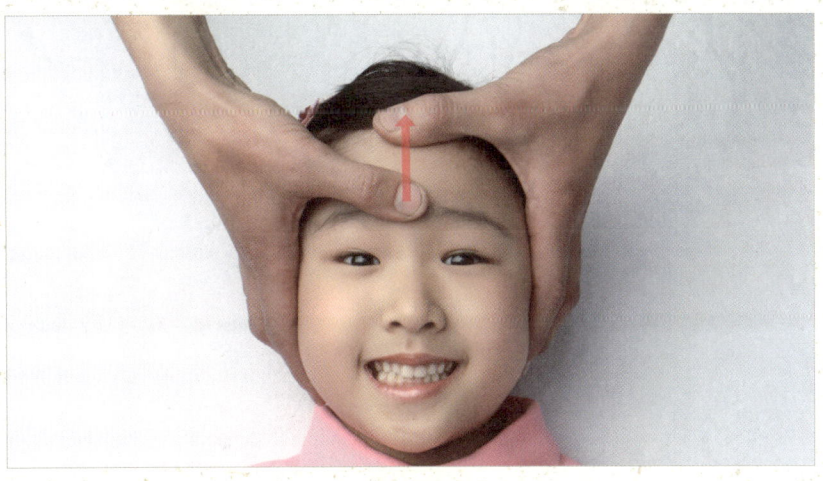

천문동작

위치 : 양 눈썹 중간점에서부터 이마의 머리카락이 시작되는 전발제의 정중선까지의 일직선.

동작 : 양 엄지를 양 눈썹 중간점에 대고 머리카락이 시작되는 전발제의 정중선을 따라서 양 엄지를 교차하며 밀어 올려준다. 이 동작을 개천문開天門이라 한다.

횟수 : 10~50회 정도 실행한다.

3 추 감궁 따라하기

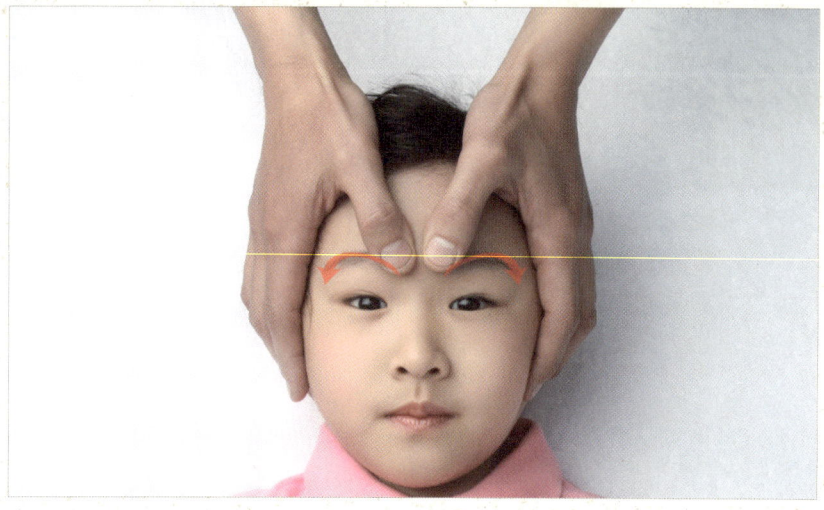

감궁동작

위치 : 양 눈썹선의 안쪽에서 끝선 까지.
동작 : 양 엄지를 각각 대고 엄지를 나누면서 눈썹 바깥 쪽 끝을 향하여 쓸어준다.
횟수 : 10~50회 정도 실행한다.

4 유 태양 揉太陽 따라하기

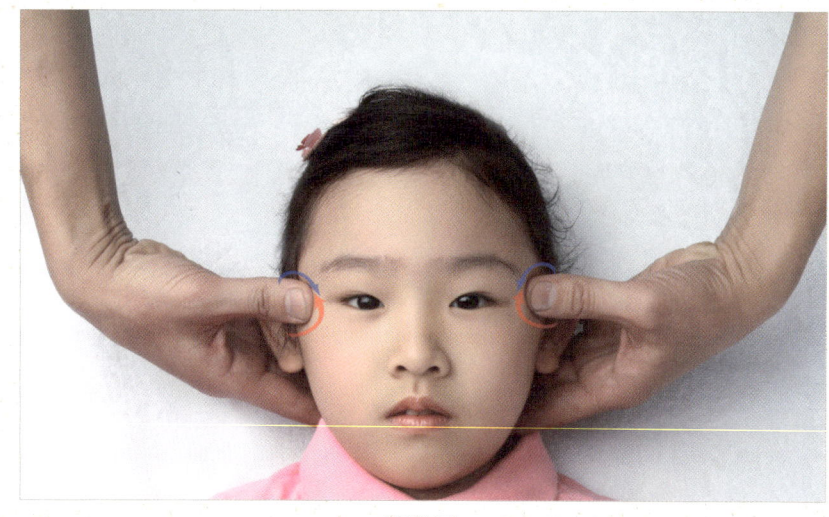

태양동작

위치 : 양 눈썹 바깥쪽 오목 들어 간곳.
동작 : 양 엄지나 중지 끝으로 태양혈을 살짝 눌러주며 돌려준다.
횟수 : 10~50회 실행한다.

5 안유 영향迎香 따라하기

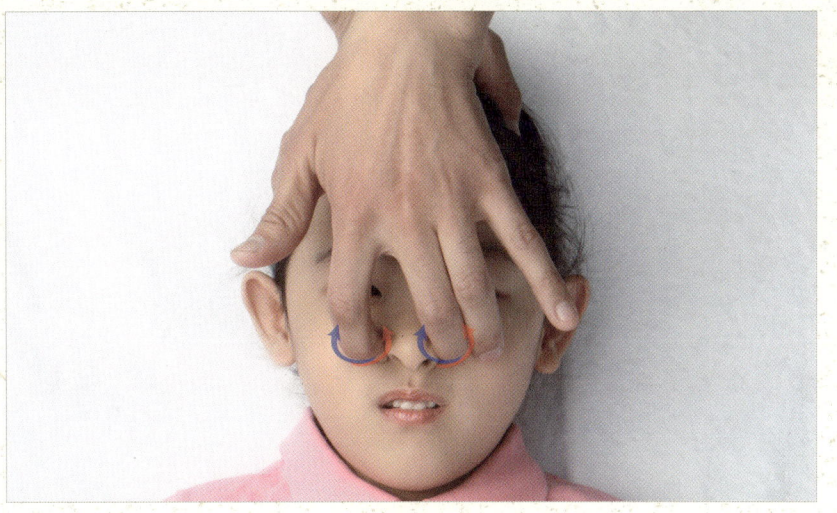

영향동작

- **위치** : 콧망울 외측으로 0.5치寸.
- **동작** : 엄마의 검지, 중지를 동시에 영향혈에 한쪽씩 위에 대고 지그시 눌러주며 돌려 준다.
- **횟수** : 10~30회 실행한다.

6 마 복摩腹 따라하기

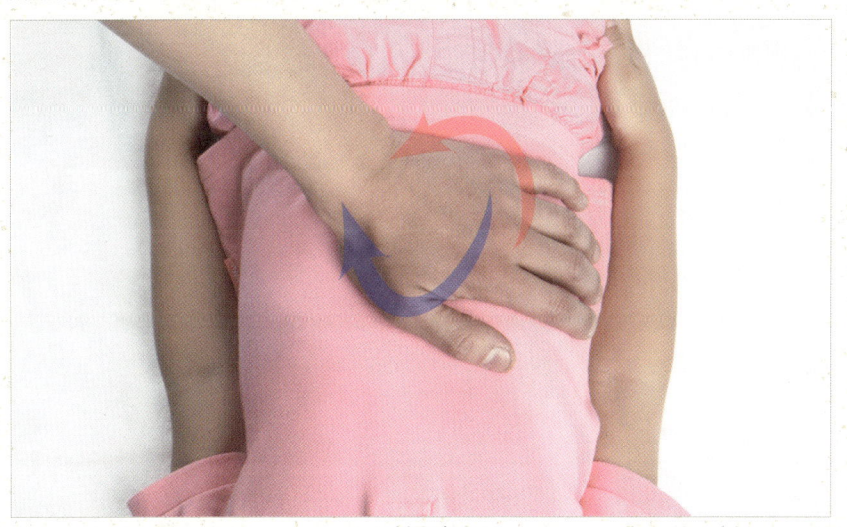

복동작

- **위치** : 배 전체.
- **동작** : 손바닥 전체나 엄지를 제외한 사지四指를 사용하여 쓰다듬기로 복부전체를 문질러 주기.
- **횟수** : 5분정도 쓰다듬기로 마사지한다.

7 안유 족삼리 따라하기

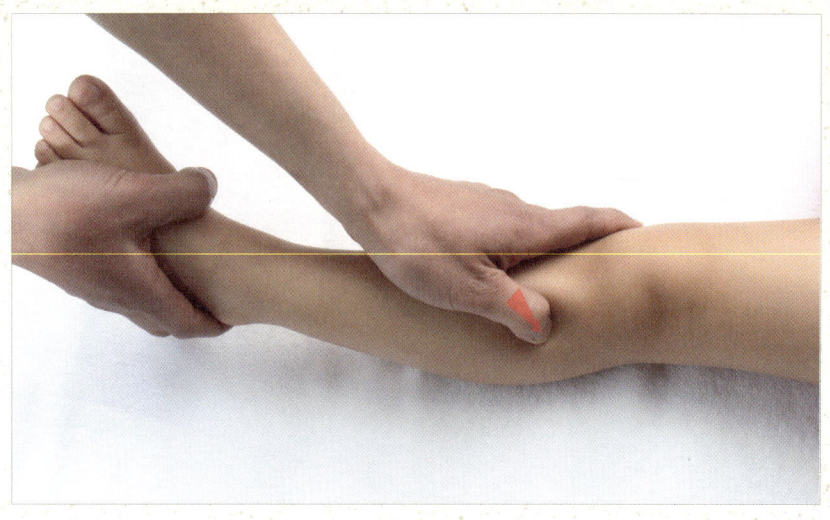

족삼리동작

위치 : 무릎뼈 하단의 바깥쪽 오목 들어간 지점에서 무릎 아래 연결된 뼈경골를 따라 밑으로 3치 내려가고 다시 외측으로 1.5치 나간 지점.
동작 : 엄지면으로 누르며 돌리기.
횟수 : 10~50회 실시한다.

8 안유 폐수 따라하기

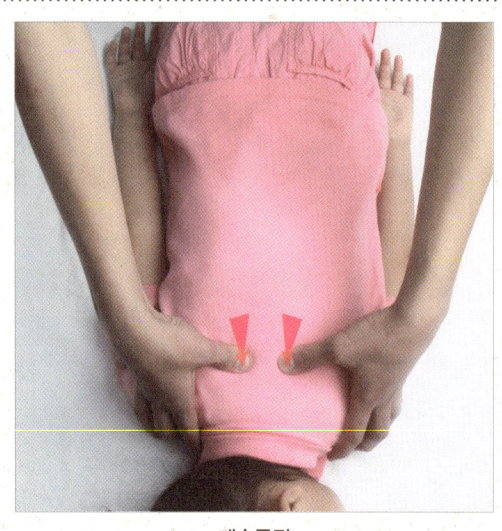

폐수동작

위치 : 제3흉추 극돌기 아래 양옆으로 1.5치.
동작 : 엄지나 검지, 중지를 모아서 혈자리를 누르며 돌리거나, 손바닥 전체로 양 폐수혈을 감싸고 마찰열을 일으키게끔 문지르며 마사지 한다.
횟수 : 10~50회 실행한다.

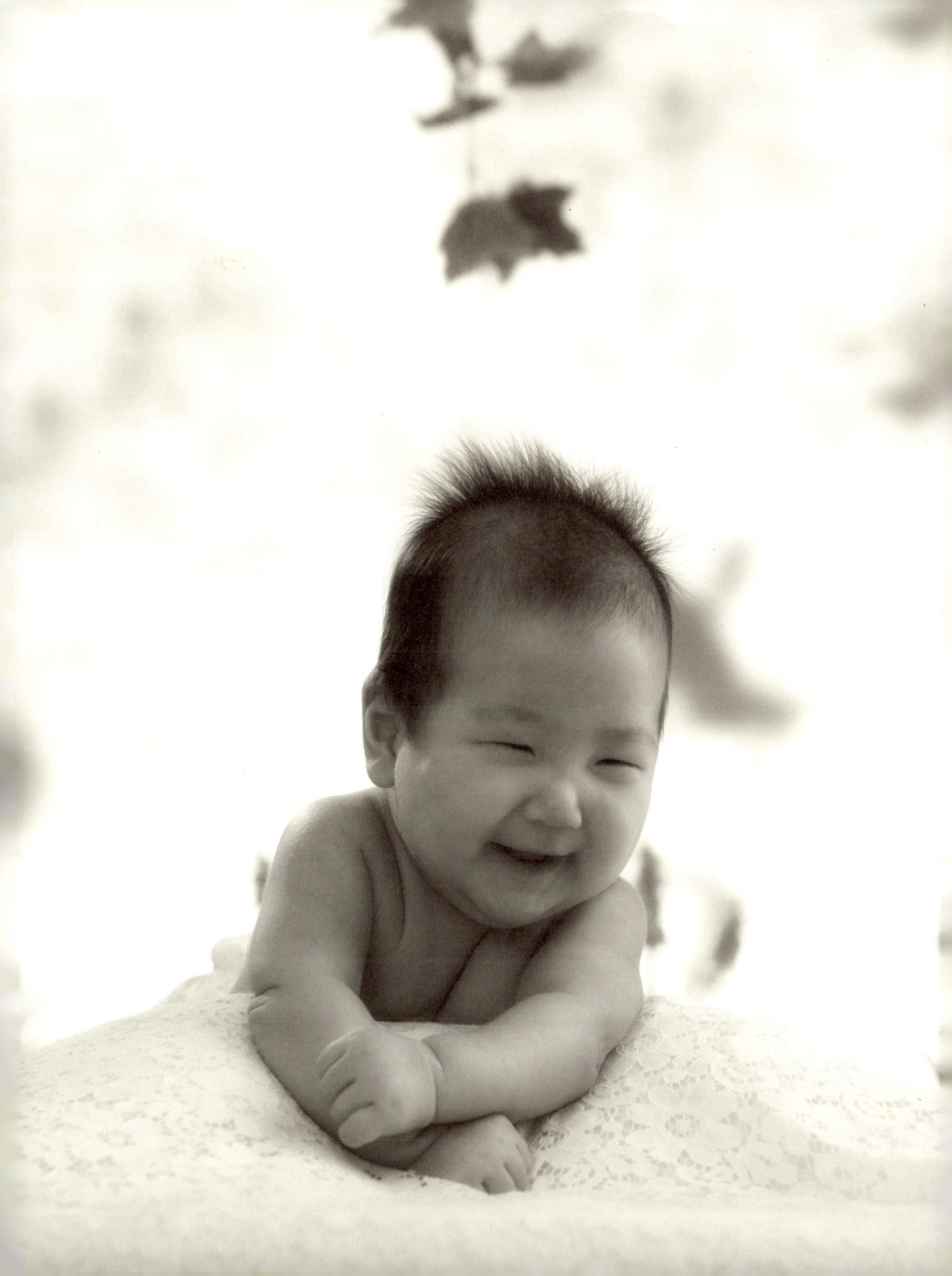

틱장애

효과 봤어요.

틱장애를 가진 우리아이 입장이 되어보지 않으면 아무도 이해하지 못할 것이다. 좋다는 치료 역시 해보지 않은 것이 없다. 긴병에 효자 없다는 말도 있지만 자식과 부모는 다르다. 내 아이 장애를 가만 두고 볼 수는 없다, 좋은 방법이 있다면 천리라도 찾아가야 한다. 소아추나는 희망의 희소식이다.

틱장애는 크고 빠른 근육의 움직임이나 소리를 내는 등 스스로 자기 동작을 조절 할 수 없는 것을 말한다. 틱이 일어나는 운동부위는 얼굴, 목, 어깨, 몸통, 손 등이다. 가장 흔한 형태는 얼굴을 찡그리거나 이상한 소리를 내거나 코를 킁킁거리거나 눈을 깜빡이거나 하는것이다. 틱은 그 당시 스스로 멈추기가 거의 어렵고 그때마다 의식의 변화는 없기 때문에 경련발작과는 다르다.

틱장애는 그 원인이 잘 알려져 있지 않지만 스트레스나 긴장, 신경전달물질 이상 등이라고 최근에 언급되고 있다. 또한 부모가 어릴 때 틱 증상을 보인 경우 유전이 되는 경우도 있다. 틱 증상의 단순성인 행동에 지나친 관심이나 야단을 치는 경우 증상이 더욱 악화되기도 한다.

소아추나 마사지는 틱장애를 포함한 여러 소아정신과 질환에 그 효과가 새롭게 재조명 인식되고 있다. 일반적으로 정신과 치료를 받을 때 약물치료, 심리치료가 가장 중요한 위치에 있고, 그 외에 운동치료, 음악치료, 미술치료, 놀이치료 등이 사용되는데 여기에 근육 자극치료를 함께한다면 정신과 치료 효과를 현격히 좋게 할 수 있다. 틱장애는 약물치료 없이 추나치료 만으로도 충분히 틱증상이 개선 또는 완치되는 임상보고서가 계속 나오고 있다. 다음 마사지방법을 소개한다.

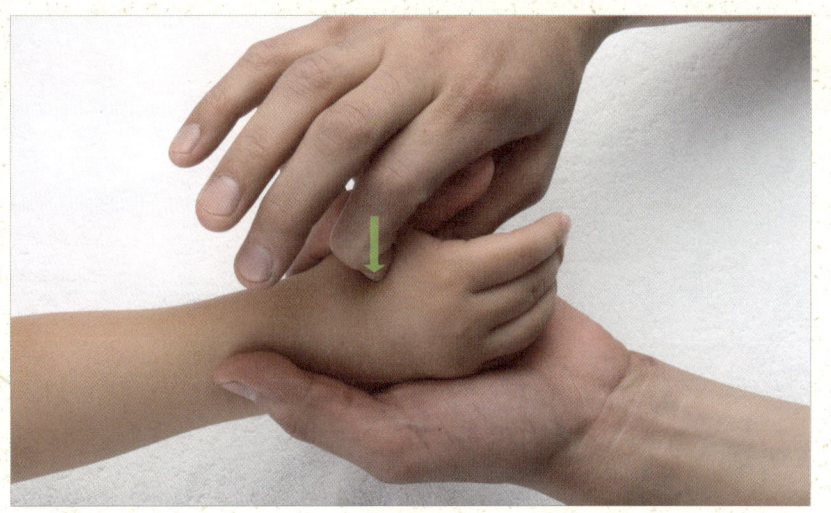

합곡동작

위치 : 손등 쪽 엄지와 식지를 벌렸을 때의 사이 중앙에서 약간 식지 쪽에 치우쳐 있다.
동작 : 엄마의 검지를 사용하여 합곡혈을 직각으로 누른 후, 압을 뺏다가 다시 압을 넣어준다.
횟수 : 5~10회 실행한다.

1
안 합곡
따라하기

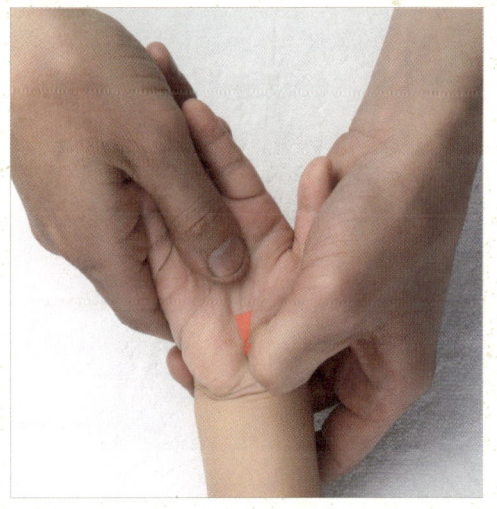

소천심동작

위치 : 손바닥 뿌리부위의 엄지손가락아래 불룩한 곳 대어제과 새끼손가락아래 불룩한 곳 소어제 두 곳이 만나는 오목 들어간 점.
동작 : 엄마의 엄지를 혈자리에 대고 누른다.
횟수 : 5~30회 실행한다.

2
안 소천심
따라하기

3 개 천문 따라하기

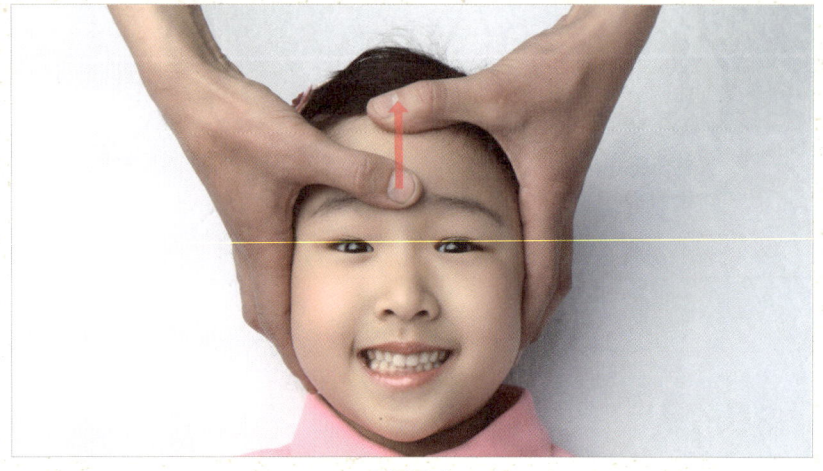

천문동작

위치 : 양 눈썹 중간점에서부터 이마의 머리카락이 시작되는 전발제의 정중선까지의 일직선.

동작 : 양 엄지를 양 눈썹 중간점에 대고 머리카락이 시작되는 전발제의 정중선을 따라서 양 엄지를 교차하며 밀어 올려준다. 이 동작을 개천문開天門이라 한다.

횟수 : 10~50회 정도 실행한다.

4 추 감궁 따라하기

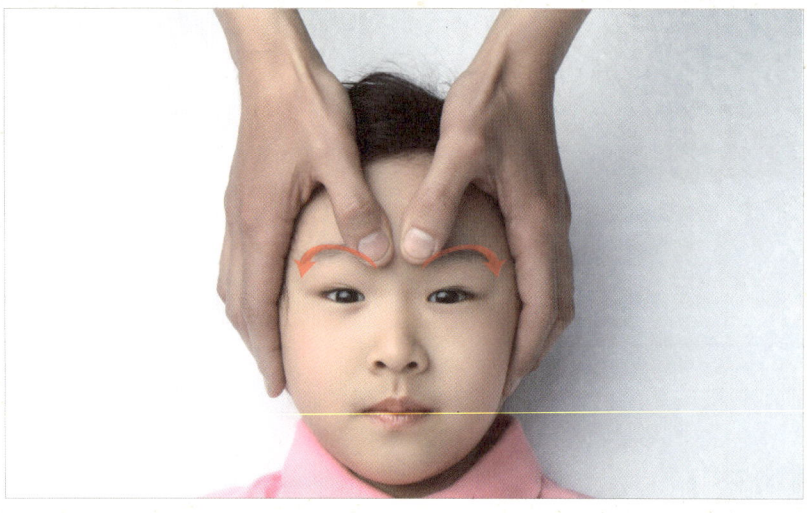

감궁동작

위치 : 양 눈썹선의 안쪽에서 끝선 까지.

동작 : 양 엄지를 각각 대고 엄지를 나누면서 눈썹 바깥 쪽 끝을 향하여 쓸어준다.

횟수 : 10~50회 정도 실행한다.

5
유 태양 揉太陽
따라하기

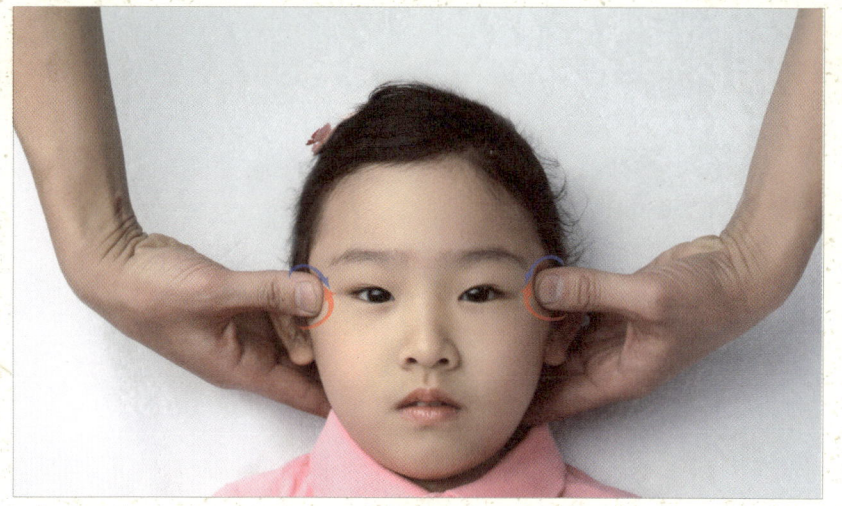

태양동작

위치 : 양 눈썹 바깥쪽 오목 들어 간곳.
동작 : 양 엄지나 중지 끝으로 태양혈을 살짝 눌러주며 돌려준다.
횟수 : 10~50회 실행한다.

6
안유 족삼리
따라하기

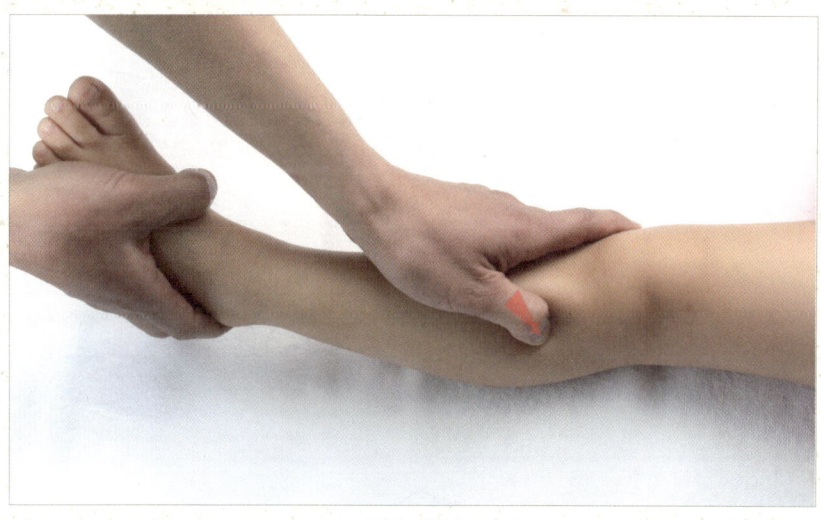

족삼리동작

위치 : 무릎뼈 하단의 바깥쪽 오목 들어간 지점에서 무릎 아래 연결된 뼈경골를 따라 밑으로 3치 내려가고 다시 외측으로 1.5치 나간 지점.
동작 : 엄지면으로 누르며 돌리기.
횟수 : 10~50회 실시한다.

7 안유 양릉천 따라하기

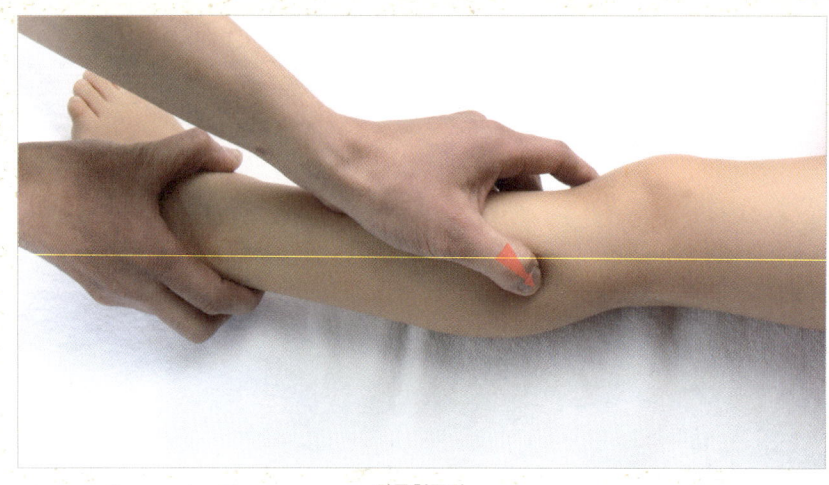

양릉천동작

위치 : 무릎을 굽힌 상태에서 무릎측면 튀어나온 뼈비골소두 전하방의 오목 들어간 지점.
동작 : 엄마의 엄지손을 혈자리위에 놓고 누르며 돌려준다.
횟수 : 10~50회 실행한다.

8 나 견정 따라하기

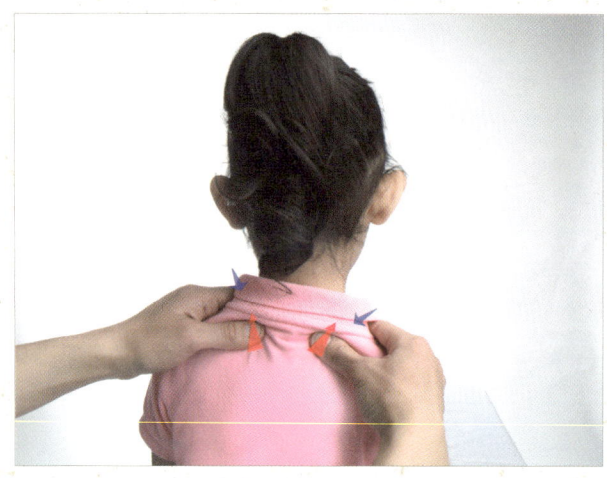

견정동작

위치 : 대추혈에서 어깨끝 부분견봉을 연결한 선에서 그 중간지점.
동작 : 아이 등 쪽에서 엄지로 견정혈 후방에 있는 근육을 잡고 검지, 중지는 견정혈 전방에 있는 근육을 잡은 후 당기고 놓기를 반복한다.
횟수 : 5~30회 실행한다.

9 나 천주골 따라하기

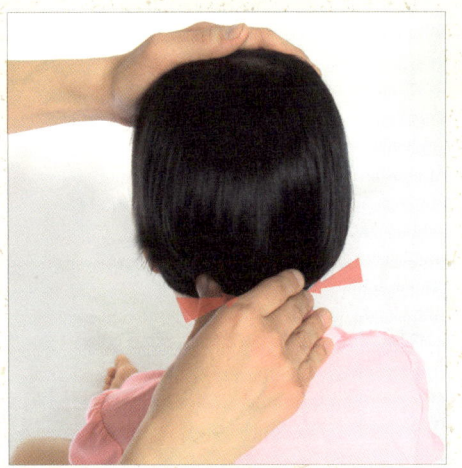

천주골동작

위치 : 뒤통수 머리카락이 시작되는 후발제의 정중선에서부터 대추혈제7경추 하단까지의 일직선.

동작 : 엄지와, 검, 중지를 서로 마주보는 모양으로 양쪽 같은 압(壓)으로 천주골 주위 근육을 나법으로 잡아준다.

횟수 : 5~30회 반복한다.

12 자폐아이

희망이 보여요.

우리 아이에게 희망이 있을까? 전생에 무슨 죄가 있어서일까? 믿고 싶지 않은 일이 우리아이에게 엄연한 사실로 다가와 받아들이지 않으면 안 된다.

그리고 함께 아파하면서 그것이 어떤 어려운 일이라 할지라도 스스로를 찾아갈 수 있도록 도와야 한다. 소아추나 요법으로 우리아이에게 희망을 심어 줄 수 있을 것이다.

인구 10,000명당 약 5명꼴로 발생하는 자폐증은 자기자신에 비정상적으로 몰입한 상태를 말하는 용어이다. 이는 다른 사람들과의 관계를 맺고 유지하는 일에 어려움을 갖는 것을 의미한다. 자폐증은 뇌의 발달장애로 인한 질병인데 원인은 아직까지 확실하지 않다. 초기에는 정신사회적 원인이 중요한 것으로 간주되었으나 최근에는 중추신경계의 장애로 보는 것이 타당하다는 학설이 지배적이다. 현재까지 알려진 자폐증의 원인으로는 유전적 요소, 출생 전후의 감염이나 환경적 독소, 자궁 내에서 발달하는 동안 또는 초기 영아기 동안에 일어나는 뇌 손상 또는 뇌 이상 때문이라고 알려져 있다.

자폐장애에 대한 소아추나의 접근은 틱장애와 마찬가지로 새롭게 소아추나가 좋은 치료효과가 있다고 계속 보고되고 있다. 그러나 자폐아동의 소아추나 치료에 있어서 가장 큰 장애는 자폐아동의 경우 소아추나 마사지 자체도 거부하는 경우가 많다는 것이다. 그러나 너무 한 번에 여러 혈자리를 많은 시간 마사지하려 하지 말고, 조금씩 자연스럽게 다가가면서 어느 정도 시간이 지나면서 아이가 소아추나 마사지를 잘 적응할 수 있도록 유도하는 것이 중요하다. 아이도 처음에는 귀찮다는 식으로 마사지 자체를 거부하거나 짜증내고 울기도 하겠지만 시간이 지나면 꽤 잘 마사지에 적응하는 것도 사실이다. 한편 자폐아의 소아추나 치료는 좋아지는 듯 하다가 다시 악화되기도 하기를 반복하지만 그 변화에 연연하지 말고 장기적으로 1년 이상 끈기를 가지고 접근하는 것이 중요하다. 다음 마사지방법을 소개한다.

1 안 합곡 따라하기

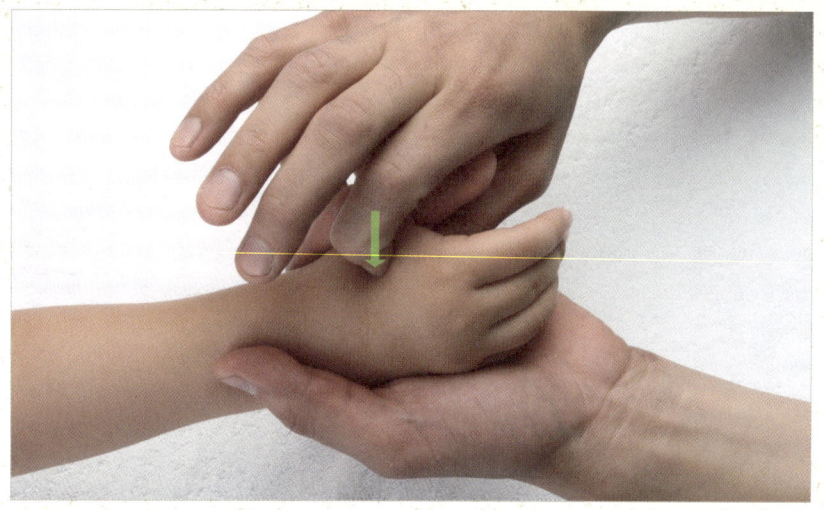

합곡동작

- **위치** : 손등 쪽 엄지와 식지를 벌렸을 때의 사이 중앙에서 약간 식지 쪽에 치우쳐 있다.
- **동작** : 엄마의 검지를 사용하여 합곡혈을 직각으로 누른 후, 압을 뺏다가 다시 압을 넣어준다.
- **횟수** : 5~10회 실행한다.

2 안 소천심 따라하기

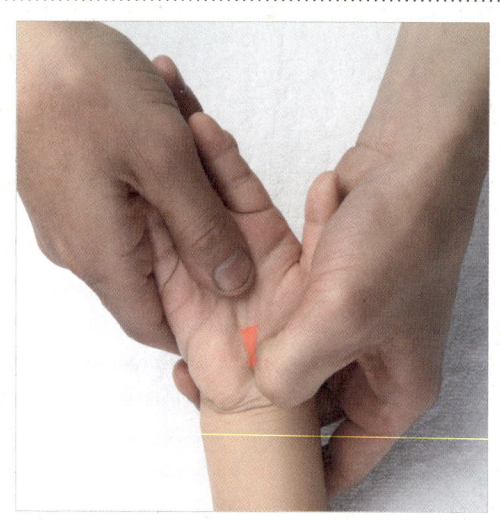

소천심동작

- **위치** : 손바닥 뿌리부위의 엄지손가락 아래 불룩한 곳대어제과 새끼손가락아래 불룩한 곳소어제 두 곳이 만나는 오목 들어간 점.
- **동작** : 엄마의 엄지를 혈자리에 대고 누른다.
- **횟수** : 5~30회 실행한다.

3 안유 족삼리 따라하기

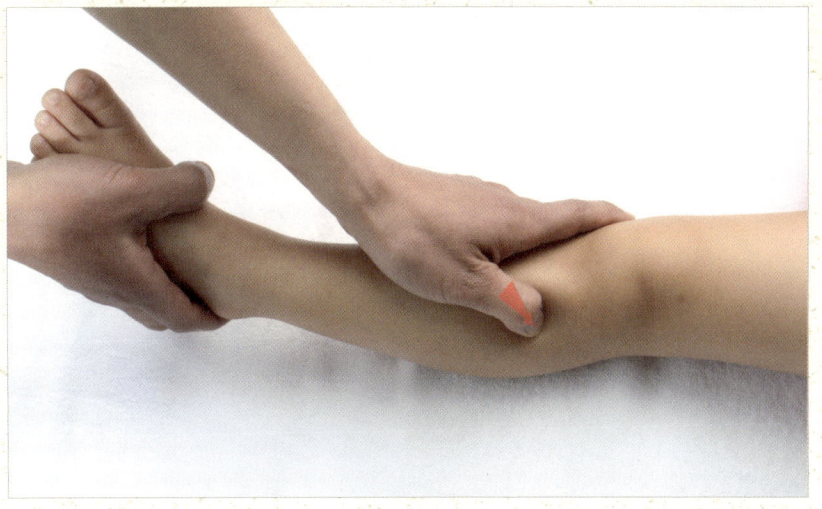

족삼리동작

위치 : 무릎뼈 하단의 바깥쪽 오목 들어간 지점에서 무릎 아래 연결된 뼈경골를 따라 밑으로 3치 내려가고 다시 외측으로 1.5치 나간 지점.
동작 : 엄지면으로 누르며 돌리기.
횟수 : 10~50회 실시한다.

4 안유 양릉천 따라하기

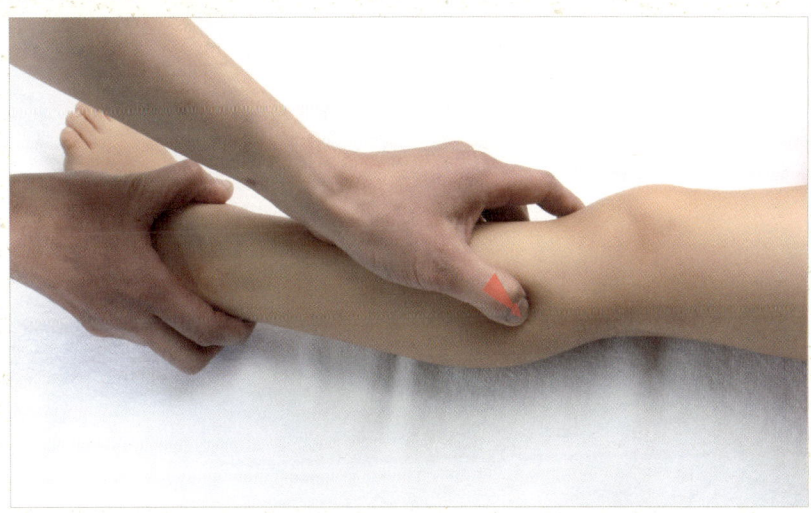

양릉천동작

위치 : 무릎을 굽힌 상태에서 무릎 측면 튀어나온 뼈비골소두 전하방의 오목 들어간 지점.
동작 : 엄마의 엄지손을 혈자리위에 놓고 누르며 돌려준다.
횟수 : 10~50회 실행한다.

5
나 견정 따라하기

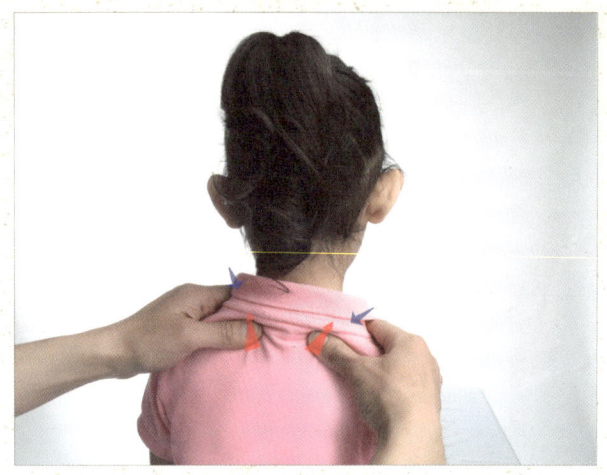

견정동작

- **위치** : 대추혈에서 어깨끝 부분견봉을 연결한 선에서 그 중간지점.
- **동작** : 아이 등 쪽에서 엄지로 견정혈 후방에 있는 근육을 잡고 검지, 중지는 견정혈 전방에 있는 근육을 잡은 후 당기고 놓기를 반복한다.
- **횟수** : 5~30회 실행한다.

6
나 천주골 따라하기

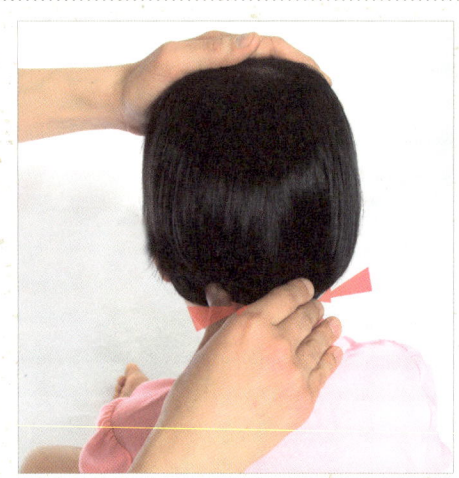

천주골동작

- **위치** : 뒤통수 머리카락이 시작되는 후발제의 정중선에서부터 대추혈제7경추 하단까지의 일직선.
- **동작** : 엄지와, 검, 중지를 서로 마주보는 모양으로 양쪽 같은 압壓으로 천주골 주위 근육을 ㅏ법으로 잡아준다.
- **횟수** : 5~30회 반복한다.

7 추 척주 따라하기

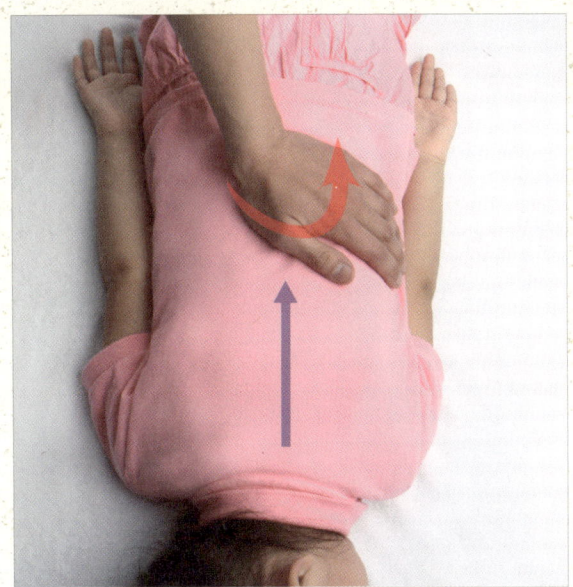
척주동작

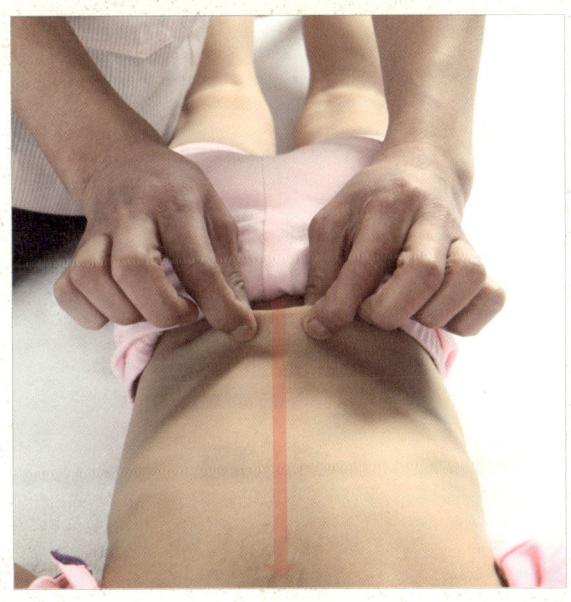
날척동작

위치 : 제7경추에서 꼬리뼈까지.

동작 : 손바닥의 손목 쪽에 가까운 부위를 사용하여 척주혈을 위에서 아래쪽 방향으로 일자밀기로 밀어주거나, 유법으로 돌려주며 위에서 아래로 이동한다. 5~20회 실시 한다. 또는 척주혈의 아래쪽에서 위쪽방향으로 엄지와 검지를 사용하여 근육을 잡아 올려주며 이동하는데 이를 날척이라 부른다. 5~20회 실시 한다.

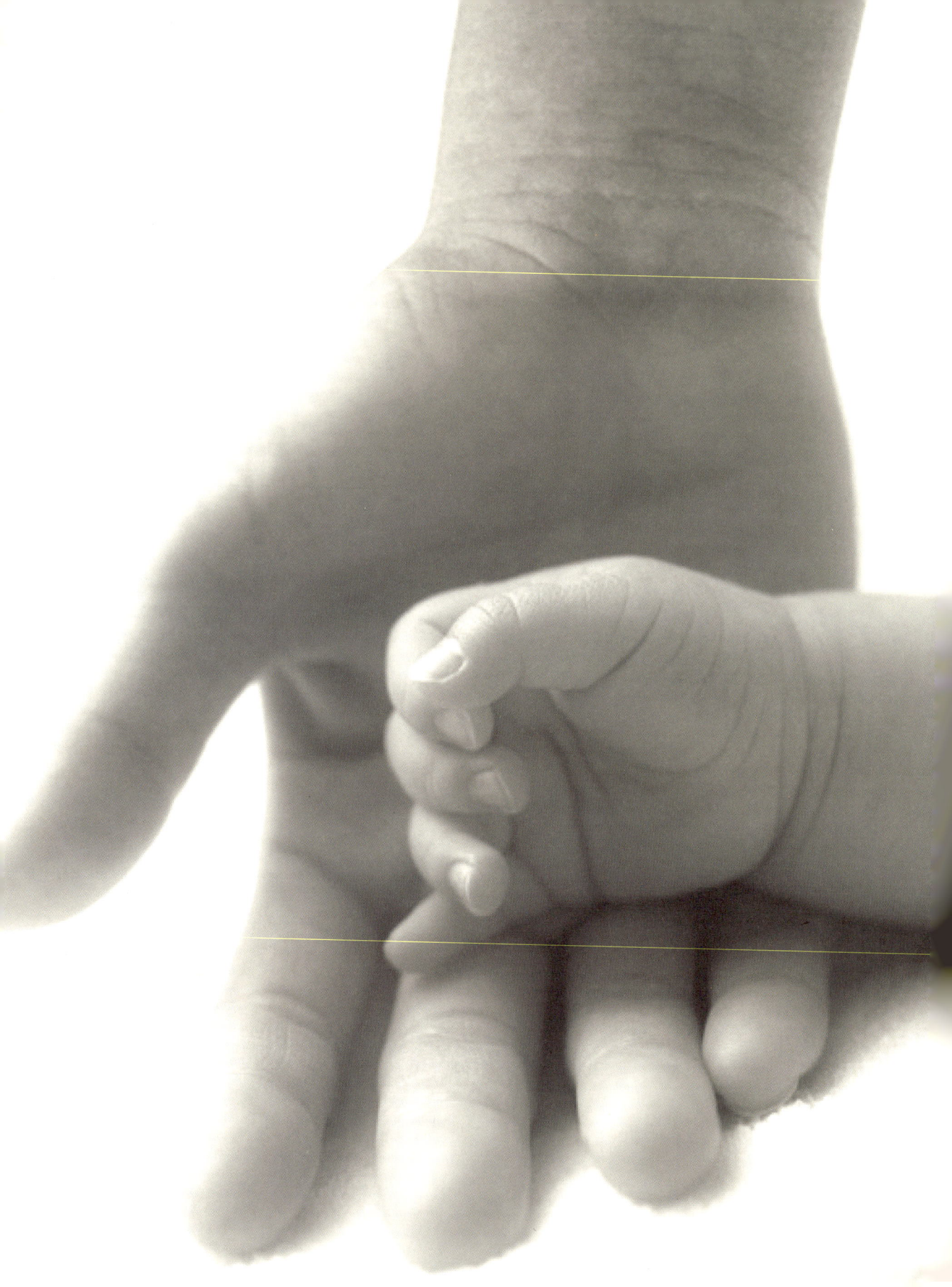

13 뇌성마비

변화가 보여요.

여성의 몸이 임신 출산에 미치는 영향력이 얼마나 무서운 결과를 초래하는지는 아무리 강조해도 지나치지 않다. 엄마의 무지나 부주의로 인해 나타난 결과는 아기에게는 너무나 가혹한 형벌이기 때문이다. 부모 잘못이 아닌 경우도 있겠지만 어쨌거나 태어난 후부터는 그로인한 고통을 함께 짊어져야 하는 피할 수 없는 고난의 십자가이기 때문이다.

뇌성마비란 출생 전이나 출생 시 또는 출생 후 아직 뇌가 미성숙한 시기에 생기는 뇌의 병변에 의해 발생하는 운동기능 장애를 총칭하는 말한다. 이는 단일 질병이 아니라 다양한 원인과 병변을 포함한 임상 증후군이라 할 수 있으며, 비진행성이라는 특성을 갖고 있다. 뇌성마비는 소아 장애의 가장 큰 원인이 되고 있으며, 운동능력과 자세 및 동작의 이상과 지연과 같은 운동 장애를 주 증상으로 갖는다. 또 언어 장애, 정신지체, 학습장애, 경련, 감각 장애와 같은 문제점들을 동반하는 경우가 있으므로 이에 대한 조기 발견과 치료가 필요하다.

뇌성마비는 뇌가 미처 성숙되기 전에 뇌손상을 받을 때 생긴다. 뇌손상이 생길 수 있는 시기에 따라 산전기아기가 태어나기 전, 주산기태어나는 동안, 또는 산후기태어난 후 세 시기로 나누어 볼 수 있다. 그 중에서도 아기가 태어나기 전이나 태어나는 동안 뇌손상을 받는 경우가 많다.

물리치료요법에는 근육의 경직으로 인한 관절 구축을 방지하기 위해 근육을 늘려 주는 방법이 처방되기도 한다. 즉, 매일매일 지속적인 관절 가동 범위 운동이 필요하며 특히 하퇴 삼두근, 내측 슬건근, 대퇴 직근, 고관절 내전근 등 경직이 강한 근육에 대해서는 신장 운동이 필수적이다.

   소아추나 마사지는 물리치료의 또 하나의 대안이 된다. 단순 근육운동이 아니라 경혈점을 자극하여 근육에 대한 자극뿐만 아니라 장부의 변화를 꾀해서 뇌성마비의 증상을 더욱 개선 시 킬 수 있다는 것이다. 뇌성마비의 소아추나 치료 포인트는 족소양담경과 족태양방광경을 집중 자극하는 데 있다. 소아추나는 전신 마사지이기 때문에 뇌성마비인 경우 어리면 어릴수록 치료효과가 상승된다.

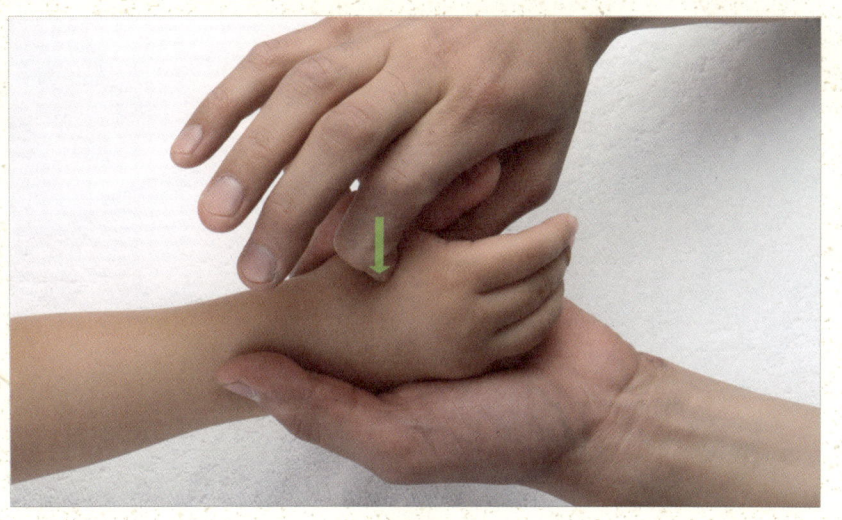

합곡동작

1 안 합곡 따라하기

위치 : 손등 쪽 엄지와 식지를 벌렸을 때의 사이 중앙에서 약간 식지 쪽에 치우쳐 있다.
동작 : 엄마의 검지를 사용하여 합곡혈을 직각으로 누른 후, 압을 뺏다가 다시 압을 넣어준다.
횟수 : 5~10회 실행한다.

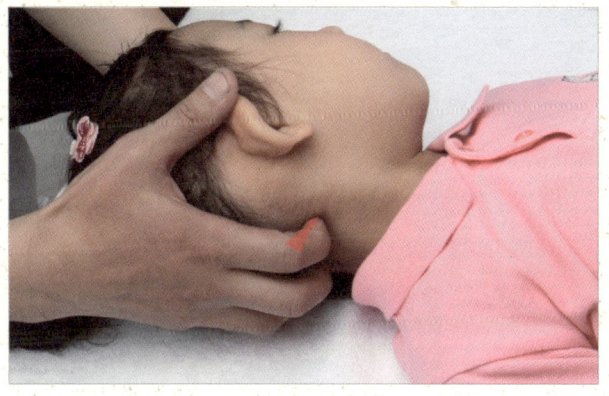

풍지동작

2 유 풍지 따라하기

위치 : 뒤통수 튀어나온 곳 아래 쑥 들어간 곳과 귀 뒤쪽 납작 뼈 사이에서 승모근과 흉쇄유돌근 사이.
동작 : 아이가 누운 상태에서 엄마의 식지나 중지를 사용하여 풍지혈을 한쪽씩 지그시 눌러주며 유법으로 돌려주거나, 아이가 앉은 상태에서 엄마의 한쪽 손의 엄지 식지를 동시에 사용 하여 양쪽 풍지혈風池穴을 동시에 지그시 눌러주거나 나법으로 잡아준다.
횟수 : 5~10회 정도 실시한다.

3 안유 족삼리 따라하기

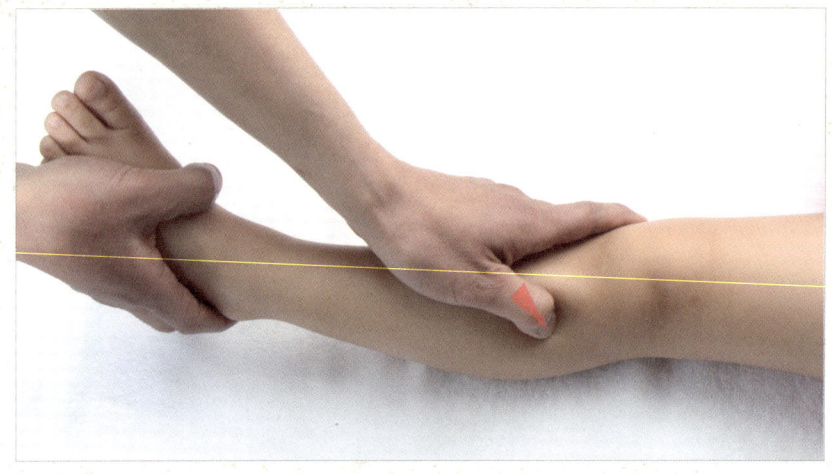

족삼리동작

위치 : 무릎뼈 하단의 바깥쪽 오목 들어간 지점에서 무릎 아래 연결된 뼈경골를 따라 밑으로 3치 내려가고 다시 외측으로 1.5치 나간 지점.
동작 : 엄지면 으로 누르며 돌리기.
횟수 : 10~50회 실시한다.

4 안유 양릉천 따라하기

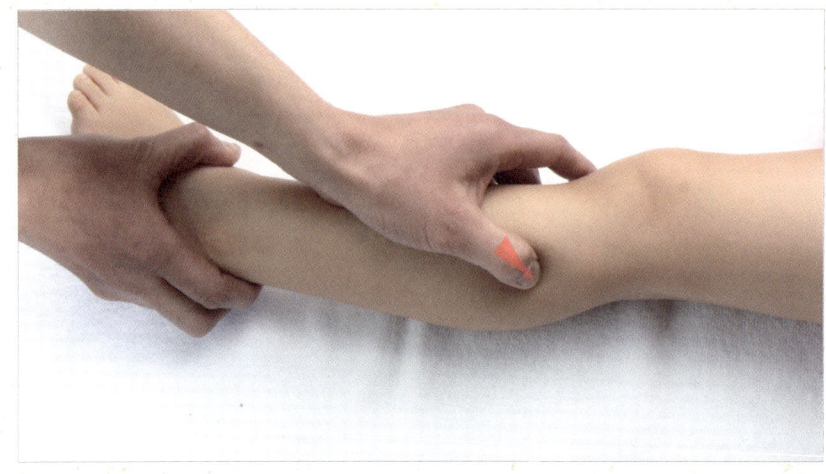

양릉천동작

위치 : 무릎을 굽힌 상태에서 무릎측면 튀어나온 뼈비골소두 전하방의 오목 들어간 지점.
동작 : 엄마의 엄지손을 혈자리위에 놓고 누르며 돌려준다.
횟수 : 10~50회 실행한다.

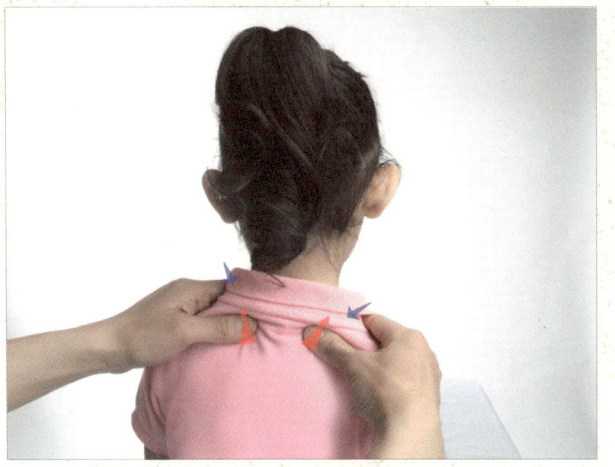

견정동작

위치 : 대추혈에서 어깨끝 부분(견봉)을 연결한 선에서 그 중간지점.
동작 : 아이 등 쪽에서 엄지로 견정혈 후방에 있는 근육을 잡고 검지, 중지는 견정혈 전방에 있는 근육을 잡은 후 당기고 놓기를 반복한다.
횟수 : 5~30회 실행한다.

5
나 견정
따라하기

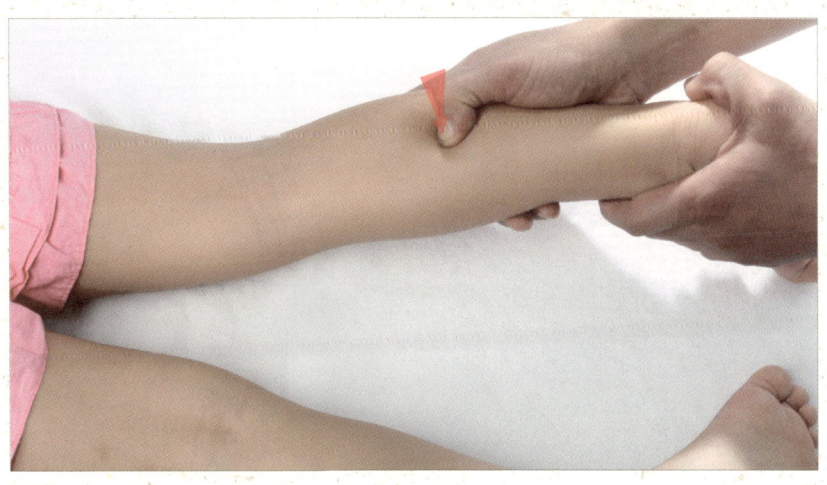

후승산동작

위치 : 종아리 쪽 장딴지 중간이며, 장딴지 근육에 힘을 주었을 때 다리 뒤쪽 오금과 발뒤꿈치를 연결 하는 선의 중간지점에 오목 들어가는 곳.
동작 : 엄지의 지문 면을 사용하여 혈자리를 지그시 눌렀다가 놓았다가 다시 지그시 누르기를 반복한다.
횟수 : 5~10회 실행한다.

6
안 후승산
따라하기

7 추 척주 따라하기

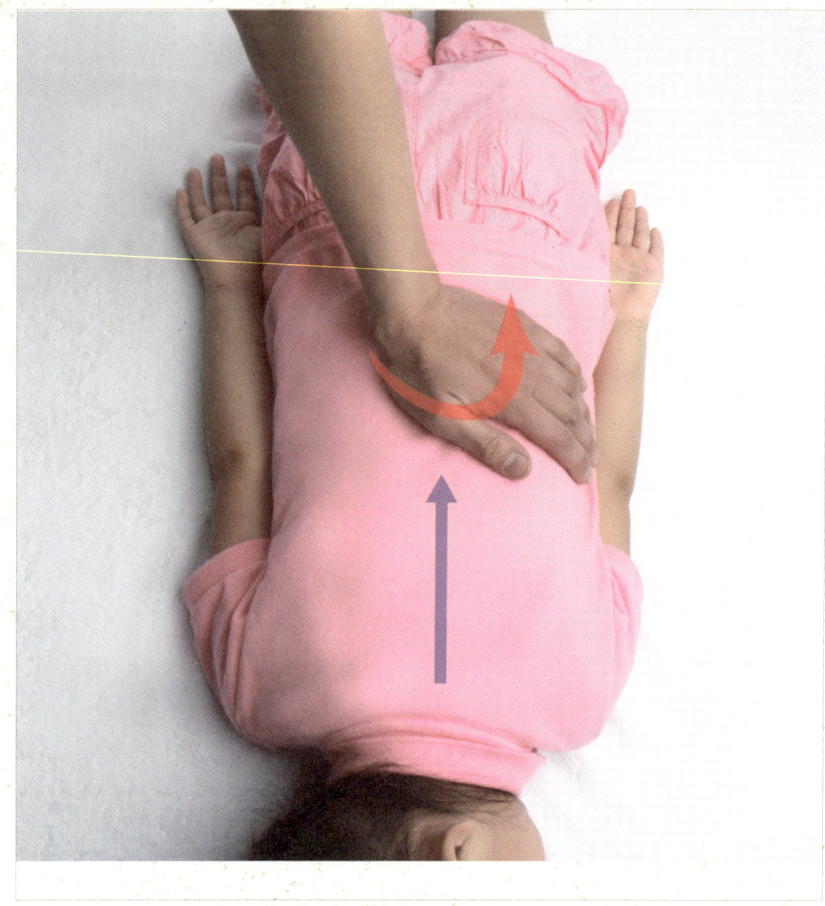

척주동작

위치 : 제7경추에서 꼬리뼈까지.

동작 : 손바닥의 손목 쪽에 가까운 부위를 사용하여 척주혈을 위에서 아래쪽 방향으로 일자밀기로 밀어주거나, 유법으로 돌려주며 위에서 아래로 이동한다.

횟수 : 5~10회 실행한다.

어린이 시력저하

마음도 밝아졌어요

눈이 보배라는 말도 있는데 예전 같으면 중년이상이 되어야만 쓰는 도수 높은 안경을 어린 우리아이들이 쓰게 되었다. 학교에 가면 우리 아이 뿐만 아니라 대부분의 아이들이 유행처럼 안경을 쓰고 있다. 시력이상을 겪는 학생들이 늘어난 것에 대해 전문의 들은 시력 성장기인 만 7~9세에 근거리 시력활동이 늘어났기 때문이라고 분석하기도 한다. 또한 성장기를 거치면서 성장자체가 시력저하에 한 요인으로 작용한다. 보통의 부모님들은 요즘 아이들이 눈이 일찍 나빠진다고 생각은 했지만, 이렇게 급격히 나빠졌을지 몰랐다고 하신다.

어린이 시력 발달 시기는 바로 아이들이 부모님들과 눈을 맞추는 시기인 약 2~3개월 때부터 시작이 된다. 돌이 지난 1살부터 3세까지는 시력의 중심부라고 불리는 황반부가 발달을 하고, 이제 말을 하고 표현을 할 수 있는 4세가 되면 점점 정상성인의 시력으로 발달을 하게 된다. 대부분 만18세가 될 때까지 시력발달이 이루어진다고 이야기를 하고 있다. 안구의 크기도 발달하고, 근시, 난시와 같은 시력저하도 시작이 된다. 그렇기 때문에 아이들이 어렸을적에 시력저하가 되지 않도록 해주는 것이 매우 중요하다.

근시는 안구의 길이가 길어서 망막 위에 맺혀야 하는 초점이 망막의 앞에 맺히는 경우로, 먼 곳을 바라볼 때 물체의 상이 잘 안 보이고 가까운 곳이 잘 보이는 눈을 말한다.

난시란 안구의 표면이 고르지 못하여 눈으로 들어온 빛이 한 점에서 초점을 맺지 못하는 경우를 말한다.

약시는 양눈의 시력 차가 시력표의 2줄 이상이 될 때 시력이 안 나오는 쪽을 약시안이라고 하며, 양안의 시력이 교정해도 잘 나오지 않을 때를 약시라 하여 치료 대상으로 분류한다.

원시는 안구의 전방에서 후방까지의 거리가 정상보다 짧은 경우에 자주 발생하며 멀리 떨어진 물체에 대한 초점은 맞지만 가까운 곳에 있는 물체에 대해서는 초점이 맞지 않는다.

소아추나 마사지는 중요한 성장기에 있는 소아들에게서 눈의 기능적인 측면만 바라보지 않고 신체의 다른 장기 및 조직들의 이상이나 생활습관, 나쁜 자세, 신진대사 저하, 영양불량 등을 전체적으로 파악하여 시력 개선을 돕는다. 그래서 신세대 부모들은 소아추나 마사지로 시력을 개선하는 부모들이 늘고 있다. 소아추나 마사지는 눈이 혹사되는 환경에서 시력이 나빠지지 않도록 예방하는 데 좋은 효과가 있다. 또한 시력저하인 자녀가 성장기 가운데서도 더 이상 시력저하가 일어나지 않도록 잡아주는 효과가 있다. 그러나 임상에서 마사지만으로 저하된 시력을 회복시키는 것은 어느 정도 한계가 있음을 인정하게 된다. 다음 마사지방법을 소개한다.

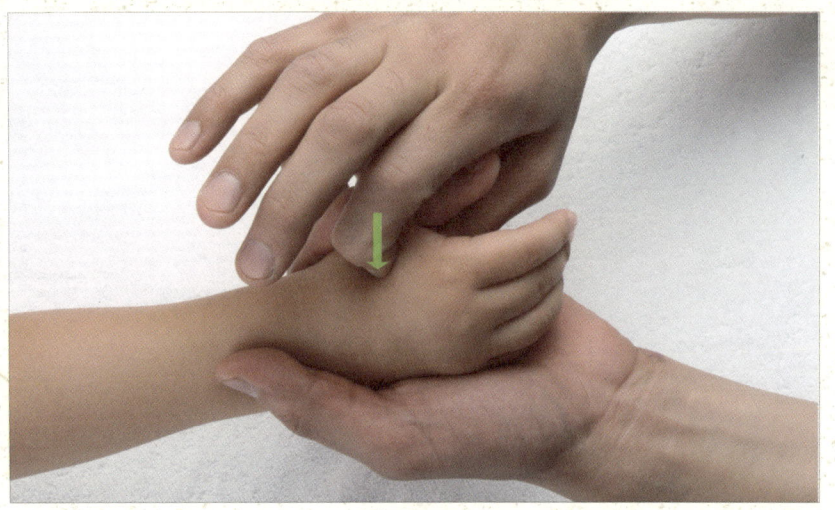

합곡동작

위치 : 손등 쪽 엄지와 식지를 벌렸을 때의 사이 중앙에서 약간 식지 쪽에 치우쳐 있다.
동작 : 엄마의 검지를 사용하여 합곡혈을 직각으로 누른 후, 압을 뺏다가 다시 압을 넣어준다.
횟수 : 5~10회 실행한다.

1 안 합곡 따라하기

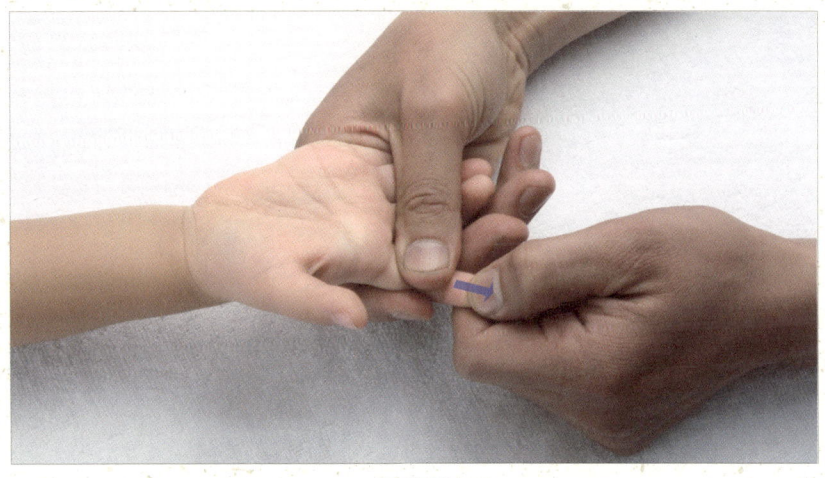

간경동작

위치 : 검지의 지문면.
동작 : 검지 지문 면을 엄마의 엄지를 이용하여 아이의 손끝 방향으로 쓸어내린다.
횟수 : 10~50회 실행한다.

2 청 간경 따라하기

3 보 심경 따라하기

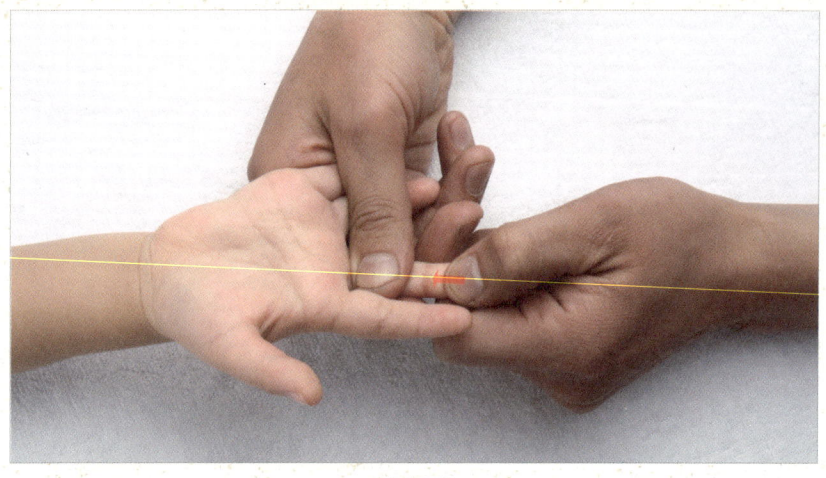

심경동작

위치 : 중지의 지문면.
동작 : 중지 지문 면을 엄마의 엄지를 이용하여 손끝에서 손가락 마디 쪽으로 밀어준다.
횟수 : 10~50회 실행한다.

4 안유 족삼리 따라하기

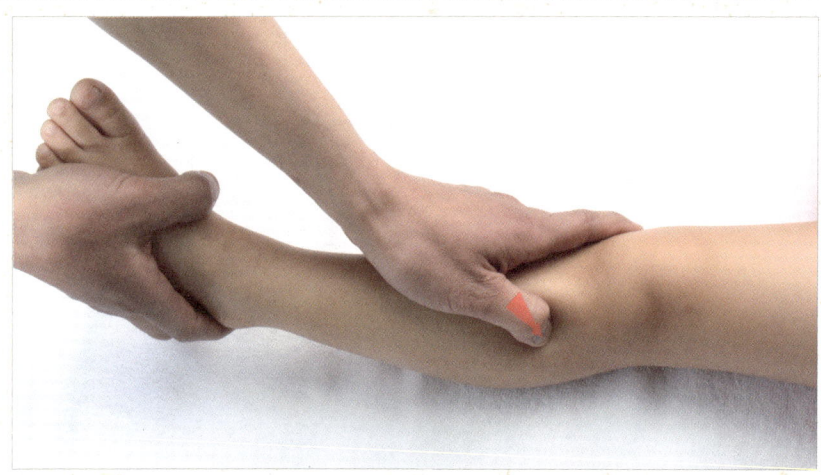

족삼리동작

위치 : 무릎뼈 하단의 바깥쪽 오목 들어간 지점에서 무릎 아래 연결된 뼈경골를 따라 밑으로 3치 내려가고 다시 외측으로 1.5치 나간 지점.
동작 : 엄지면 으로 누르며 돌리기.
횟수 : 10~50회 실시한다.

5 안유 양릉천 따라하기

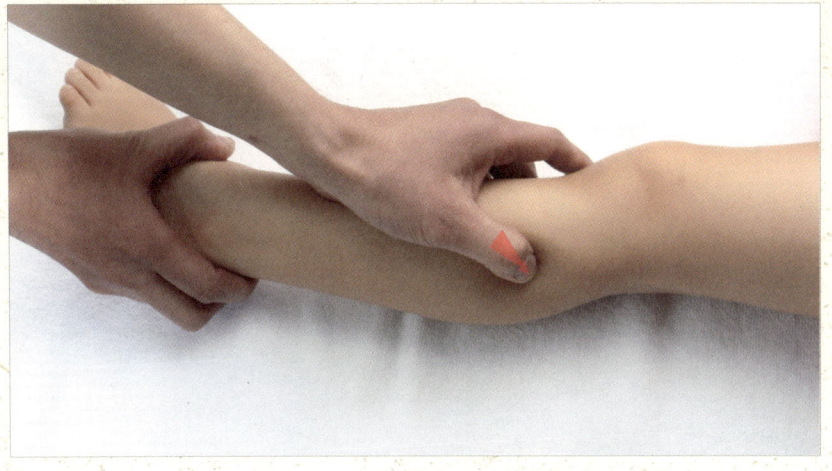

양릉천동작

위치 : 무릎을 굽힌 상태에서 무릎측면 튀어나온 뼈비골소두 전하방의 오목 들어간 지점.
동작 : 엄마의 엄지손을 혈자리위에 놓고 누르며 돌려준다.
횟수 : 10~50회 실행한다.

6 나 견정 따라하기

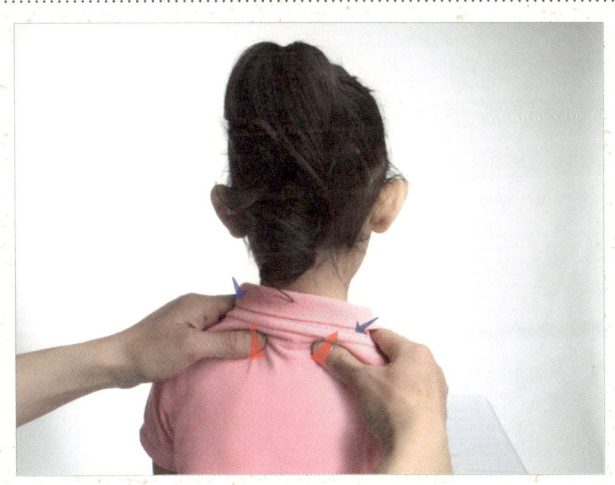

견정동작

위치 : 대추혈에서 어깨끝 부분견봉을 연결한 선에서 그 중간지점.
동작 : 아이 등 쪽에서 엄지로 견정혈 후방에 있는 근육을 잡고 검지, 중지는 견정혈 전방에 있는 근육을 잡은 후 당기고 놓기를 반복한다.
횟수 : 5~30회 실행한다.

7 나 천주골 따라하기

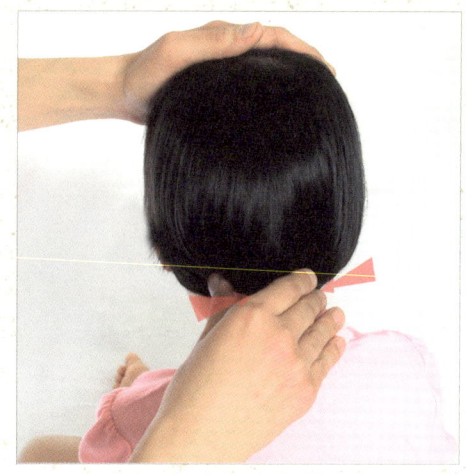

천주골동작

- **위치** : 뒤통수 머리카락이 시작되는 후발제의 정중선에서부터 대추혈제7경추 하단까지의 일직선.
- **동작** : 엄지와, 검, 중지를 서로 마주보는 모양으로 양쪽 같은 압壓으로 천주골 주위 근육을 나법으로 잡아준다.
- **횟수** : 5~30회 반복한다.

8 개 천문 따라하기

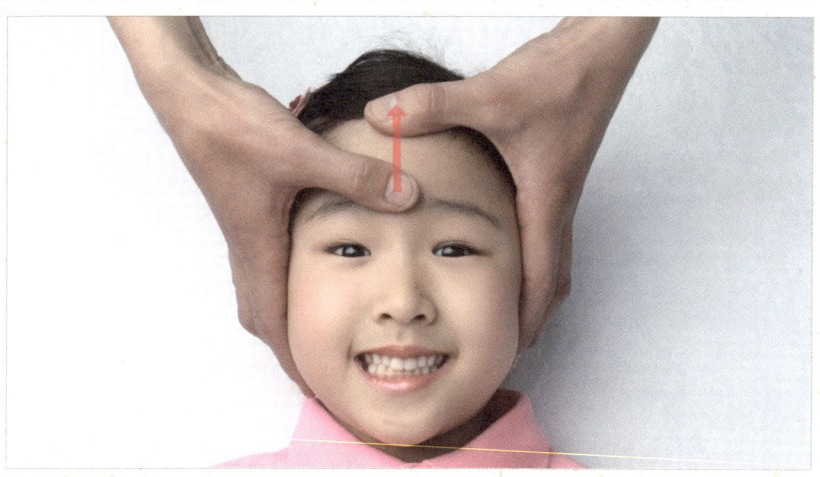

천문동작

- **위치** : 양 눈썹 중간점에서부터 이마의 머리카락이 시작되는 전발제의 정중선까지의 일직선.
- **동작** : 양 엄지를 양 눈썹 중간점에 대고 머리카락이 시작되는 전발제의 정중선을 따라서 양 엄지를 교차하며 밀어 올려준다. 이 동작을 개천문開天門이라 한다.
- **횟수** : 10~50회 정도 실행한다.

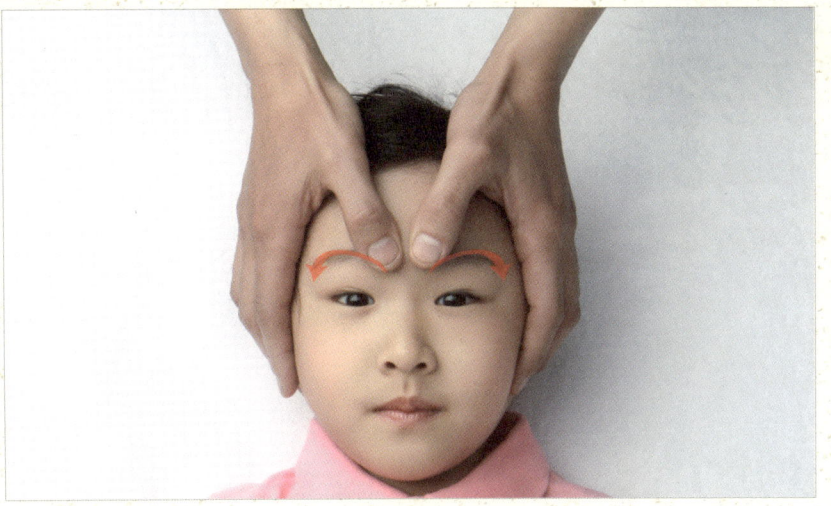

감궁동작

9
추 감궁 따라하기

위치 : 양 눈썹선의 안쪽에서 끝선 까지.
동작 : 양 엄지를 각각 대고 엄지를 나누면서 눈썹 바깥 쪽 끝을 향하여 쓸어준다.
횟수 : 10~50회 정도 실행한다.

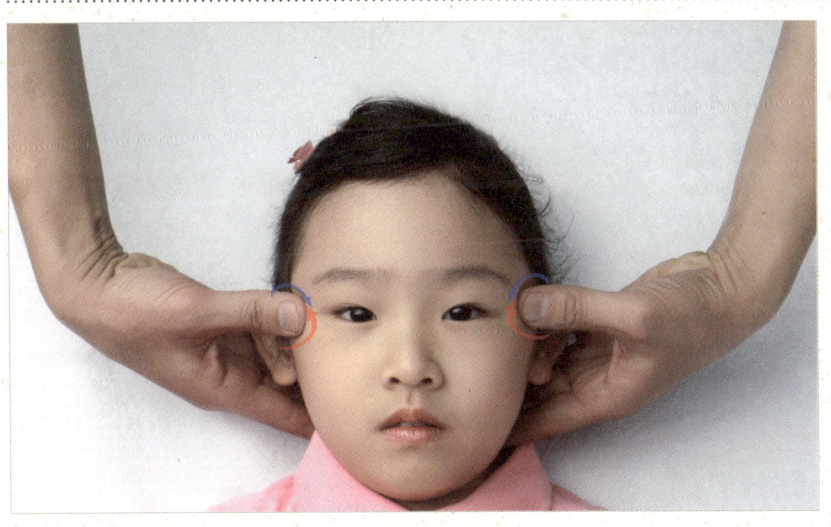

태양동작

10
유 태양 揉太陽 따라하기

위치 : 양 눈썹 바깥쪽 오목 들어 간곳.
동작 : 양 엄지나 중지 끝으로 태양혈을 살짝 눌러주며 돌려준다.
횟수 : 10~50회 실행한다.

11 유 풍지 따라하기

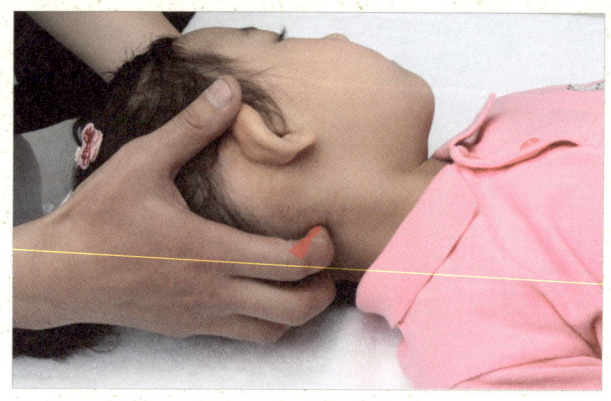

풍지동작

위치 : 뒤통수 튀어나온 곳 아래 쑥 들어간 곳과 귀 뒤쪽 납작 뼈 사이에서 승모근과 흉쇄유돌근 사이.

동작 : 아이가 누운 상태에서 엄마의 식지나 중지를 사용하여 풍지혈을 한쪽씩 지그시 눌러주며 유법으로 돌려주거나, 아이가 앉은 상태에서 엄마의 한쪽 손의 엄지 식지를 동시에 사용하여 양쪽 풍지혈風池穴을 동시에 지그시 눌러주거나 나법으로 잡아준다.

횟수 : 5~10회 정도 실시한다.

12 추 척주 따라하기

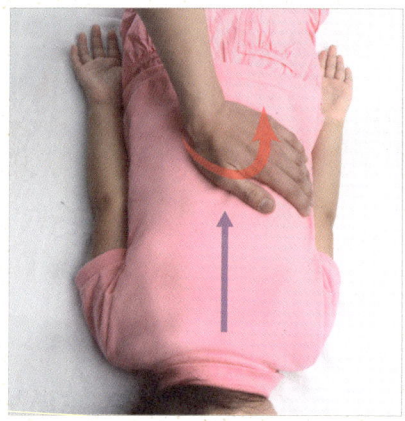

척주동작

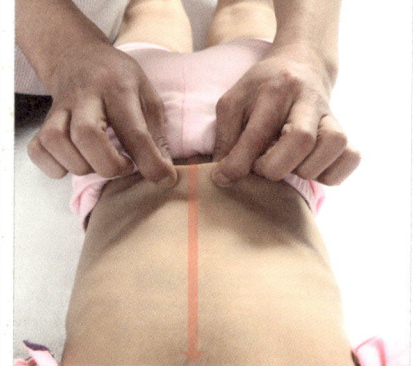

날척동작

위치 : 제7경추에서 꼬리뼈까지.

동작 : 손바닥의 손목 쪽에 가까운 부위를 사용하여 척주혈을 위에서 아래쪽 방향으로 일자밀기로 밀어주거나, 유법으로 돌려주며 위에서 아래로 이동한다. 5~20회 실시 한다.

또는 척주혈의 아래쪽에서 위쪽방향으로 엄지와 검지를 사용하여 근육을 잡아 올려주며 이동하는데 이를 날척이라 부른다. 5~20회 실시 한다.

신증후군

기쁨이 생겼어요

잘 먹고 잘 놀던 우리아이가 갑자기 거품 있는 소변을 보면서 부석부석하고 잘 먹지 않았다. 걱정이 되어 병원에 가서 검사해보니 평생 들어보지 못한 신증후군이란 병명을 판정받았다, 우리아이 몸속의 단백질이 소변으로 빠져 나간다니 믿고 싶지 않지만 현실이다.

완치도 쉽지 않다고 하며 소아 신증후군을 제대로 치료하지 않고 방치하면 여러 합병증의 위험이 있다고 하니 엄마로서 이만저만 걱정이 아니다.

신증후군이란 심한 단백뇨와 그로 인한 부종을 일으키는 증상을 일컫는 말이다. 특징적으로 심한 단백뇨와 그로 인한 혈중 알부민의 감소, 지방질 증가, 부종의 4대 증상이 나타나는 사구체 질환군이다. 단백뇨로 인해 소변이 탁하며, 부종은 조직압력이 낮은 부위인 눈 주위 등의 얼굴 부위와 서있을 때 다리에 잘 나타나고 심하면 늑막과 뱃속에 물이 차기도 한다. 신증후군은 단백질에 대한 사구체 투과율 glomerular permeability이 증가되어 혈장 내의 알부민과 단백질이 과다하게 소변으로 손실되는 질환으로 24시간 동안 소변으로 손실되는 단백질 양이 3~4g 이상이나 된다.

신증후군을 일으키는 질병은 수 없이 많다. 그 원인을 크게 나누면 일차적으로 신장에 이상이 생겨서 나타나는 경우와 다른 질환에 의해 생기는 이차적 신증후군이 있다. 가장 많은 원인은 사구체신염, 당뇨병성 신증, 낭창성 신염, b형 간염에 의한 것들이 많다.

주요증상을 나타내는 근원인 신장의 사구체를 치료하기 위해 서양의학에서는 부신피질 스테로이드 호르몬 요법, 면역억제제 요법 등이 동원되며, 부종이나 감염증의 합병을 막기 위한 대중요법으로 적절한 식이요법과 항생제 요법이 응용되고 있지만 아직까지 근본적인 치료는 어려운 실정이다. 특히, 스테로이드 호르몬의 경우 성장장애, 백내장, 쿠싱증후군, 골다공증 등의 심각한 부작용을 갖고 있으므로 이에 대한 치료가 요구되고 있는 현실이다.

이런 불치병이라는 신증후군에 하나의 새로운 희망이 있는 데 그것은 소아추나 마사지이다.

신증후군의 소아추나 마사지의 핵심은 족태양방광경을 자극하는 것이다. 신증후군환자들은 증세가 매우 급박하게 진행되는 경우가 많기 때문에 양방의 부신피질 스테로이드 호르몬 요법, 면역억제제 요법 등은 필 수라 할 수 있다. 그러나 양방이 할 수 있는 것은 여기 까지 이다. 양방의 치료와 소아추나 마사지를 병행할 경우 스테로이드나 면역억제제에 대한 부작용이 현격히 줄어드는데 성장에 대한 부작용도 크게 감소시킬 수 있다는 것이다. 어머니가 주3회 이상 3년의 공을 쌓으며 는 양방치료의 효과를 극대화 시키는 데 좋은 보조치료가 될 것이다. 다음 마사지 방법을 소개한다.

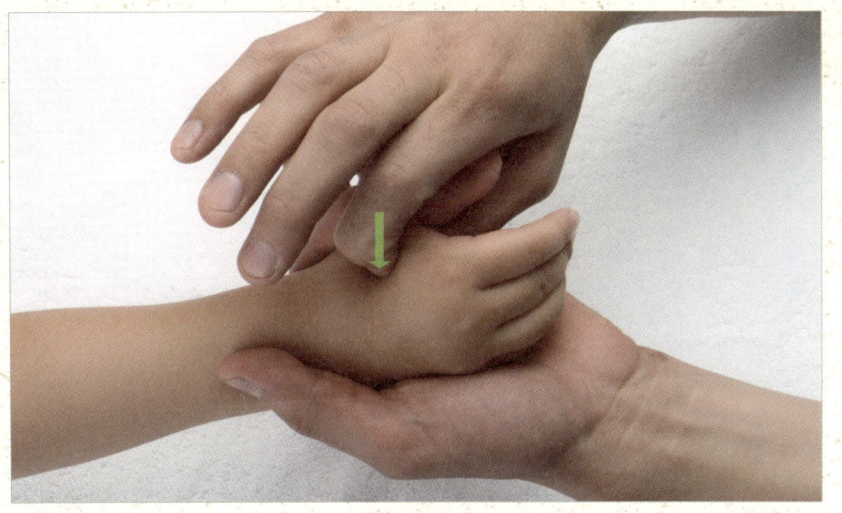

합곡동작

**1
안 합곡
따라하기**

위치 : 손등 쪽 엄지와 식지를 벌렸을 때의 사이 중앙에서 약간 식지 쪽에 치우쳐 있다.
동작 : 엄마의 검지를 사용하여 합곡혈을 직각으로 누른 후, 압을 뺏다가 다시 압을 넣어준다.
횟수 : 5~10회 실행한다.

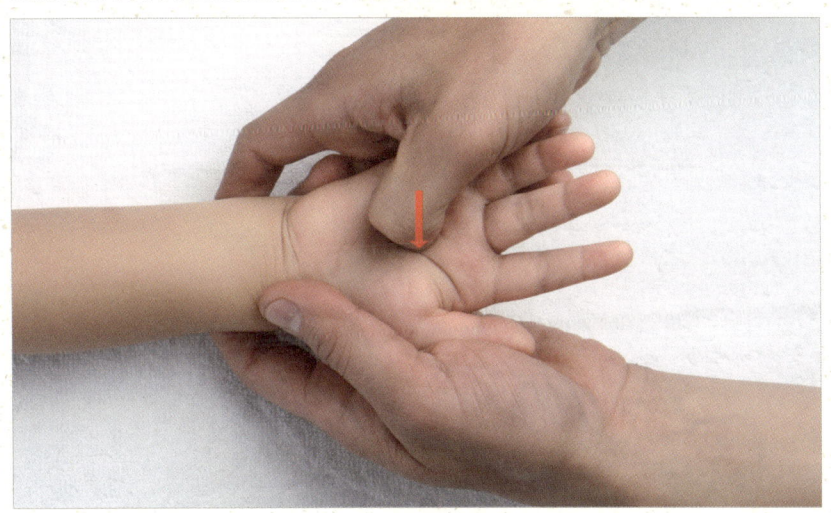

내로공동작

**2
안 내로공
따라하기**

위치 : 손바닥 중심으로 아이의 중지를 구부려 중지 끝이 닿는 곳.
동작 : 엄마의 엄지 끝을 혈자리에 대고 누르기.
횟수 : 3~10회 실행한다.

3 마 복 摩腹 따라하기

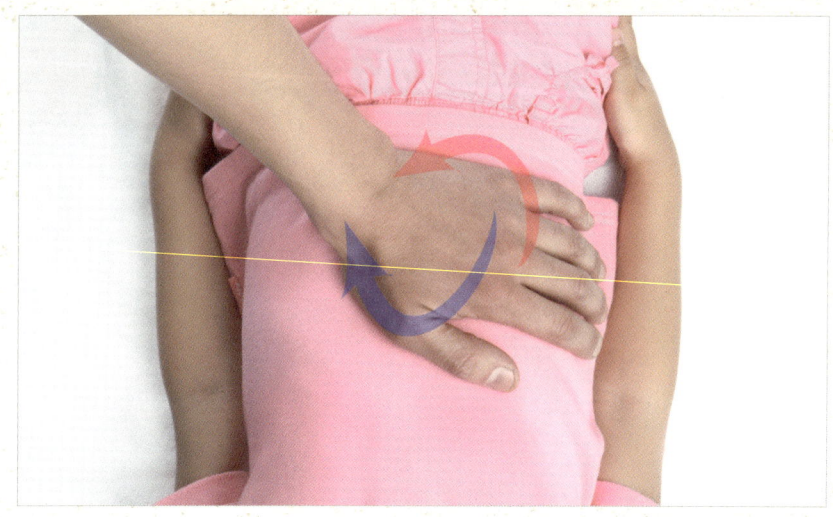

복동작

- **위치** : 배 전체.
- **동작** : 손바닥 전체나 엄지를 제외한 사지四指를 사용하여 쓰다듬기로 복부전체를 문질러 주기.
- **횟수** : 5분정도 쓰다듬기로 마사지한다.

4 안유 족삼리 따라하기

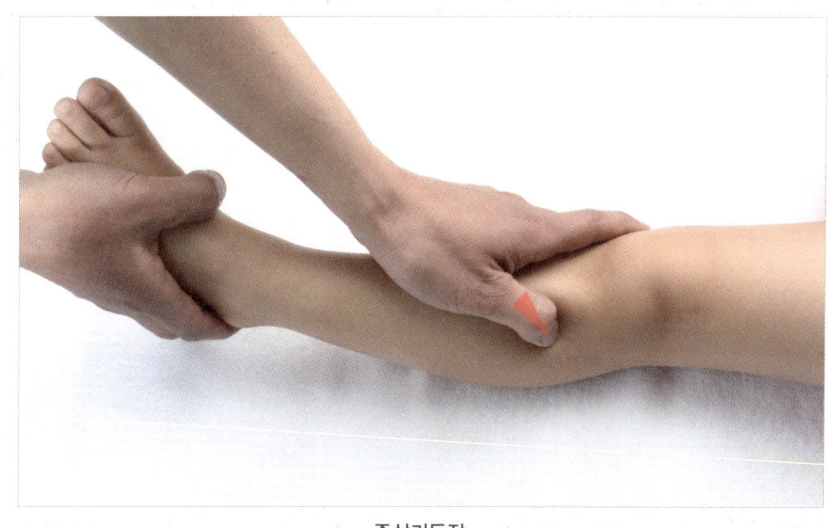

족삼리동작

- **위치** : 무릎뼈 하단의 바깥쪽 오목 들어간 지점에서 무릎 아래 연결된 뼈경골를 따라 밑으로 3치 내려가고 다시 외측으로 1.5치 나간 지점.
- **동작** : 엄지면으로 누르며 돌리기.
- **횟수** : 10~50회 실시한다.

5 안유 용천 따라하기

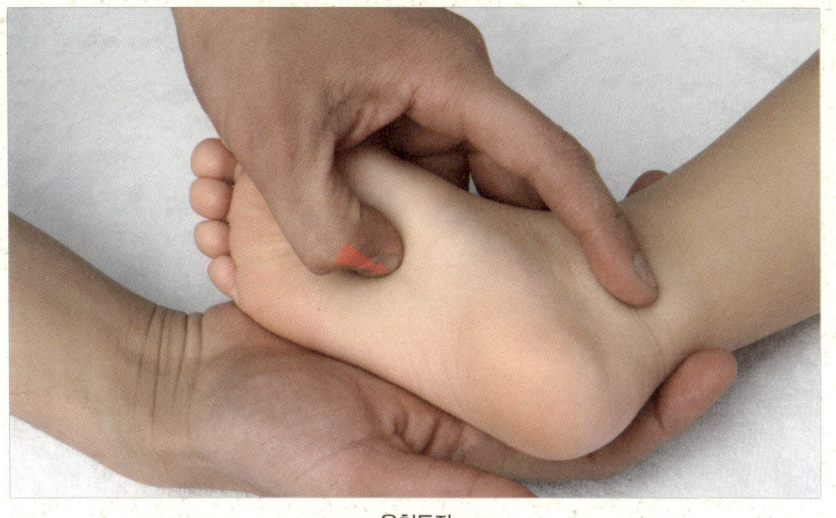

용천동작

위치 : 두 번째 세 번째 발가락 사이에서 발바닥 면을 따라 발뒤꿈치 방향으로 내려가면 오목 들어가는 지점이 나오는데 그 높이는 발바닥을 3등분하여 엄지 발가락 쪽 1/3높이에 해당한다.

동작 : 엄마의 엄지손을 용천혈에 대고 지그시 누르면서 돌려준다.

횟수 : 10~50회 정도 실행한다.

6 나 견정 따라하기

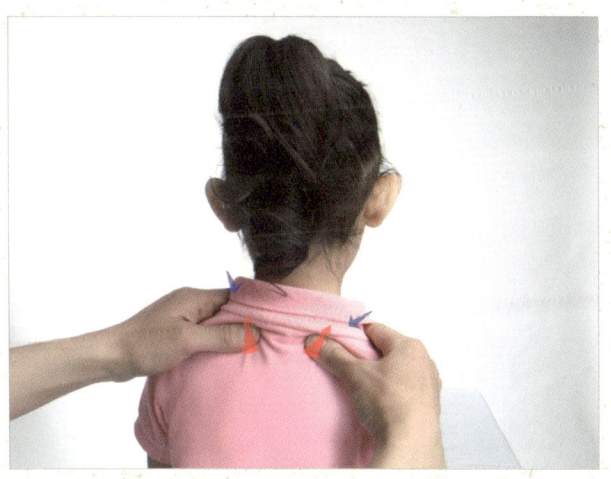

견정동작

위치 : 대추혈에서 어깨끝 부분견봉을 연결한 선에서 그 중간지점.

동작 : 아이 등 쪽에서 엄지로 견정혈 후방에 있는 근육을 잡고 검지, 중지는 견정혈 전방에 있는 근육을 잡은 후 당기고 놓기를 반복한다.

횟수 : 5~30회 실행한다.

7 유 신수 따라하기

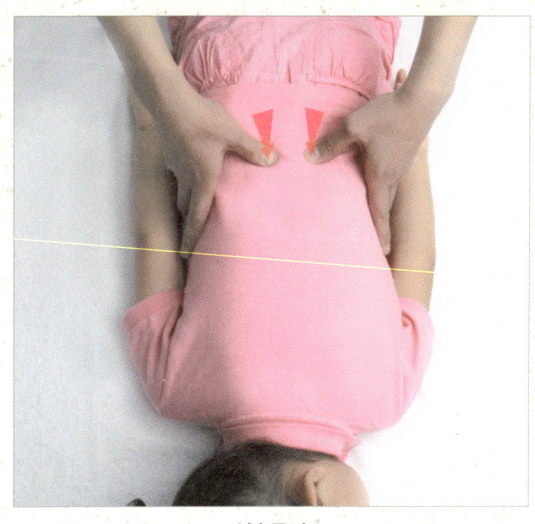

신수동작

위치 : 검지의 지문면.
동작 : 검지 지문면을 엄마의 엄지를 이용하여 아이의 손끝 방향으로 쓸어내린다.
횟수 : 10~50회 실행한다.

8 추 척주 따라하기

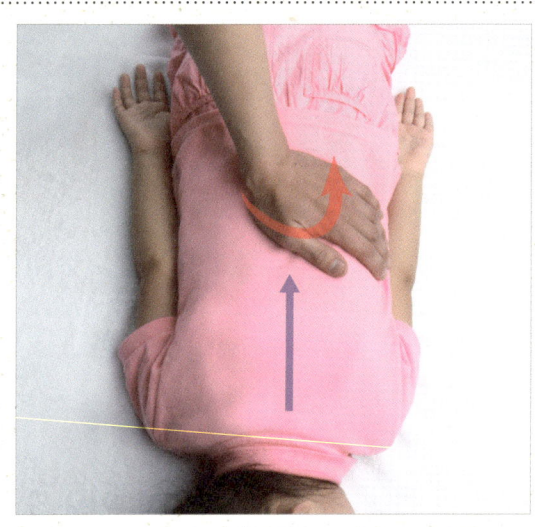

척주동작

위치 : 제7경추에서 꼬리뼈까지.
동작 : 손바닥의 손목 쪽에 가까운 부위를 사용하여 척주혈을 위에서 아래쪽 방향으로 일자밀기로 밀어주거나, 유법으로 돌려주며 위에서 아래로 이동한다.
횟수 : 5~20회 실행한다.

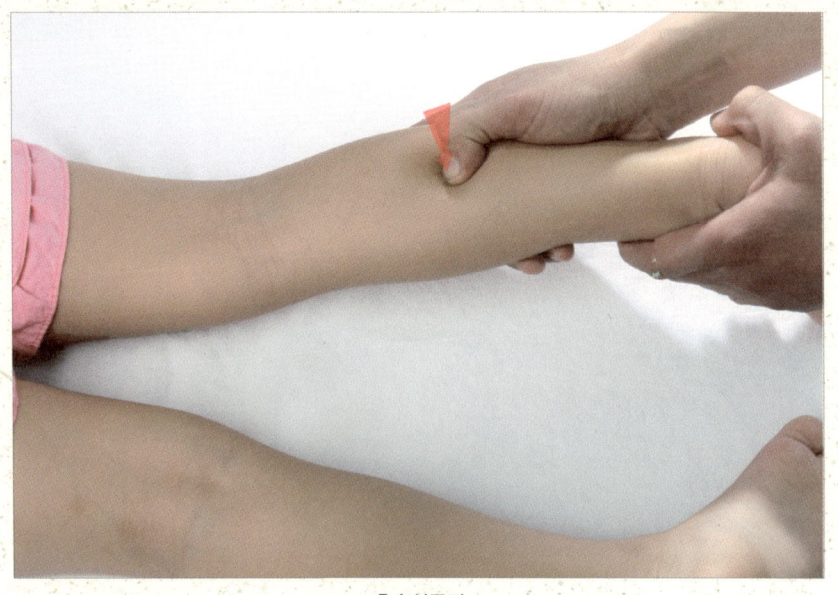

9 안 후승산 따라하기

후승산동작

위치 : 종아리 쪽 장딴지 중간이며, 장딴지 근육에 힘을 주었을 때 다리 뒤쪽 오금과 발뒤꿈치를 연결하는 선의 중간 지점 오목 들어가는 곳.
동작 : 엄지의 지문 면을 사용하여 혈자리를 지그시 눌렀다가 놓았다가 다시 지그시 누르기를 반복한다.
횟수 : 5~10회 실행한다.

저자

이주엽

중국 남경 중의약대학 중의과졸업 / 중국 남경중의약대학 침구추나학 박사학위취득(논문제목:推拿治療小兒便秘的古代 文獻與實證硏究) / 남경중의대부속병원 소아추나 임상과정 수료 / (전)포천중문의과대학교 대체의학대학원 객원연구원 / (전)덕성여대사회교육원 외래강사 / (전)서울여자간호대학 외래강사 / (현)대한소아추나협회 회장

홈페이지 www.chunakorea.com

신예순

한국 임산부요가협회 회장 / 대한소아추나협회 상임이사 / 국가사회생활체육지도자(문체부) / 서울대학교 사회체육지도자과정 연수

신세계 강남점 아카데미 임산부요가, 부부태교 요가 초빙강사 / 서초동 코오롱스포렉스 임산부전문 요가강사 / 신길 라메르 여성병원,서울대입구역 혜림산부인과병원 / 서울 구로동 송영훈 산부인과병원 임산부요가 초빙강사 / 강남 무지개 산후조리원, 신길 로얄퀸 산후조리원 산후요가 강사

홈페이지 www.임산부요가.kr / www.태교요가.kr

| 방송 | 제 1KBS 무엇이든지 물어보세요 (산모 편) / 제 2KBS 생로병사의 비밀 (산모 편) / SBS 좋은 아침(스타라인 비법 왕빛나 산후요가지도) / 콘텐츠 진흥원 제작 '튼튼맘 튼튼아이' 콘텐츠 출연 및 감수 / 육아 방송(산전 골반 태교요가) / 생활건강 TV(우리 아기 건강하게 낳아 기르기) / (전)한국 교육대학교 요가 외래강사 / (전)아리랑 방송국 요가강사 / (전)언남고등학교, 광남 고등학교 직원 요가강사 / POSCO광양제철 사원부인회 요가강사 / 현대오일뱅크 간부연수 / 동서전력 직원연수 / 미래에셋증권 연수원 / SK글로벌신용정보 연수원 / 서울교육대학 전국 교장교감 연수 / 현대계열 다이모스 직원부인 연수

| 저서 | 골반의 균형을 회복해주는 임산부요가 / 골반 튼튼 임산부요가
| 특허청 서비스 표 등록 | 신예순의 골반튼튼 임산부요가 / 신예순의 부부요가태교

감수

강재만

한의학 박사 / 백구한의원 원장 / (전)서울시한의사회 부회장 / (전)서울 시초구 한의사회 회장 / (전)대한한의사협회 수석부회장 / (현)경희대학교 한의과대학 외래교수

김지영

소아과 전문의 / (현)마산 참여성병원 소아과 원장